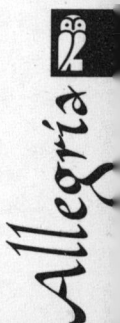

Die Autoren

Dr. med. Dipl.-Psych. Ilse-Maria Fahrnow ist Ärztin und Diplompsychologin. 10 Jahre Mitarbeit in einer familientherapeutischen Einrichtung und 15 Jahre Niederlassung in eigener Praxis für Homöopathie und Traditionelle Chinesische Medizin schenkten ihr einen breiten Erfahrungshintergrund in der Ganzheitsmedizin. Als international zertifizierte NLP-Trainerin und systemische Familien- und Organisationsaufstellerin leitet sie seit Jahren wachstumsunterstützende Gruppen. Seit Beginn des neuen Jahrtausends verlegte sie ihren Schwerpunkt auf die Lichtarbeit. Als hellsichtige Energieheilerin und Channel unterstützt sie Menschen gezielt in ihrem Entwicklungsprozess. Bekannt ist sie auch durch ihre Sirius-Channelings.

Jürgen Michel Fahrnow verbrachte zunächst 20 Jahre in der Spitzengastronomie. Als Koch, Restaurantmeister und Sommelier leistete er praktischen Dienst mit »Sterne(n)-Niveau«. Seit den 90er Jahren qualifizierte er sich als Ernährungsberater der 5-Elemente-Lehre, NLP-Master, Rolfer und systemischer Familien- und Organisationsaufsteller. Gemeinsam mit Dr. Ilse-Maria Fahrnow arbeitet er seit einigen Jahren als hellsichtiger Heiler für Menschen, Tiere und unseren Lebensraum, Planet Erde. Während seine Frau gechannelte Botschaften in die irdische Form bringt, zeichnet und malt Jürgen Michel Fahrnow heilsame, energievolle Symbole und Aquarelle.

Weitere Informationen unter: www.alleelemente.de

Von den Autoren sind in unserem Hause erschienen:

Gespräche mit Sirius – Teil 2
Gespräche mit Sirius – Teil 1
Leichtnahrung

Ilse-Maria und Jürgen Fahrnow

Leichtnahrung

Die neue Kraftquelle für Körper und Geist

Ullstein

Besuchen Sie uns im Internet:
www.ullstein-taschenbuch.de

Allegria im Ullstein Taschenbuch
Herausgegeben von Michael Görden

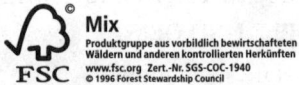

Dieses Taschenbuch wurde auf FSC-zertifiziertem Papier gedruckt.
FSC (Forest Stewardship Council) ist eine nichtstaatliche, gemeinnützige
Organisation, die sich für eine ökologische und sozialverantwortliche
Nutzung der Wälder unserer Erde einsetzt.

Ullstein Taschenbuch ist ein Verlag der Ullstein Buchverlage GmbH,
Berlin.
Neuausgabe im Ullstein Taschenbuch
1. Auflage März 2010
© 2007 by Ullstein Buchverlage GmbH, Berlin
Umschlaggestaltung: FranklDesign, München
Titelabbildung: Hildegard Morian/ www.moriandesign.de
Satz: Keller & Keller GbR
Gesetzt aus der Baskerville
Papier: Pamo Super von Artic Paper Mochenwangen GmbH
Druck und Bindearbeiten: GGP Media GmbH, Pößneck
Printed in Germany
ISBN 978-3-548-74487-2

Inhaltsverzeichnis

ZUM BEGINN

IHR TÄGLICHER SPEISEPLAN:
LIEFERANT FÜR ENERGIE UND LEBENSFREUDE

Sicher kennen Sie den Spruch *Der Mensch ist, was er isst*! Und was essen Sie selbst den lieben langen Tag? Was nehmen Sie zu sich, um Ihre kostbare irdische Ausrüstung zu pflegen und zu erhalten? Füllen Sie sich mit Leichtigkeit und Genuss? Oder rangieren Sie selbst mit Ihren Bedürfnissen an letzter Stelle Ihres täglichen Pflichtprogramms? Gehören Sie vielleicht zu den Menschen, die Gesundheit auf »später« (wann?) verschieben? Gönnen Sie Ihrem Auto ein luxuriöses Motorenöl, während in Ihrem Salat ein paar trübe, preisgünstige Fettaugen glänzen?

Keine Sorge – wir haben nicht vor, Ihnen jetzt eine der üblichen Gesundheits-Standpauken zu halten. Sie wissen ja ohnehin schon längst am besten, was Ihnen gut tut und was nicht. Außerdem findet man heute nützliche Hinweise für ein gesundes Leben in jeder Zeitschrift und an jeder Straßenecke. Die interessante Frage lautet viel eher: Warum halten wir uns nicht an die Weisheit, die in uns steckt? Warum folgen wir irgendeiner verführerischen Werbung mehr als unserem Bauchgehirn? Wie konnten wir uns so weit entfernen von den natürlichen, lichtvollen Kräften in uns? Warum versorgen wir uns selbst oft schlechter und liebloser als die Maschinen, die uns dienen?

Gesundheit und Selbstpflege haben nicht unbedingt einen hohen Stellenwert in unserer Gesellschaft. Wir investieren zwar riesige Geldsummen in unser öffentliches Gesundheitswesen. Gleichzeitig steigt die Zahl der Erkrankungen in der Bevölkerung aber kontinuierlich an. Irgendetwas sehr Grundsätzliches haben wir offensichtlich noch nicht verstanden. Der Friedensforscher Franz Alt erzählte einmal die folgende, fast unglaubliche Geschichte: Seine Tochter lag wegen eines Beinbruches im Krankenhaus. Dem Vater fiel die unlebendige, kraftlose Mittagsmahlzeit auf, die seinem Kind serviert wurde. Darauf angesprochen, erwiderte der Stationsarzt. »Was hat denn eine Bruchheilung mit der Ernährung zu tun?« Gut auf den Punkt gebracht, nicht wahr? Besser als tausend Worte erläutert diese Aussage das geteilte Weltbild unserer dualistischen Tradition.

Einige Jahrtausende der widersprüchlichen, zusammenhangslosen Weltbilder gehen jetzt in dieser Zeit zu Ende. Plötzlich erkennen immer mehr Menschen eine energievolle Schöpfungskraft, die uns alle miteinander verbindet. Immer öfter wird die Entdeckung diskutiert, dass in diesem Universum nichts – wirklich gar nichts! – getrennt voneinander existiert.

Alles steht mit allem in Verbindung.

Alles wirkt sich auf das Ganze aus. Dieses Ganze wiederum erreicht jeden einzelnen Teil seiner selbst mit seinen Wirkungen. In zyklischen Rhythmen vollführen alle Aspekte der Schöpfung einen gemeinsamen, harmonischen Tanz. Natürlich wirkt sich unsere Nahrung auf jeden einzelnen Aspekt unseres Lebens aus. Selbstverständlich heilt ein Bruch rascher und komplikationsloser, wenn der verletzte Mensch voller Energie und Lebensfreude steckt!

Sie selbst bilden eine wundervolle Einheit der unterschiedlichsten Seinsebenen. Ihr Körper besteht aus Milliarden einzelner Zellen, die sich in zahllosen Gewebestrukturen vernetzen. Ihre Gedanken und Gefühle spiegeln sich über Hormone und elektrische Impulse in ihrer körperlichen Struktur. Denken Sie gerade an eine besonders leckere Mahlzeit? Spüren Sie, wie Ihre Speicheldrüsen sich bereits auf die Verdauungsarbeit vorbereiten? Zieht Ihnen der Gedanke an eine saure Zitrone die Schleimhaut im Mund zusammen? Spüren Sie die Übelkeit und Unruhe im Magen, wenn Sie sich an Ihren letzten Alkoholexzess erinnern? Jede Ihrer Körperzellen erzählt von Ihrem Leben. Jede Gewebestruktur sehnt sich nach Ihrer Aufmerksamkeit. Die Frage ist nur: **Sind Sie es sich wert, das Beste für sich zu verlangen?**

Täglich können Sie über Ihre Nahrung mehr Licht, Gesundheit und Leichtigkeit in Ihr Leben bringen. Inzwischen lässt sich die Lichtkraft Ihrer Nahrung sogar messen. Auch Ihre eigene Lichtkraft kann mit den passenden Instrumenten sichtbar gemacht werden. Sie kennen das: Wenn Sie glücklich sind, »leuchten« Sie vor Freude. Wäre es nicht schön, dieses Leuchten als dauerhaftes Lebensgefühl zu genießen? Licht, Leichtigkeit und Liebe als Ihre permanenten Begleiter zu sich zu laden? Ihre Nahrung beinhaltet die Schlüssel zu diesem paradiesischen Reich.

Lichtvolle Lebensmittel sprühen vor Energie; Energie, die Ihren Körper und Geist mit Leben erfüllt.

Damit Sie sich nach so vielen Worten auch weiterhin frisch, leicht und behaglich fühlen, möchten wir Ihnen jetzt gleich einen uralten neuen Tipp geben: Zitronenwasser versorgt Sie wunderbar mit Energie. Obwohl die Zitrone sauer schmeckt, entfaltet sie im menschlichen Körper eine basische Wirkung. Und Sie wissen ja – **die basische Stoffwechsellage erhält Sie jung, gesund und frisch.** Umgekehrt gesagt gehen alle ernsten Krankheiten mit einer auffälligen Übersäuerung im Gewebe des Menschen einher. Diesem Thema widmen wir uns in einem der späteren Kapitel.

Aber für Ihre eigene Frische und Energie können Sie jetzt sofort etwas tun: Pressen Sie sich eine frische Zitronenhälfte aus, und füllen Sie ein großes Glas mit besonders gutem frischem Wasser (auch zum Wasser finden Sie im weiteren Verlauf des Buches ein Extrakapitel). Wenn Sie sich Ihren Drink versüßen möchten, eignet sich Agavendicksaft. Diese Fruchtsüße unterstützt Ihren basischen Stoffwechsel, im Unterschied zu Zucker, der Sie sauer macht. Agaven sind äußerst vitaminreich und beruhigen den Verdauungstrakt.

WAS BEDEUTET EIGENTLICH LEICHTNAHRUNG?

Licht und leicht haben in unserem Verständnis etwas gemeinsam. Machen Sie die Probe: Können Sie sich schweres Licht vorstellen? Welche weiteren Begriffe fallen Ihnen beim Stichwort »Licht« ein? Auch wenn Sie vielleicht keine genaue Vorstellung davon haben, was Licht eigentlich ist, werden Sie vermutlich angenehme Gefühle und Assoziationen damit verbinden. Licht, Wärme, Leuchten, Helligkeit, Transparenz, Strahlen, sonnenklar – fast alle Ähnlichkeitsbegriffe zum Thema Licht erzeugen Freude, Neugier und Anziehungskraft in uns Menschen.

Tief innen wissen wir, dass wir selbst aus Licht erschaffen wurden. Die Erbsubstanz jeder unserer Zellen, die DNA, sendet Licht aus. Wenn wir uns ernähren, nehmen wir Strukturen aus verdichtetem Licht zu uns. Je lichtvoller unsere Nahrung, umso vitaler und damit gesundheitsfördernder ist sie. Der deutsche Biophysiker Prof. Dr. Fritz-Albert Popp befasst sich seit mehr als 30 Jahren mit dem Lichtgehalt von Lebensmitteln. Heutzutage ist es einfach geworden, diese Energieform zu messen. Jede lebendige Struktur sendet so genannte Biophotonen aus; sehr schwach leuchtende Lichtimpulse, die direkt aus der Zelle strömen (siehe Abb. S. 306).

Frisches Gemüse leuchtet beispielsweise deutlich mehr als vertrocknete oder verfaulte Pflanzen. Eier von frei laufenden Hennen senden meist mehr Licht aus als die von Tieren aus der Legebatterie. Vorsicht ist dennoch lohnend: Der Stempel »biologisch« allein bedeutet noch kein Qualitätsmerkmal. Im Winter nutzen Hühner z. B. ihren Bewegungsspielraum nicht, wenn es draußen kalt ist. Dann speichern auch ihre Eier oft ebenso wenig Licht wie die der Käfigtiere.

Alle lebendigen Strukturen dieses Planeten nehmen Lichtquanten aus dem Sonnenlicht in sich auf. Gesunde Organismen speichern dieses Licht und nutzen es für ihre lebendigen biologischen Funktionen. Jede menschliche Körperzelle bildet eine winzige biochemische Fabrik, die Lichtquanten als Energieträger verwendet. Gleichzeitig verströmen lebende Zellen Lichtquanten, die anderen Organismen zur Verfügung stehen. Wenn Sie also einen frisch gepflückten Apfel verspeisen, absorbieren Sie das Licht, das der Apfelbaum aus dem Sonnenlicht und seinen biochemischen Arbeitsprozessen gespeichert hatte. Sie selbst verströmen danach deutlich mehr leuchtende Lichtenergie. Nun wird auch deutlich, warum ein Aufenthalt in Sonne, frischer Luft und Natur spürbar Energie schenkt. Alles Leben absorbiert, speichert und verströmt Licht.

Verschiedene Fragen folgen aus diesen Erkenntnissen:

- Wie können Sie die Nahrung erkennen, die Ihnen das meiste Licht bietet?
- Ist es möglich, »ermüdete« Lebensmittel mit Licht anzureichern, um sie wertvoller zu machen?
- Wie können Sie dafür sorgen, dass Ihr Organismus den Lichtgehalt Ihrer Nahrung möglichst optimal nutzt?

Wir haben das Konzept LEICHTNAHRUNG entwickelt, um Ihnen praktische Anregungen und Antworten zu diesen Fragen anzubieten.

Leicht sollte Ihre Nahrung in verschiedener Hinsicht sein:

- *Leicht und bekömmlich essen Sie, wenn Sie Ihrem Organismus zu jedem Zeitpunkt das Beste geben.*

  Ihr »Bestes« ändert sich je nach Zeit, Situation und persönlicher Bedarfslage. Deshalb finden Sie in diesem Buch Hinweise, mit denen Sie Ihre Sensibilität, Aufmerksamkeit und Fürsorge sich selbst gegenüber entwickeln und verfeinern können. Das ist kein schwieriges Unterfangen: Alles, was Sie dazu benötigen, lebt bereits in Ihnen!

- *Leicht sollte Ihre Nahrung zu beschaffen sein.*

  Aus unserem langjährigen Erfahrungsschatz haben wir Ihnen viele Tipps und Ideen zusammengetragen, die Ihnen Ihre lichtvolle Nahrung mit Leichtigkeit ins Haus bringen.

- *Leicht sollte die Nahrung auch zuzubereiten sein.*

  Die einfachen, leckeren Speisen dieses Buches werden Sie davon überzeugen, dass aufmerksame, liebevolle Fürsorge sich selbst und anderen gegenüber ein Vergnügen ist.

- *Leicht sollten Sie sich fühlen, wenn Sie gegessen haben.*

  Und mit Leichtigkeit – natürlich, gesund und spielerisch – sollten Sie Ihr Traumgewicht erreichen und halten können. Das für jeden Menschen am besten passende Körpergewicht ist ein persönliches Maß. Zahlreiche Faktoren beeinflussen es. Leichtnahrung und Ihr Körperbewusstsein führen Sie auf den richtigen Weg dahin.

Leichtnahrung genießen Sie dann, wenn Sie sich und Ihre Lieben mit Freude und Leichtigkeit klug versorgen. Sicher lohnt es sich, einige grundsätzliche Erkenntnisse der Ernährungswissenschaft zu beherzigen. Darüber hinaus besitzen Sie mit Ihrer Intuition und Ihrem »gesunden Appetit« (hiervon wird noch die Rede sein…) aber bereits alles, was Sie für die Einbindung von mehr Licht in Ihrem Leben benötigen.

Entdecken Sie mit uns, wie Sie beglückendes Leuchten in Ihr Leben bringen können – und das mit Leichtigkeit!

Vielleicht kennen Sie uns bereits als Fachleute und Autoren der Ernährungslehre nach den fünf Elementen? Viele Jahre lang haben wir diesen Gesundheitsansatz im Zusammenhang mit der Traditionellen Chinesischen Medizin erforscht und unterrichtet. Das philosophische Konzept der Fünf-Elemente-Ernährung enthält viel Weisheit und großen gesundheitlichen Nutzen. Nach wie vor kochen wir unter Berücksichtigung dieser Grundsätze. Auch die Rezepte dieses Buches wurden nach den Erkenntnissen der Traditionellen Chinesischen Medizin gestaltet. Die Kunst der Ausgewogenheit lässt sich in jede Küche integrieren. Im Rezeptteil werden Sie eine bunte Vielfalt unterschiedlicher Kulturen entdecken – jedes Einzelne davon berücksichtigt alle Elemente.

Vielleicht haben Sie inzwischen Appetit bekommen? Wie wäre es mit **ein paar Chips** zum Knabbern zwischendurch? Nicht alle Chips sind fettig und schwerverdaulich. Hier stellen wir Ihnen eine **ultraleichte Köstlichkeit** vor, von der Sie gar nicht genug zubereiten (und genießen!) können. Denken Sie auch an sich, wenn Sie diese Chips servieren! Sonst finden Sie wahrscheinlich nach ein paar Minuten nur noch leere Teller vor...

✦ GEMÜSECHIPS GRUNDREZEPT

Zutaten:	Verarbeitung:
4 große Möhren	waschen, schälen und mit der Küchenmaschine in dünne Scheibchen hobeln.
4 Petersilienwurzeln	ebenso,
4 Pastinaken	ebenso.
1 kleinen Sellerie	waschen, schälen, sechsteln oder achteln (damit er in den Aufsatz der Küchenmaschine passt) und in dünne Scheibchen hobeln.
Sonnenblumenöl	Vier Backbleche mit wenig einfetten und die Gemüse, je Sorte separat, darauf verteilen, mit

Pfeffer — aus der Mühle nach Geschmack würzen. Je eine Gemüsesorte mit

Currypulver
Thymian
Knoblauchwürfelchen

Chilipulver — oder anderen scharfen Gewürzen bestreuen, mit

Himalajasalz — dezent bestäuben und mit

Zitronensaft — beträufeln.

Den Ofen auf 160 °C vorheizen, die Bleche einschieben und die Gemüse knusprig braun backen, je nach Sorte etwa 35–60 Minuten. Wenn eine Gemüsesorte knusprig braun geworden ist: das Blech aus dem Ofen herausnehmen und die Gemüsechips mit

Paprikapulver — nach Geschmack bestäuben.

Nach und nach mit allen Gemüsechips so verfahren, und wenn alle knusprig sind, in einer Schüssel bei 80 °C im Ofen warm stellen.

Tipp: Sie können aus jedem Gemüse diese äußerst leckeren Gemüsechips herstellen. Im oberen Rezept verwenden wir feste und trockene Gemüse. Bei weicheren Gemüsesorten wie Auberginen, Zucchini, Tomaten, Paprika etc. dauert der Backprozess entsprechend länger und braucht eine etwas höhere Temperatur (etwa 180 °C).

Probieren Sie auch: Fenchel mit Meerrettich, Blumenkohl mit Muskat, Kartoffeln mit Kümmel, Süßkartoffeln mit Fenchel – Sternanispulver und Muskatkürbis mit Curry. Wir sind sicher, dass diese Gemüsechips in Ihrer Familie zu den Lieblingsspeisen gehören werden.

Sie wünschen sich einen leckeren, gesunden Dip zu Ihren Chips? Hier sind die Rezepte dafür!

✦ GEMÜSESOSSEN (GRUNDREZEPT)

Zutaten:	Verarbeitung:
	Eine große Pfanne aufs Feuer bringen, mittlere Temperatur einstellen,
200 g Sonnenblumen-kerne	darin 5–8 Minuten rösten, abkühlen lassen und in den Mixaufsatz der Küchenmaschine füllen.
200 ml Sonnenblumen-öl	dazugießen,
Mühlenpfeffer	und
1 Tl. Chilipulver	einstreuen, mit
Himalajasalz	salzen.
2 Essl. Zitronensaft	einfüllen und alles zu einer kremigen Paste mixen, in Schraubgläser füllen und im Kühlschrank bis zum Verzehr aufbewahren.
Abwandlung:	
1 kl. Glas Pesto	in einen Teil der Grundsoße rühren

Abwandlung:

	Grundsoße in eine Schale füllen,
1 Tl. Paprikapulver	einstreuen,
3 Essl. Mayonnaise	zugeben,
2 Tl. Dijonsenf	dazutun und alles gut mischen.

Abwandlung:

2 Tl. Tomatenmark	und
2 Essl. passierte	
Tomaten	in die Grundsoße rühren.
2 Tomaten	von den Stielansätzen befreien, kreuzförmig einritzen und kurz ins kochende Wasser tauchen, pellen, vierteln und die inneren Trennwände mit den Kernen herausschneiden, das Fruchtfleisch würfeln und zu der Soße geben.

Tipp: Es gibt noch viele, viele Varianten hierzu. Bitte lassen Sie Ihrer Kreativität freien Lauf und experimentieren Sie hemmungslos!

Hat's Ihnen geschmeckt? Vielleicht dürfen wir Sie dann jetzt zu einem besonderen Experiment einladen:

EINE WOCHE DER LEICHTIGKEIT FÜR MICH UND MEINE LIEBEN!

Bevor wir unser Experiment mit Ihnen starten, bitten wir Sie um eine Bestandaufnahme in eigener Sache. Bitte füllen Sie den folgenden Fragebogen sorgfältig aus. Vielleicht mögen Sie die Fragen und Ihre Antworten darauf auch mit einem lieben Freund oder einer lieben Freundin diskutieren? Ihre persönliche Lebensfreude ist eine direkte Folge Ihres bewussten Seins. Und um Bewusst-Sein handelt es sich, wenn Sie mehr Leuchtfünkchen in Ihr Leben integrieren möchten.

Je bewusster Sie sich Aufmerksamkeit, Liebe und Fürsorge schenken, umso energievoller werden Sie sich bald fühlen.

MEINE BISHERIGEN ERNÄHRUNGSGEWOHNHEITEN – EINE BESTANDSAUFNAHME AM _____

In folgenden Läden kaufe ich meine Nahrungsmittel ein:

_____

Dafür benötige ich pro Woche folgende Zeit:

_____

Die Nahrungsbeschaffung bedeutet Stress für mich:
sehr viel – viel – mittel – wenig – gar nicht

Ich hätte gerne ein paar Anregungen, wie ich diesen Stress vermeiden kann: ja – nein

Beim Einkauf achte ich auf biologisch-organisch produzierte Lebensmittel: immer – meistens – ab und zu – nie

Ich lese mir die Deklarationen über Inhalts- und Zusatzstoffe durch: immer – meistens – ab und zu – nie

Ich hätte gerne ein paar Hinweise dazu, wie ich wirklich energievolle Lebensmittel von wertlosen Magenfüllern unterscheiden kann: ja – nein

Ich koche gern: immer – meistens – ab und zu – nie

Ich liebe sinnenfreudige Genüsse: ja – nein

Ich entdecke gerne neue Geschmackserlebnisse: ja – nein

Ich wünsche mir mehr Rezepte und Ernährungsanleitungen: ja – nein

Mein Bauch sagt mir, welche Nahrung ich gerade brauche, und ich verstehe seine Botschaft:
immer – meistens – ab und zu – nie

Mein Körpergefühl sagt mir, ob eine Mahlzeit energievoll war: immer – meistens – ab und zu – nie

Ob eine Speise energievoll war, merke ich daran, dass ich

_____

Wenn mir eine Speise wenig oder keine Energie gespendet hat, fühle ich mich

_____

Ich richte mich nach den Botschaften meines Körpers und meiner inneren Weisheit:
immer – meistens – ab und zu – nie

Ich würde gerne lernen, öfter auf meinen Körper zu hören:
ja – nein

Ich würde mich gerne öfter trauen, mir das Beste zu
genehmigen: ja – nein

Ich habe Lust auf Experimente, die mir mehr Lebendigkeit
schenken können: ja – nein

Ich werde mir diesen Fragebogen mit meinen Antworten
wieder anschauen am _____

Na, wie geht's Ihnen, wenn Sie Ihre alltäglichen Gewohnheiten jetzt so genau betrachten? Vielleicht mögen
Sie abschließend zwei oder drei Punkte herauspicken,
auf die Sie während Ihrer Experimentierwoche besonders achten wollen?

Während meines EXPERIMENTs LEICHTNAHRUNG achte
ich besonders darauf:

1. _____

2. _____

3. _____

Möglicherweise ist Ihnen auch an manchen Stellen Ihr eigener, noch unerfüllter Wissensbedarf aufgefallen. Wie können
Sie zum Beispiel die Lebensmittelbeschaffung und die Zu-

bereitung Ihrer Mahlzeiten von Stress in Abenteuerlust verwandeln? Außerdem hat ein Teil der Fragen mit persönlichen, psychologischen Gegebenheiten zu tun, die großen Einfluss auf Ihr Leben ausüben. Wenn Sie z. B. in Ihrer Jugend mit vielen Entbehrungen leben mussten, könnte es Ihnen schwerfallen, sich Genuss und Lebensfreude zu gestatten. »Für mich reicht das...« war und ist die Devise der körperlich und seelisch zutiefst verletzten Kriegs- und Nachkriegsgenerationen. Wenn die Vorfahren im Mangel leben mussten, braucht es manchmal einen bewussten Entschluss, um das Bewusstsein wieder in der Jetztzeit zu verankern.

Auch einige praktische Tipps für Küche und Haushalt könnten vielleicht den Spaß am Kochen aus Ihnen hervorlocken. In den weiteren Kapiteln dieses Buches haben wir viele Informationen und Übungen für Sie zusammengetragen. Bitte decken Sie damit Ihren ganz persönlichen Bedarf an Information und Erprobung. Wir wünschen Ihnen viel Spaß dabei! Jetzt haben Sie sich aber erst mal eine Pause mit etwas Leckerem verdient. Was halten Sie von einem saftig-süßen Apfel-Aprikosen-Mus? Hier unser lukullisches Rezept für Sie!

✦ APFEL-APRIKOSEN-MUS

Zutaten:	Verarbeitung:
350 ml Apfelsaft	in einen großen Topf gießen,
8 säuerliche Äpfel	vierteln, schälen, Kerngehäuse entfernen und in den Topf geben,
2 Wacholderbeeren	dazutun und aufs Feuer bringen.
16 Aprikosen	waschen, halbieren, entsteinen und zugeben.

1 Sternanis
oder Stangenzimt   dazulegen, den Deckel auflegen
und etwa 10 Minuten bei mitt-
lerer Temperatur köcheln.

Tipp: Sollte es keine frischen Aprikosen geben, können Sie auch getrocknete, ungeschwefelte Aprikosen verwenden. In diesem Fall sechsteln Sie jede Aprikose und nehmen bitte die doppelte Menge Apfelsaft.

Schmeckt als Brotaufstrich, zu Pfannkuchen und mit Sahne als Dessert! Hmmm – lecker! Eine echte Alternative zur schweren Buttercremetorte.

Wie Sie sehen, müssen Sie auf keine Genüsse verzichten, wenn Sie sich leicht und lichtvoll und gesund ernähren möchten.

Zurück zu unserem Experiment: Jetzt ist Ihre Entscheidung gefragt. Möchten Sie sich und Ihre Lieben eine Woche lang mit leichten Schlemmereien verwöhnen, die Ihnen neue Energie für Körper und Geist schenken? Dann laden wir Sie ein, sich einen Speiseplan aus unserem Rezeptteil zusammen-zustellen. Entscheiden Sie sich dafür:

• Eine Woche lang mit innerer Gelassenheit und Spaß die besten Lebensmittel für sich und Ihre Familie zu kaufen.
• Eine Woche lang der Weisheit Ihres Körpers zu folgen und so viel wertvolle Nahrung zu sich zu nehmen, wie es Ihnen Ihr Gefühl einflüstert.
• Eine Woche lang das Kochen zum heiligen Ritual der Freude zu machen.

- Eine Woche lang sich selbst und Ihren Liebsten die volle Anerkennung und Liebe zu schenken, die Sie alle gemäß Ihrer inneren Göttlichkeit verdienen.
- Eine Woche lang zu notieren, was alles Sie noch brauchen würden, um für immer so bewusst und liebevoll für sich zu sorgen.

Was sagt Ihnen Ihr Herz zu diesem Deal? Haben Sie Lust, etwas Neues zu wagen? Dann erklären Sie Ihre Küche und Ihr Esszimmer für eine Woche zum Abenteuerspielplatz, und los geht's!

Entdecken Sie sich selbst und Ihre Familie auf neue Art. Geben Sie sich die Ehre! Feiern Sie Ihre göttliche Natur, indem Sie sich optimal versorgen.

Damit Sie gut gestärkt in die nächste Runde gehen können, folgen jetzt die Rezepte für eine weitere leichte, energievolle Schlemmerei:

 ### SAFRANREIS MIT MUSKATKÜRBISGEMÜSE IN MANGOSOSSE

Zutaten:	Verarbeitung:
400 g Risottoreis (Rundkorn)	
1 Knoblauchzehe	pellen, den Reis in ein Sieb geben, die Knoblauchzehe in den Reis stecken und unter fließendem Wasser gut ab-

	brausen, trocken schütteln und in einen Topf füllen.
750 ml Gemüsebrühe	aufgießen,
1/2 Zitrone	einlegen,
4 Prisen Safranfäden	einstreuen, aufs Feuer bringen, aufkochen.
1 Essl. Süßrahmbutter	dazutun, den Deckel auflegen und bei kleiner Hitze ca. 10 Minuten köcheln, die Platte abdrehen und noch etwa 10 Minuten auf der Platte mit der Resthitze nachgaren lassen.
200 g Rosinen	untermischen, mit
Mühlenpfeffer	und
Himalajasalz	abschmecken.

MUSKATKÜRBISGEMÜSE IN MANGOSOSSE

Zutaten: <u></u>   Verarbeitung: <u></u>

1 kg Muskatkürbis	entkernen, schälen, in mundgerechte Würfel teilen und in einen Topf geben.
350 ml Apfel-Mango-Saft (20 % Mango und 80 % Apfelsaft)	dazutun,
4 Piment Körner	und
1 Sternanis	einlegen.
1 Essl. Gemüsebrühe	und
1 Essl. Apfelessig	eingießen und aufs Feuer bringen, den Deckel auflegen

	und in 15–20 Minuten gar kochen. Mit
1 Essl. Süßrahmbutter	und
4 Essl. Rahm	binden, mit
Mühlenpfeffer	kräftig würzen und mit
Himalajasalz	salzen.

Tipp: Rosinen sind nicht unbedingt nötig im Safranreis. Sie können sie auch gerne weglassen. Kaufen Sie aber unbedingt Safranfäden (je dunkler die Fäden sind, desto besser ist die Qualität). Gemahlene Safranfäden haben kaum noch Geschmack und geben nur noch Farbe an die Speise.
Wenn Sie keine Apfel-Mango-Saftmischung bekommen, tut's natürlich auch purer Mangosaft.

***

Und nun sind Sie dran! Holen Sie sich Licht, Leichtigkeit und Lebensfreude in reicher Fülle. Im weiteren Teil unseres Buches finden Sie viele, viele Tipps, Übungen, Anregungen und Informationen, die Ihnen dabei helfen, nach und nach immer mehr dieses lohnenden Bewusstwerdungsprozesses in Ihr Leben zu integrieren.

Teil I

DAS BESTE FÜR SIE!
LEICHTNAHRUNG FÜR JEDEN TAG!

Liebe Leserin, lieber Leser – jetzt möchten wir ein Wunder mit Ihnen teilen: Nachdem der gesamte Rezeptteil mit 33 Gerichten und 55 Rezepten in die Maschine eingegeben war, zählte unser Computer genau 8888 Wörter für diesen Abschnitt. Kennen Sie das Geheimnis der »Meisterzahlen«? Meisterzahlen nennt man in der Numerologie die Elf mit ihren Vielfachen. 33 und 55 macht 88. Zusammen mit 8888 sind dies 816 Vielfache der 11. Die Quersumme von 816 ist eine Sechs. Sechs bedeutet »Balance«! Und wovon sprechen wir hier die ganze Zeit? Elf bedeutet »meisterliche Erfüllung« – das Ziel unserer Reise durch die unendlichen Dimensionen aus Lichtquanten und Liebe!

Beim Schreiben dieser Seiten ließen wir uns von unserem Wissen und dem inneren Fluss leiten, ohne über Zahlenmuster nachzudenken. Und nun finden wir zum Abschluss diese systematische Ordnung vor. Das Licht hat uns inspiriert und uns gelauscht. Licht und Ordnung senden uns ihre Botschaft. Dieses Erlebnis zeigt uns, wie himmlisch inspirierende Kräfte unsere menschlichen Taten begleiten und beeinflussen. Es gibt uns ein Beispiel für die enge Verbundenheit aller Schöpfungswelten. Ein Beispiel für Freude und Kreativität im gemeinschaftlichen Erschaffen unserer Welt. Wir sehen, wie unsere Engel ausgelassen kichern und tanzen, während wir staunend ihre Botschaft zur Kenntnis nehmen. Und wir hoffen, dass auch Sie vor Freude und Wohlbehagen tanzen, während Sie sich mit Licht und Liebe versorgen, um die Meisterschaft Ihres Seins zu entdecken.

Genau darum geht es nämlich auf den nächsten Seiten. Wir legen Ihnen hier unser Konzept Leichtnahrung vor. »Was genau ist aber diese Leichtnahrung?«, werden Sie vielleicht fragen. »Was isst man, wenn man sich mit diesem Konzept ernähren möchte?« Unsere Antwort auf Ihre Frage lautet:

▶ Essen Sie das Beste, was Sie bekommen können! Lassen Sie sich von Ihrer innersten Weisheit zeigen, welche Nährstoffe und Lebensmittel Sie gerade am meisten benötigen. Wählen Sie diese Lebensmittel beim Einkauf bewusst aus dem riesigen Sortiment der Angebote nach den hier beschriebenen Qualitätskriterien. Genießen Sie lichtvolle Lebensmittel, die Ihre Zellen wirklich satt machen. Bereiten Sie Ihre Nahrung bewusst und liebevoll zu. Machen Sie Ihre Küche zu einem Ort der Meditation und Lebensfreude. Tief entspannt, konzentriert und voll Dankbarkeit »erleuchten« Sie nicht nur sich selbst, sondern auch Ihre Speisen. Damit verschenken Sie glitzernde Lichtquanten an jeden Ihrer Tischgäste. Genießen Sie Ihr Mahl in bewusster Dankbarkeit. Genießen Sie das Beste, was Sie bekommen können, weil Sie es wert sind! Alle Menschen bestehen aus Licht. Alle Menschen ernähren sich letztendlich von Licht. Wir alle verdienen das Beste! Bevor Sie jetzt zum Kochlöffel greifen, haben wir noch einige grundsätzliche Überlegungen für Sie zusammengestellt …

GRUNDSÄTZLICHES
ZU KÜCHE UND ERNÄHRUNG

Absicht

Mag auch der Wurf zuweilen misslingen,
die Absicht verfehlt niemals ihr Ziel!

Jean-Jacques Rousseau

Unser Verstand ist mächtig, und was alles er zu leisten im Stande ist, haben wir noch nicht ansatzweise erfasst! Wenn wir mit einer bestimmten Haltung (Absicht) an die Dinge herangehen, geschehen unglaubliche Wunder! Auch in der Küche sind Ihre bewussten oder unbewussten Absichten von großer Wirkung. Aus der Haltung der Liebe gekocht, erschaffen Sie ein besonderes Ergebnis. In den traditionellen Zen-Klöstern Japans dürfen nur die spirituell entwickelten Mönche für die Gemeinschaft kochen. Bei ihnen ist man sich sicher, dass ihre Energie die Kraft der Speisen wohltuend beeinflusst. »Liebe geht durch den Magen« sagt ein Sprichwort, welches dasselbe ausdrückt.

Der Alltag ist voller Wunder.

Martin Luther

Ein besonderes Wunder wurde uns nach der großen atomaren Katastrophe von Tschernobyl berichtet:

Im Sommer 1986 fand in den Räumen der Max Reimers Stiftung, Bad Homburg v. d. H. ein interdisziplinäres Symposion statt. Dabei trafen sich hochkarätige Wissenschaftler aus den Bereichen Physik, Biologie, Chemie und Medizin,

Theologen und Philosophen. Verschiedene wichtige Fragen wurden diskutiert. Unter anderem gab es folgenden interessanten Versuch: Zwei Schalen mit Himbeeren wurden auf ihre radioaktive Strahlung hin gemessen, und beide Schalen zeigten dieselben verseuchten Werte. Daraufhin sprach ein Theologe sein Gebet und segnete eine der Schalen. Anschließend war diese Schale frei von Radioaktivität!

Wir sind davon überzeugt, dass jeder Mensch entsprechende Wunder vollbringen kann, wenn er sich in reiner Absicht darauf konzentriert. Wie energievoll wünschen Sie sich Ihr Essen? Mit Ihrer Haltung können Sie einen lichtvollen Beitrag leisten, der Ihnen und Ihren Gästen zugutekommt.

Wenn deine Absicht rein ist,
kannst du über das Meer laufen.
Afrikanisches Sprichwort

Also: Bevor Sie etwas tun, prüfen Sie Ihre Absicht! Die richtige Haltung (Absicht) und der richtige Atem beeinflussen das Ergebnis zu 80 %! Deshalb folgen gleich einige Gedanken über den richtigen Atem! Der Rest ist Fleiß (Durchhalten) mit 15 % und Talent mit 5 %.

Der Atem

Wussten Sie schon, dass Sie 22 000 bis 25 000 Mal am Tag atmen? Eine riesige Chance, durch den richtigen Atem für Ihre Gesundheit zu sorgen!

Im Atem nehmen, sind zwei Gnaden,
sich seiner bedienen, sich seiner entladen.

Das eine erfrischt, das andre entlässt,
drum danke Gott, dass er dich presst!
                              Johann Wolfgang von Goethe

Oder wie sagte unser Großvater:
Solange Du noch Luft ziehst, kannst Du noch was tun!
Danach wird's schwierig! (zumindest auf dieser Ebene!)
                              Josef Herber

Sie fragen sich sicherlich, was der Atem in einem Buch über Leichtnahrung zu suchen hat? Wir sind daran gewöhnt, beim Stichwort »Atem« nur an die Aktivität unserer Lungen zu denken. Aber vielleicht haben Sie auch schon einmal davon gehört, dass jede unserer Körperzellen einen eigenen Stoffwechsel besitzt, den sie durch ihre Zellatmung in Bewegung hält? Die Aufnahme von Sauerstoff ist für unser Leben ebenso existenziell wie die Abgabe verbrauchter Stoffe und Energien. Im Kleinen wie im Großen: Jede Zelle arbeitet nach denselben Prinzipien wie der gesamte menschliche Körper.

Um unsere Nahrung zu verarbeiten und zu nutzen, brauchen wir Sauerstoff. Ohne unsere kontinuierliche Atmung würde unser Leben nach wenigen Minuten beendet sein. Und noch ein weiterer Punkt macht die »richtige Atmung« so unverzichtbar wichtig: Während der tiefen Bauchatmung werden alle unsere Verdauungsorgane mit jedem Atemzug massiert, bewegt und in ihrer Tätigkeit unterstützt. Wer flach atmet, hat häufig auch Verdauungsbeschwerden. Schenken wir unserem Atem jetzt also für einige Momente besondere Aufmerksamkeit.

Haltung und Absicht beeinflussen unseren Atem. Der Atem ist die Basis unseres Lebens! Aber kaum jemand kennt die

Geheimnisse eines »richtigen Atems«. Als Rolfing-Therapeuten kümmern wir uns in der ersten Sitzung nur um das Atemmuster der Klientin bzw. des Klienten. Wenn wir jemanden bitten, tief ein- und auszuatmen, sehen wir oft folgendes Bild: Der Brustkorb dehnt sich beim Einatmen aus und wirkt »aufgeblasen«; die Schultern heben sich; beim Ausatmen senken sich die Schultern und »fallen zusammen«! Menschen, die so atmen, nutzen nur ihre Atemhilfsmuskulatur, während ihr Bauch unbeweglich bleibt und in Stauungen gerät. Ihr Atem schenkt ihnen keine Kraft, denn – wie Sie aus asiatischen Comics vielleicht wissen – die Kraft kommt aus dem Bauch!

- **Die Kraft, die uns der Atem schenken kann, kommt aus dem Bauch!**
- **Atmen spielt sich zwischen Brustbein und Schambein ab!**
- **Der Bauch ist wie ein Blasebalg: Beim Einatmen dehnt er sich aus;**
- **Beim Ausatmen zieht er sich wieder zusammen!**

Das erst schenkt uns Kraft!

Bitte prüfen Sie selbst, was Ihnen Kraft schenkt: Machen Sie 10 Atemzüge über die Atemhilfsmuskulatur, wie oben beschrieben, und spüren Sie in sich hinein. Dann atmen Sie zehn Mal tief in den Bauch hinein und spüren, was passiert. Erkennen Sie den Unterschied? Spüren Sie, wo Ihre Kraft liegt? Und nun stellen Sie sich vor, dass Sie diese Kraft täglich 22 000 bis 25 000 Mal genießen können! Könnte das etwas verändern in Ihrem Leben?

Bewegung

In unserer westlichen Kultur verstehen wir unter Bewegung und Fitness meist das Beugen äußerer Muskelgruppen. Viele Sportler haben extrem gut trainierte äußere Muskeln. Dennoch sind sie in den tieferen Schichten ihres Körpers oft schwach, was manchmal anlässlich einer Erkrankung offensichtlich wird. In Asien erinnert man sich noch an die ursprünglich gesunden Bewegungsmuster. Haben Sie schon einmal aufmerksam beobachtet, welche Bewegungsabläufe während einer Kampfkunstszene ablaufen? Kennen Sie vielleicht Übungen des Tai-Chi oder des Qigong? Hier spielt das Strecken aller Körperteile eine große Rolle. Mindestens ebenso oft, wie Sie Muskelbeugungen beobachten können, strecken sich die übenden Menschen in alle Himmelsrichtungen. Und damit trainieren sie ihre innere Muskulatur.

Da der Mensch ein Gesamtkunstwerk ist, hängen alle Körperteile untereinander zusammen. Wird der Körper gestreckt, können sich die inneren Organe wieder neu ausrichten. All das hat einen direkten Einfluss auf die Nahrungsverarbeitung. Stuhlverstopfung bildet ein riesiges Thema in unserer Kultur. Um die Stagnation der Verdauungsvorgänge zu lösen, benötigen wir natürlich einerseits die passende Nahrung. Gleichzeitig braucht unser Körper aber auch Bewegung, um alle seine Funktionseinheiten mit Lebendigkeit zu versorgen. Und nur die ausgewogene Balance von Streck- und Beugebewegungen wirkt gesundheitsförderlich.

Wer in unserer Gesellschaft am schnellsten laufen kann oder am weitesten springt, der oder die ist unser Champion! Aber während wir uns auf Höchstleistungen trainieren, profitiert nur unsere äußere Muskulatur, hauptsächlich an der vorderen Körperseite! Genauso wichtig, wenn nicht sogar wichtiger, ist aber unsere innere und die rückseitige Muskulatur. Die äußeren und vorderen Muskelgruppen werden in unseren Trainings also ausreichend berücksichtigt. Wie aber können wir die inneren und hinteren Körperbereiche in Bewegung bringen? Haben Sie am frühen Morgen schon einmal in Asien Menschen im Park beobachten können? In tiefer Ruhe und Konzentration üben diese Menschen dort Tai-Chi, Qigong oder andere Methoden. *Langsame* und *gleichmäßige Bewegungen* im Beugen und Strecken bilden den Schlüssel zum Training unserer inneren Muskulatur. Strecken Sie sich, so oft Sie können. Trauen Sie sich, mit diesen Übungen an die frische Luft zu gehen. Lassen Sie uns von den Asiaten lernen, wie wir innen und außen gleichermaßen fit sein können!

Früher durfte man sich noch recken, um einen Ordner aus dem Regal zu ziehen; heute reicht ein Fingerdruck zum Öffnen eines Ordners auf dem PC. Für unser natürliches Bedürfnis nach Bewegung ist dies kein Fortschritt!

Ein weiterer wichtiger Punkt zu unserem Thema, Bewegung, ist das Bücken! Beobachten Sie doch einmal kleine Kinder beim Bücken: Sie werden feststellen, dass alle Kinder beim Bücken in die Knie gehen und aus den Beinen heraus wieder aufstehen! Wir Erwachsenen haben das völlig vergessen und beugen den Rücken, um etwas aufzuheben. Dabei müssen unsere Rückenmuskeln über 5 Zentner an Kraft aufbringen, um uns wieder aufzurichten! Besser ist es, wie die Kinder beim Bücken in die Knie zu gehen und die Kraft der Beine zu nutzen, anstatt den Rücken zu strapazieren.

Noch ein Tipp: Gehen Sie Treppen, so oft Sie können, zu Fuß nach oben. Nutzen Sie abwärts, so oft es geht, den Lift oder die Rolltreppe. Das Heben des Knies über 90 Grad stärkt Ihre innere, untere Rückenmuskulatur (den Psoas) und schafft einen wohlgeformten Po; das Abwärtsfahren entlastet Ihren Rücken! Die Pop-Ikone Madonna logierte vor einiger Zeit in einem Münchner Fünfsternehotel. Dabei zog sie sich einigen Unwillen zu, weil ihretwegen jeden Morgen für eine gewisse Zeit der Lift gesperrt wurde. Ihr Training ist ihr heilig: Treppen hoch und mit dem Lift nach unten! Denken Sie daran, es lohnt sich über alle Maßen!

Wunschgewicht

Es ist ein Geheimnis, das sich erst in letzter Zeit langsam herumspricht: Wenn Sie Gewicht loslassen und Erfahrung gewinnen wollen, sollten Sie beim Essen herzhaft zugreifen, und darauf achten, das Richtige zu genießen. Alle »sparsamen« Essprogramme haben einen großen Haken: Ihr Körper ist auf Notfallprogramme vorbereitet. Wenn es wenig zu essen gibt, kommt er mit sehr wenig Nahrung aus. Die Biologie passt sich an, um in Mangelzeiten zu überleben. Genau das wird Ihnen aber zum Verhängnis, wenn Sie mit wenigen Kalorien viel Gewicht abgeben möchten. Nach kurzer Zeit hat Ihr Körper sein Notfallprogramm aktiviert, und Ihr Gewicht stagniert trotz großer Verzichtdisziplin. Essen Sie dann wieder Ihre üblichen Mengen, nutzt Ihr Körper diese sofort, um einen Vorrat für die nächste Notsituation anzulegen – der berühmte frustrierende Jo-Jo-Effekt. In unserer Praxis informieren wir Menschen, die sich uns anvertrauen, schon lange über diese Zusammenhänge und ernten dabei oft ungläubiges Staunen.

Wenn Sie Gewicht loslassen wollen, dürfen Sie auf vier Dinge achten:

- reichlich klares, reines und stilles Wasser trinken, damit die Stoffwechselschlacken ausgeschieden werden können
- wenig, aber gutes Fett, sehr, sehr wenig Fruchtzucker (keinen Zucker oder Süßstoff) und keinen Alkohol
- so viel Gemüse und Obst (gedünstet), wie Sie essen können, es kann gar nicht genug sein; essen Sie sich mehrmals am Tag richtig satt
- ausreichend Bewegung an frischer Luft (siehe oben)

Das ist alles. Einfach, finden Sie nicht? Der Erfolg stellt sich automatisch ein! Versprochen!

Die Lebensmittelauswahl

Einige Gedanken dazu für Ihren täglichen Einkauf.

Nahrungsmittel oder Lebensmittel?

Nahrungsmittel haben kaum Nährstoffe und Energie. Sie sind nicht oder nur wenig lebendig. Stattdessen sind sie mit zahlreichen Zusatzstoffen gespickt, die den Körper stören. Sie machen nur scheinbar satt, aber nie zufrieden! Wenn Sie im Anschluss an Ihre Mahlzeit Ihr Bauchgefühl befragen, erhalten Sie eine klare Auskunft, ob Sie es mit Nahrungs- oder Lebensmitteln zu tun hatten. Mit einiger Übung können Sie dieses Gespür dann schon während der Nahrungsbeschaffung nutzen. Fragen Sie Ihren Bauch beim Einkauf im Laden, was er wirklich haben möchte. Sie werden Wunder erleben!
Lebensmittel liefern genügend Nährstoffe und Energie. Sie sind frei von unverträglichen Zusatzstoffen. Sie sättigen Ihren Körper und machen zufrieden und froh!

Sie können jedes Lebensmittel in ein wertloses Nahrungsmittel verwandeln (z. B. durch die Zubereitung in der Mikrowelle, siehe hierzu den Abschnitt »Die »neuen« Probleme des Lebensraumes« im vierten Teil dieses Buches). Der umgekehrte Prozess ist sehr viel schwieriger und nur teilweise zu erreichen (hierüber finden Sie etwas in den folgenden Abschnitten). Jeder industrielle Verarbeitungsschritt entwertet unsere Lebensmittel. Wie viele solcher Arbeitsschritte ein Lebensmittel schon durchlaufen hat, steht nicht auf der Verpackung. Wussten Sie beispielsweise, dass Industriezucker bis zu neun Mal raffiniert (und damit entwertet) wird?

Biologischer Anbau?

Ihr Körper verdient das Beste, das Sie kaufen können!

Niemand würde zögern, seinem Auto diese Priorität einzuräumen. Wenn wir früher in unseren Ausbildungskursen für Ärzte wertvolles Olivenöl zum Kochen empfahlen, hörten wir oft lange Klagen über die Preise dieses kostbaren Lebensmittels. Fast alle unsere Teilnehmerinnen und Teilnehmer füllten aber selbstverständlich und ohne zu zögern das passende Motorenöl in ihren Boliden, das gut und gerne seine 40 Euro kostete. Eine traurige Bilanz, wenn das Leben einen so nach geordneten Stellenwert genießt. Dabei dient uns unser Körper als Motor und Fahrzeug zugleich! Für seine jahrzehntelange treue Arbeit verdient er unsere vollständige Liebe, Aufmerksamkeit und Achtung! Die besten »Betriebsstoffe« sollten wir ihm zum Dank selbstverständlich anbieten.

Biologische Landwirtschaft erwirtschaftet gegenüber konventioneller Landwirtschaft einen um 50 % geringeren Ertrag. Bei Obst und Gemüse aus dem Anbau der mit »Drei-

Felder-Wirtschaft« arbeitenden Betriebe ist der Ertrag noch-
mals um ca. 20 % gesenkt! Das hat selbstverständlich seinen
Preis! Von »Drei-Felder-Wirtschaft« spricht man, wenn die
Erde während der landwirtschaftlichen Nutzung auf angemessene Art in ihren eigenen Bedürfnissen berücksichtigt
wird. Ein Jahr wird dabei zum Anbau und zur Ernte genutzt.
Im nächsten Jahr darf das Feld ruhen. Im übernächsten Jahr
werden Pflanzen ausgesät, die dem Boden selbst Nährstoffe
bieten. Hierzu eignen sich beispielsweise Lupinen, die einen
hohen Stickstoffwert erzeugen. Unser kostbarer Planet verdient Liebe und Dankbarkeit für die endlose Geduld, mit der
er uns beheimatet. Wenn wir auch für unsere Kinder und Kin-
deskinder noch wertvollen Lebensraum übrig lassen möchten, gibt es zahlreiche Gründe dafür, dem Leben mit allen
seinen Bedürfnissen jetzt sofort Priorität zu geben!

Wenn die Qualität stimmt, ist jeder Preis gerechtfertigt, und
es lohnt sich immer, die beste Qualität zu kaufen! Wie sagt es
ein guter Freund von uns so treffend:

Wenn es gut ist, reicht mir wenig!
Albin Schwarz

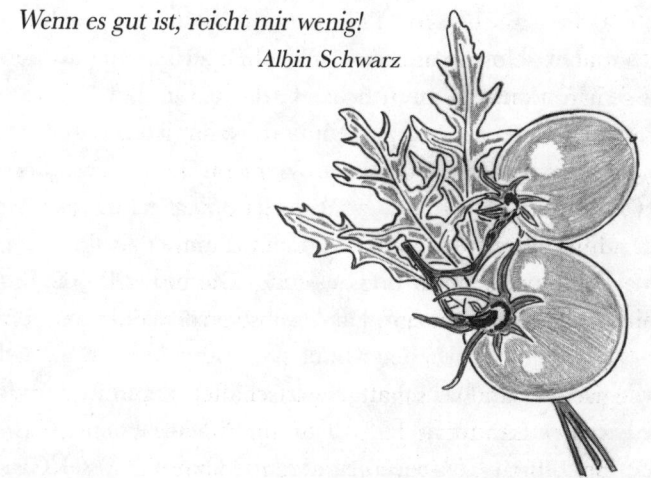

Von einem industriell unsachgerecht hergestellten Brot können Sie vier Scheiben essen, ohne satt zu werden. Von noch schlechterer Ware vertragen Sie locker das Doppelte: es macht Sie nie zufrieden; Sie fühlen sich allenfalls gefüllt, vielleicht sogar gestopft. Bei einem guten Brot aus biologisch gezogenem Getreide, das in einer guten Bäckerei gebacken wurde, reichen ihnen zwei Scheiben, um satt und zufrieden zu werden. Probieren Sie's aus! Ihr Körper erzählt Ihnen die Wahrheit.

Über die Energie von Lebensmitteln

Nicht jedes biologisch gezogene Lebensmittel hat notwendigerweise auch noch genügend Energie, wenn Sie es kaufen möchten. Wie erkennen Sie die wertvolle Ware? Welche Unterscheidungskriterien helfen Ihnen? Niemand kann durch die Bioläden und -märkte ziehen und alle Lebensmittel einer Kirlian-Fotografie unterziehen. (Erinnern Sie sich an die Forschungsergebnisse von Professor Popp? Mit seinen Geräten kann man die Lebendigkeit der Lebensmittel in Form von Biophotonen nachweisen).

Das macht aber nichts, denn unser Körper hat alle notwendigen »Werkzeuge« natürlicherweise mit an Bord! Unsere Wahrnehmung ist hocheffizient und schlägt jedes Labor und jede Untersuchung um Längen! Wir sind es nur nicht mehr gewohnt, sie zu nutzen. Mit etwas Training gelingt es aber, alle zu Verfügung stehenden Ressourcen wieder zu aktivieren. Unsere Sinne nehmen pro Sekunde 440 000 000 000 Einheiten an Informationen auf! Davon werden nur mal eben 2 500 bewusst verarbeitet! Mit etwas Übung können Sie sich mehr von Ihren bisher ungenutzten Wahrnehmungsinputs in Ihr Bewusstsein holen. Allein die Innenflächen unserer Hände können Temperaturunterschiede von 200stel Grad

Celsius unterscheiden! Diese Beispiele zeigen, welches Potenzial in uns allen steckt. Es ist an uns, dies alles zu nutzen.

Zur Einschätzung der Lebensmittelqualität ist das wichtigste Kriterium sicherlich das Aussehen: Liegt das Gemüse schlapp in der Kiste, lässt es die Blätter hängen? Ist das Obst schrumpelig, weich und vertrocknet? Am besten verzichten Sie darauf. Kaufen Sie nur wirklich frisches Obst und Gemüse! Wählen Sie sehr sorgfältig aus, und seien Sie besonders kritisch bei der Wahl Ihrer Lebensmittel! Haben Sie schon einmal in einem französischen oder italienischen Supermarkt eingekauft und die dortigen Kunden beobachtet? Niemand geniert sich, die Obst- und Gemüsestücke einer kritischen Prüfung zu unterziehen. Alles, was nicht hundertprozentig frisch und appetitlich erscheint, wird aussortiert. In diesen Ländern zeigen die Verbraucher ein völlig anderes Selbstbewusstsein, was ihre Nahrung betrifft. Die Ernährung besitzt einen hohen kulturellen Stellenwert und wird bewusst genossen. Nehmen wir uns unsere europäischen Nachbarn zum Vorbild und werden auch wir kritische Verbraucher!

Wenn Sie unter wirklich frischen Sorten wählen können, nehmen Sie Ihre Hände zu Hilfe, fassen Sie die Lebensmittel an und lauschen Sie Ihrer Wahrnehmung! Natürlich sollten Sie dabei nichts zerdrücken oder beschädigen. Falls Sie die Ware nicht berühren dürfen, können Sie Ihre Handinnenfläche in einigen Zentimetern Abstand darüber halten. Sie werden spüren, ob dieses Lebensmittel so lebendig ist, dass es seinen Namen verdient. Seine tanzenden Biophotonen erzeugen ein feines Kribbeln in Ihrem eigenen Energiefeld, ohne dass Sie wirklich zugreifen. Was empfinden Sie? Wo haben Sie ein wirklich gutes Gefühl? Alles ist eine Sache der Übung! Trauen Sie sich und Ihren Wahrnehmungen! Der

Bauch irrt sich nie, der Kopf aber sehr, sehr oft! Und wie der weise Afrikaner sagt: *Wenn du einmal 200 Gazellen mit den Händen gefangen hast, dann weißt du, wie es geht.*

Gifte und Zusatzstoffe

Die Wahrheit ist immer schlimmer als der Verdacht!

Die konventionelle Landwirtschaft hat ihre Böden in den letzten Jahrzehnten völlig überdüngt und ausgelaugt! In den so produzierten Nahrungsmitteln sind kaum noch Nährstoffe vorhanden. Gleichzeitig finden sich allerdings zahlreiche bedenkliche Zusätze, frei nach dem Motto:

> *Nix drin, aber viel drauf!*
> Udo Pollmer

Bevor ein Durchschnittsapfel auf den Tisch kommt, wurde er meistens 40 Mal mit Gift besprizt! Irgendwann wehrt sich der Körper (zu Recht!) vor diesen Belastungen und produziert Unverträglichkeiten. Plötzlich entstehen Allergien, scheinbar auf bestimmte Nahrungsmittel. In den 90er Jahren unternahm eine naturheilkundliche Firma sehr interessante Experimente zu diesem Thema. In ihrem großen biologisch-ökologisch bewirtschafteten Obstgarten konnten freiwillige Versuchspersonen unter fachärztlicher Aufsicht Äpfel essen. Als Versuchspersonen wurden mutige Patienten zugelassen, die unter schwerer, teilweise lebensbedrohlicher Apfelallergie litten. Das »Wunder« wurde amtlich: Ohne Ausnahme konnten die höchst allergischen Patienten ihre Äpfel problemlos genießen. Kein Einziger hatte auch nur Anzeichen eines allergischen Anfalls gehabt. Die Allergie hatte sich also auf die Schadstoffe in konventionell gezogenem Obst entwickelt und nicht auf die Früchte selbst.

In selteneren Fällen sind Patienten auf das Lebensmittel selbst allergisch. Meist verursachen Schadstoffe, Gifte, Nahrungszusätze, Konservierungsstoffe und Ähnliches das Problem. Das hat die Praxis immer wieder bestätigt. Viele Nahrungsmittel werden außerdem von der Industrie weiterverarbeitet und mit Zusatzstoffen »angereichert« bzw. »veredelt«.

In Holzminden gibt es eine Firma, die über 7500 künstliche Geschmacksstoffe in ihrem Sortiment anbietet. Alleine in unserem Brot sind über 1200 Zusatzstoffe ohne Deklarationspflicht gesetzlich erlaubt. Die Behörden (unser »Verbraucherschutz«) argumentieren damit, dass der »Verbraucher verwirrt wäre, wenn er oder sie zu jedem Brot bzw. Brötchen einen Beipackzettel mit ausgeliefert bekäme«. In der Tat! Wie würden Sie sich fühlen, wenn Sie bei Ihrem nächsten Brotkauf von Ihrem Bäcker eine Liste mit ca. 460 Zusatzstoffen Ihres Brotes erhielten? Das würde uns Verbraucher nicht nur irritieren, sondern uns möglicherweise wieder zum Brotbacken motivieren! (Falls Sie noch mehr solcher irritierenden Nachrichten verdauen möchten, finden Sie gründliche Untersuchungen hierzu bei Udo Pollmer et al., Prost Mahlzeit!, KiWi Verlag). Wie Sie sehen, werden wir Verbraucher nicht wirklich – oder auch wirklich nicht! – geschützt. Unsere Eigenverantwortung ist gefragt!

Beim Schreiben dieses Buches fiel uns der wirklich wunderschöne Hochglanzkatalog eines großen Kaufhauses in die Hände. Mit ansprechenden Texten pries er die Lebensmittelangebote aus der entsprechenden Abteilung an. Vegetarischer Kaviar aus Algen ohne jede Zusatzstoffe, frische Nudeln in der Vakuumverpackung, Ziegenkäse aus Norwegen – alles angeblich frisch, ohne Konservierungs- und Zusatzstoffe. Als wir das Angebot dann ganz erwartungsvoll vor Ort prüften, trauten wir unseren Augen nicht: Auf jeder Verpackung waren einige »leckere Extras« vermerkt, die laut Katalog gar nicht hätten dabei sein sollen. Nicht einmal den schriftlichen Werbeträgern kann man vollständig vertrauen. So lästig es auch ist: Es lohnt sich wirklich, alles zu überprüfen.

Seien Sie also kritisch und wählen Sie bewusst!

Keine Industrie kann es sich heute noch leisten, etwas zu produzieren, das keinen Absatz hat. Vielleicht erreichen wir Verbraucher veränderte Bedingungen, wenn wir uns konsequent für echte Qualität entscheiden.

Konserven

Alle Konserven enthalten degenerierte Lebensmittel. Für unseren Körper bedeutet dies eine enttäuschende Notlösung, denn sein eigentlicher Hunger auf lichtvolle Nährstoffe wird damit nicht zufrieden gestellt. Denken Sie an unsere Vorfahren: Milchsaure Vergärung, Einwecken und Trocknen waren bis zur Erfindung der Tiefkühltruhe die bevorzugten Konservierungsarten für Obst und Gemüse! Aus energetischer Sicht sind sie bis heute die besten geblieben.

Tiefkühlkost ist energetisch kalt. Sie raubt dem Körper Energie, ist somit wertlos! Dies liegt an der Methode des Schockgefrierens. Wenn ein Lebensmittel tiefgefroren wird, kühlt man es industriell in sehr kurzer Zeit sehr heftig auf tiefste Temperaturen ab. Dabei verlieren die Lebensmittel ihre natürliche biologische Information. In der Natur sind keine riesigen, raschen Temperaturschwankungen bekannt – zumindest nicht in der Zeit der Fruchtentwicklung und Ernte. Plötzliches Runterkühlen denaturiert deshalb die Energie biologischer Strukturen. Bitte prüfen Sie, wie Sie sich nach der Einnahme einer Tiefkühlmahlzeit fühlen. Ein trennscharfes

Kriterium ist immer die Frage nach der Zufriedenheit! Eine energetisch wertlose Mahlzeit macht selten satt, aber niemals glücklich und zufrieden!

Mit dieser Frage können Sie in Zukunft alles prüfen, was Sie zu sich nehmen. Macht es Sie froh und zufrieden? Wenn nicht, verzichten Sie besser darauf. Nehmen Sie sich die Nahrung, die Ihr Leben glücklich macht!

Vegetarisch, vegan oder tierisch gesund?

In diesem Buch sprechen wir viel über den augenblicklich gerade beginnenden Evolutionssprung in der Geschichte der Menschheit. Wir alle haben in dieser Zeit besondere Chancen und Aufgaben. Uns allen steht die Möglichkeit offen, meisterliche Fähigkeiten zu entwickeln. Um unsere Chancen zu nutzen, dürfen wir auf Entdeckungsreise gehen. Selbstverantwortlich und flexibel erforschen wir die jeweils individuell und situativ passenden Möglichkeiten unseres Seins. Dogmen, festgelegte Regeln oder »Heilslehren«, »einzig gültige Wahrheiten« – sie gehören allesamt in die Vergangenheit.

Was wünscht sich Ihr Körper hier und heute? Welche Nahrung könnte Sie jetzt gerade glücklich und satt machen? Wie viel davon tut Ihnen gut? Alle diese Fragen dürfen Sie in jedem Augenblick neu beantworten. Keine Regeln, keine Festlegungen! Klingt das wie eine Herausforderung für Sie? Zugegeben: Diese Haltung ist für die meisten von uns noch wenig vertraut. Wenn wir in den nächsten Jahren allerdings Schritt für Schritt in neue Bewusstseinsräume und Dimensionen eintreten, werden wir genau diese Haltung dringend brauchen. Nicht nur im Zusammenhang mit unserer Ernährung! Lassen Sie uns unsere tägliche Nahrung zum Erprobungs- und Spielfeld machen, indem wir wichtige, neue Verhaltensweisen einüben können.

Alle Rezepte in diesem Buch sind ohne Fleisch oder Fisch komponiert. Wer auch auf die tierischen Produkte verzichten möchte, erhält Hinweise über mögliche Alternativen. Sicherlich spricht vieles dafür, auf den Verzehr von Tieren zu verzichten. Tierische Nahrung schenkt unserem Körper dichte, tendenziell schwer verdauliche Energie. Aber vielleicht brauchen Sie gerade das an manchen Tagen besonders dringend? Fleisch erdet. Nach langen spirituell erweiternden Übungen kann es manchmal nötig sein, sich mit dichterer Nahrung »runterzubeamen«. Bitte ziehen Sie auch hier Ihr kluges Unbewusstes zu Rat. Es wird Ihnen die am besten passende Empfehlung geben.

Trauen Sie sich, sich zu vertrauen!

Aminosäuren

Wenn Sie freiwillig auf Fleisch und Fisch verzichten wollen, brauchen Sie hochwertiges Eiweiß aus Hülsenfrüchten, Getreide und Nüssen! Die Versorgung mit pflanzlichem Eiweiß ist sehr, sehr wichtig und lebenserhaltend! In Indien leben die meisten Menschen vegetarisch. Die Ärmsten unter ihnen ernähren sich nur von Reis mit Linsen und etwas Butterfett täglich. Das reicht zum Überleben. Hülsenfrüchte liefern etwa zur Hälfte Kohlenhydrate und Protein (Eiweiß). Die besten Proteinlieferanten mit den meisten Aminosäuren sind **Seitan und Gerstengras** (siehe Rezept S. 109: Seitan-Kartoffelcurry). Erdnüsse gehören zu den Hülsenfrüchten und liefern ebenso viel Protein wie Rindfleisch (etwa 13 %). Außerdem sind sie viel leichter verdaulich als jedes Fleisch! Bitte nehmen

Sie nur ungesalzene Erdnüsse! Überschüssiges Salz wirkt in unserem Körper beinahe wie eine Droge und belastet alle Körperfunktionen.

Fette

Genauso wichtig wie die Versorgung mit Proteinen ist die Zufuhr von wertvollen Fetten! Wirklich jede Ihrer Zellen braucht Fett! Aber bitte nehmen bzw. geben Sie sich nur das Beste! **Olivenöl, Rapsöl und Leinöl** haben als einzige Ölsorten genügend Netto-Vitamin-E um Ihren Körper damit zu versorgen! Vitamin E dient unserem Körper als wichtiger Zellschutz. Aber auch die Pflanze schützt ihre wertvollen Ölanteile mit diesem Vitamin vor Oxidation. Wenn ein Öl mehr Vitamin E enthält, als es zu seinem eigenen Oxidationsschutz benötigt, profitiert unser Körper davon. Dieses »überschüssige« Vitamin bezeichnet man als Nettovitamin.

Grundsätzlich gilt: Je frischer ein Öl, desto mehr Vitamine und unoxidierten Nährstoffe enthält es. Italienische Bauern essen ihr **Olivenöl** am liebsten direkt nach der Pressung zusammen mit einem Stück guten Brotes. Der »Bauch des Volkes« weiß, was nährt und schmeckt. **Ligurisches Olivenöl** ist das geschmacklich Feinste unter den italienischen Angeboten. Aber vielleicht lieben Sie ja gerade die kräftigeren Sorten? Weiter südlich in Italien, Spanien oder Nordafrika gibt es sehr intensiv schmeckende Öle.

Leinöl reagiert sogar noch empfindlicher und rascher mit Oxidation, wenn es der Luft ausgesetzt wird. Bereits während Sie die Flasche öffnen, finden erste Veränderungen statt. Maximal drei Wochen nach seiner Herstellung (nicht nach dem Haltbarkeitsdatum!) bietet das Öl Ihrem Körper nur noch wenig echte Nährstoffe. Die Oxidation von Leinöl können Sie am Geschmack erkennen: Frisches Öl schmeckt milde und leicht süßlich. Je bitterer es wird, desto mehr Oxidationsprozesse hat es durchlaufen. Dies wiederum bedeutet, dass wertvolles Vitamin E gebunden wurde, welches Ihrem Körper nicht mehr zur Verfügung steht. Es kommt durchaus vor, dass Sie eine frisch gekaufte Flasche öffnen und bereits bitteren Geschmack bemerken können. Manch ein Gesundheits- und Nahrungsfan hat sich deshalb in den letzten Jahren eine Ölmühle zugelegt, um immer das Beste und Frischeste genießen zu können. Ein durchaus ernst zu nehmender Luxus!

Raps darf genmanipuliert werden. Hier lohnt sich wieder einmal besondere Aufmerksamkeit beim Einkauf.

Fast alle Fertigprodukte enthalten oxidierte Fette. Diese Stoffe stehen aus medizinischer Sicht im Verdacht, verschiedene Krankheiten (z. B. Arteriosklerose) zu fördern.

Lieben Sie **Butter**? Dann haben wir eine gute Nachricht für Sie! 1996 wurde wissenschaftlich nachgewiesen (mehrmals!), dass der Genuss von Butter keine Auswirkungen auf den Blutcholesterinwert des Menschen hat. Zugegeben: Diese Erkenntnis hat sich noch nicht überall herumgesprochen. Manch eine Beratung läuft noch nach dem alten Strickmuster: »Ihr Cholesterinwert ist zu hoch; lassen Sie Butter und Eier weg!«. Möchten Sie Genaueres über diese Studien wissen? Dann empfehlen wir Ihnen (und vielleicht auch Ihren Beratern?) das Buch »Täglich Wein« des Ernährungswissenschaftlers Dr. Nicolai Worm (Hallwag Verlag, Bern und Stuttgart, 1996).

Die Butter ist also rehabilitiert. Ihren einst schlechten Ruf verdankt sie übrigens der Margarineindustrie. Diese sponserte in den 60er Jahren groß angelegte Studien, die Zusammenhänge zwischen Herzkreislauferkrankungen und Buttergenuss entdecken sollten. Noch bevor diese Studien Ergebnisse zeigten, wurde bereits mit angeblichen »Verdachtsmomenten« eine weiträumige Margarinewerbung eingeleitet. Obwohl 1970 sogar ein wichtiger Verfechter der Fett-Arteriosklerose-Herzinfarkt-Theorie, Ancel Keys, zugab, dass »keine signifikanten Zusammenhänge zwischen der Ernährung und dem Blutcholesterinwert einerseits und dem Auftreten von koronaren Herzerkrankungen andererseits gefunden wurden« (Keys, A.: »Circulation«, 1970/51–52/Suppl 1/S. 1), nistete sich diese Überzeugung in den Köpfen von Millionen von Menschen ein, um dort Wurzeln zu schlagen. In der Süddeutschen Zeitung vom 07. und 08. März 1987 konnte man folgendes Statement lesen: »Die Margarineindustrie muss sich heute nachsagen lassen, sie habe weite Teile der etablierten Ernährungswissenschaft schlicht gekauft.«

Hat sich eine falsche Information erst einmal eingeschlichen, dauert es lange, bis sich die Wahrheit durchsetzt. Denken Sie nur an die Erkenntnis, dass die Erde tatsächlich eine Kugel ist! Etwa 300 Jahre lang wurden Menschen verfolgt, geschändet und ermordet, weil sie die (falsche!) herrschende Meinung nicht akzeptieren wollten. Wir empfehlen Ihnen übrigens **Süßrahmbutter** zu kaufen: Im Unterschied zur Sauerrahmbutter können Sie hier sicher sein, dass Ihr Produkt nicht zuvor eingefroren und auf irgendeinem Butterberg zwischengelagert war. Süßrahmbutter lässt das nicht mit sich machen. Deshalb schenkt sie Ihnen alle ihre wichtigen Nährstoffwerte.

Wie sagte unsere Großmutter immer:
Butter hat noch nie etwas verdorben!
Maria Herber

Und noch einmal zur Freude aller Butterfans ganz deutlich:

Das Blutcholesterin ist ernährungsunabhängig!
Butter, Sahne und Eier dürfen in Maßen und mit gutem
Gewissen genossen werden!

Milchprodukte

Alle Kuhmilchprodukte außer Butter und Sahne (Rahm) enthalten Schleim. Viele Erkrankungen der Stirn- und Neben-
höhlen, der Nase und des Rachens bessern sich oft spontan,
wenn auf Kuhmilchprodukte verzichtet wird. Außerdem hat
etwa ein Drittel der erwachsenen Bevölkerung in Europa
eine Milcheiweiß-Unverträglichkeit, oft ohne es selbst zu wissen! Dieses unerkannte Problem schwächt das Immunsystem
und die Gesamtenergie.

Probieren Sie es aus: Verzichten Sie mindestens 6 Monate
lang auf die Milch und ihre Produkte (wiederum mit Ausnahme von Sahne und Butter). Wenn Sie sich dann insgesamt
wohler fühlen, lohnt es sich, weiter Verzicht zu leisten. Bei
diesem Test müssen Sie allerdings auch sorgfältig darauf achten, in welchen Produkten Milch mitverarbeitet wurde (z. B.
Gebäck, Brot, Süßigkeiten).

Butter und Sahne aus Kuhmilch enthalten keinen Schleim
mehr und werden dementsprechend auch ganz anders verstoffwechselt! In Maßen genossen stellen sie keine außergewöhnliche Belastung für unseren Organismus dar. Deshalb
dürfen sie genussvoll verzehrt werden! Nur wenn Sie gerne
Gewicht loslassen möchten, sollten Sie auch hier Zurück-
haltung üben. Fett, Zucker und Alkohol sind die hauptsäch-
lichen Gewichtschöpfer im menschlichen Körper.

Eine sehr gute Alternative zur Kuhmilch bieten Ihnen Sahne (mit Wasser verdünnt) und Sojamilch! Anstelle von Kuhkäse gefallen Ihnen vielleicht Schafs- und Ziegenkäse? Schafskäse schmeckt zuweilen etwas streng. Frischer Ziegenkäse hat ein unaufdringliches, mildes Aroma. Sollte er dennoch streng schmecken, so ist dies eventuell ein Zeichen für mangelnde Hygiene im Stall des Landwirts. Am besten testen Sie eine andere Marke!

Zucker, Salz und Essig

Süß, salzig und sauer – um diese drei Grundqualitäten unseres Geschmackssinnes geht's im folgenden Abschnitt. Süßigkeiten haben in den letzten 50 Jahren sehr an Bedeutung gewonnen. Alle möglichen Gefühle werden in künstliche Süße getaucht. Riesige Werbekampagnen möchten uns glauben lassen, dass wir mit genügend Industriezucker glücklich werden. Salzgebäck und Knabbereien zum Fernsehabend oder an der Bar ergänzen das Angebot. Da sich herumgesprochen hat, wie ungesund diese Gewohnheiten sind, konsumieren die Menschen energetisch leeres Fastfood auch noch mit schlechtem Gewissen. Gesünder lebten wir alle zu den Zeiten, als Zucker, Salz und Säure noch besondere Kostbarkeiten waren, die man sparsam und bedacht einsetzte. Heutzutage müssen wir neue Wege für unseren gesunden Geschmack entdecken.

Zucker

Raffinierter Industriezucker ist ein großer Nährstoffräuber für unseren Körper. Um verdaut zu werden, braucht Zucker Vitamin B und jede Menge Ihrer kostbaren Lichtenergie. Wenn Sie süßen möchten, denken Sie daran! Nehmen Sie ein wenig **Fruchtzucker, Agavendicksaft, Ahornsirup oder Ste-**

via. Diese Versüßer werden anders verstoffwechselt als der normale Rübenzucker (Industriezucker wird aus Rübenzucker gewonnen) und Zucker aus Zuckerrohr. So können Sie sich wirklich etwas Gutes tun. Auch hier ist es wieder wichtig, bei fertigen Nahrungsmitteln auf die Deklaration zu achten. Natürlich werden die meisten Produkte so kostengünstig wie möglich hergestellt. Ihren Bauch können Sie auch hier wieder um Hilfe bitten: Fühlen Sie sich nach Ihrer Speise schlapp und müde? Dann haben Sie Energiefresser zu sich genommen! Noch ein sehr wichtiger Hinweis:

Verzichten Sie unbedingt auf Zuckeraustauschstoffe (Süßstoffe)!

Bestimmte Süßstoffe wurden vom amerikanischen Geheimdienst als biologische Waffe eingesetzt und wirken als absolutes Gift in unserem Organismus. Sie werden nicht mehr ausgeschieden und in den Nieren gespeichert! Nach dem deutschen Gaststättengesetz dürfen Süßstoffe nicht automatisch am Tisch stehen. Nur auf ausdrückliche Bitte des Gastes können sie serviert werden. Kaum ein Kaffeehaus richtet sich nach dieser Regel, aber so steht es im Gesetz!

Wir haben uns daran gewöhnt, viel unnatürliche Süße zu konsumieren. Fast jedes Fertigprodukt enthält Zucker oder Zuckeraustauschstoffe. Selbst Speisen, die scharf, pikant, salzig oder säuerlich gewürzt sind, enthalten Süßungsmittel. Unser Geschmackssinn ist so mit Zucker zugeschüttet, dass natursüße Lebensmittel gar nicht mehr als solche wahrgenommen werden können. Probieren Sie einmal rohes Gemüse in winzigen Portionen. Kauen Sie lange auf einem Stückchen Karotte und entdecken Sie, wie süß diese Wurzel schmeckt. Auch ein lange und gründlich gekautes Stück trockenes Brot entfaltet angenehme Süße im Mund. Dies ist die Kraft, die wir eigentlich brauchen! Mit ein wenig Übung können wir unsere Wahrnehmung wieder entsprechend ausrichten.

Salz

Salz trennt sich innerhalb von Flüssigkeiten in seine chemischen Grundbausteine: Natrium und Chlorid. Und dann schmeckt es nicht mehr salzig. Gleichzeitig ist Ihre Speise aber dennoch mit diesem Salz angefüllt. Wenn Sie während des Kochvorgangs 7 Gramm Salz beigeben, erhalten Sie denselben Salzgeschmack, wie wenn Sie mit nur einem Gramm nach dem Kochen salzen. Es lohnt sich, Salz sehr sparsam einzusetzen. Unser gesamter Körper reagiert aktivierend auf Salz. Der Blutdruck steigt, die Nieren müssen vermehrt arbeiten, viele Stoffwechselprozesse sind beeinflusst. **Darum: Salzen Sie wenn irgend möglich erst am Tisch!** Wir kochen gar nicht mit Salz und setzen es nur sehr sparsam am Esstisch ein. Dort kann jede und jeder selbst sein Essen mit Salz abschmecken. Das beste Salz kommt aus dem Himalaja. In 3000 Jahre alten Stollen existiert diese Kostbarkeit. Erdgeschichtlich aus Meersalz abgelagert, hat dieses Salz eine fast identische mineralische Zusammensetzung wie unser Blutplasma. In unserem Land käuflich zu erwerbendes Meersalz kommt meist von der bretonisch-normannischen Atlantikküste aus Frankreich. Ölpest und Atomkraftwerke sind seine ständigen Gefährdungen. Da fühlen wir uns mit Himalajasalz doch auf der besseren Seite.

Ist Ihnen schon aufgefallen, dass die Speisen in vielen Gaststätten oft versalzen schmecken? Der Geschmackssinn ist vom übermäßigen Salzen total verstellt. Professionelle Köche arbeiten bei Temperaturen von bis zu 70 Grad. Sie brauchen sehr viel Flüssigkeit und entsprechend viele Salze. Da sie viel kochen und salzen, nehmen sie den eigentlichen Salzgehalt ihrer Speisen oft gar nicht mehr wahr. Alle unsere Sinnesorgane arbeiten nach Prinzipien der Gewohnheit und Anpassung. Großen Lärm nehmen wir nach einiger Zeit nicht mehr so stark wahr. Schlechte Gerüche sind nur im ersten Augenblick wirklich unangenehm. Ein »chronisch veränderter« Geschmack stellt sich auf neue Sollwerte ein. Wenn Sie Ihr Essen als »versalzen« reklamieren, kann es sein, dass der betreffende Koch sehr verärgert reagiert, weil er selbst überhaupt nichts Auffälliges darin bemerkt.

Essig

Mit Ausnahme von **Apfelessig** enthalten fast alle **Essigsorten** Spuren von Aceton, der während des Gärungsprozesses entsteht. Aceton ist ein ätzendes, giftiges Lösungsmittel. Kennen Sie es aus Ihrem Nagellackentferner? Dann bedarf es hierzu wohl kaum noch weiterer Erläuterungen. Die meisten **Apfelessigsorten** werden aus dem so genannten Trester, den Schalen und Kerngehäusen, hergestellt. Sie sind nicht besonders wertvoll oder empfehlenswert! Bitte achten Sie beim Kauf auf Sorten, die aus ganzen Äpfeln hergestellt wurden.

Eine angenehme Alternative zum Essig bietet der Saft unbehandelter Zitronen oder Limetten, gelegentlich auch frisch gepresster Orangensaft (siehe das Rezept Karottensalat in dem Gericht Nasi Goreng, S. 103).

Energie und Geschmack im Überfluss!

Bei uns zu Hause kochen wir eigentlich ganz normal. Man könnte fast sagen, »wir kochen auch nur mit Wasser«. Das stimmt allerdings nicht wirklich. Aus der Profiküche haben wir viele kleine Tipps und Tricks in unseren Haushalt übernommen, die das Essen besonders schmackhaft machen. Und die möchten wir Ihnen nun vorstellen.

Gemüsebrühe

Statt Wasser verwenden wir zum Kochen fast immer Gemüsebrühe. Alle Gemüse, Getreide oder Hülsenfrüchte gewinnen dadurch sofort einen intensiven Geschmack. Eine Ausnahme machen wir nur bei Pellkartoffeln. Dieses Kochwasser wird nach dem Kochen weggegossen, weil es leicht verunreinigt ist. Am besten kaufen Sie sich mindestens zwei, drei sehr gute Sorten getrockneter Gemüsebrühe. Wieder bitten wir Sie, aufmerksam auf die Deklaration zu achten. Sehr gute Sorten haben einen Gemüse-/Kräuteranteil von etwa 75–80 %. Den Rest bilden Salz und Stärke. Bei schlechten Qualitäten ist das Verhältnis genau umgekehrt! Nach deutschem Gesetz muss eine Lebensmitteldeklaration systematisch aufgebaut sein: Was am meisten enthalten ist, kommt zuerst. Dann folgen in der Reihenfolge ihres Anteils die nächsten Inhaltsstoffe. Bei guten gekörnten Brühen sind die Mengen aller Inhaltsstoffe prozentual angegeben! Nur Hersteller schlechter Qualitäten versuchen, die Inhaltsstoffe ihres Produktes zu verschleiern. Lassen Sie uns also kritisch und aufmerksam sein!

Gewürze, Sprossen und Kräuter

Ihre Speisen sollen nicht nur lichtvoll und leicht sein. Eine gesunde Küche ohne Wohlgeschmack macht nicht glücklich. Deshalb erzählen wir Ihnen jetzt, wie Sie mit herrlichen Geschmacksvariationen Freuden erschaffen, die als Feuerwerk im Gedächtnis Ihrer Gäste haften bleiben. Mit Kräutern und Gewürzen schaffen Sie dies mühelos!

Falls Sie nicht genügend frische **Kräuter** kaufen können, finden Sie vielleicht Spaß am eigenen Anbau im Blumentopf? Blumenerde ist auf besondere Weise präpariert und gedüngt. Deshalb informieren Sie sich bitte über lebensmittelgerechte Erden. Ihre Pflanzen nehmen alles aus dem Boden auf. Ihr Körper verdaut und verarbeitet diese Stoffe weiter. Und Sie wissen ja: Sie verdienen das Beste! (Wir erinnern Sie immer wieder daran, wie kostbar und wichtig Sie sind!).

Genauso gut können Sie zu Hause auch jederzeit auf einfache Art **frische Sprossen** zum Keimen bringen. Fertig gekeimte, abgepackte Sprossen schimmeln sehr leicht. Deshalb ist es klug, sie als rasch nachwachsende Lebensmittel immer bedarfsgerecht zu ziehen. Sprossen sind voller Vitalkräfte. Sie verzehnfachen ihre Nährstoffe, während sie auskeimen! Bitte experimentieren Sie doch einfach einmal mit ungewöhnlichen **Gewürzen**. Hierzu zählen u. a. Angelikawurzel, Galgant, Zitronengras, Fenchel, Anis, Sternanis, Zimt, Piment und Bockshornkleesamen. In den Schriften der heiligen Hildegard finden Sie wertvolle und interessante Aufzeichnungen über den Gebrauch der Kräuter und Gewürze. Diese weise Meisterin des Mittelalters entdeckte und beschrieb viele wertvolle Erkenntnisse, die unsere heutige Forschung bestätigt.

Lebensmittel energetisieren

Sie können Lebensmittel energetisieren und auf mentalem Wege von Belastungen befreien. Sie möchten wissen, wie das möglich ist? Auf den Seiten 28 ff erzählen wir Ihnen von der Kraft Ihrer inneren Haltung und Absicht. Wenn Sie mögen, betrachten Sie einen Moment lang die Ernährungssituation der gesamten Menschheit. Und dann betrachten Sie alle die wundervollen Lebensmittel, die Sie jetzt gerade zur Verfügung haben. Tun Sie dies mit Dankbarkeit und Liebe im Herzen. Sie erinnern sich vermutlich an die Untersuchungen des Japaners Emoto (siehe S. 200) der die Kraft dieser Geisteshaltung experimentell nachweisen konnte.

Dankbar und voller Freude können Sie nun Ihre Küchentätigkeit beginnen. Es liegt ausschließlich an Ihnen, ob Sie diese Arbeit als Last oder als Segen definieren. Wir selbst sind uns immer sehr bewusst darüber, wie viele Menschen auf diesem Planeten noch Armut und Hunger ertragen. Wir sind dankbar für das große Privileg, uns gut versorgen zu können. Deshalb richten wir unsere liebevolle, achtsame Aufmerksamkeit auf diese Versorgung. So erschaffen wir uns eine Extraportion Lichtquanten, die unsere Zellen ernähren. Sie wissen ja:

Energie folgt Ihrer Aufmerksamkeit!

Die Traditionelle Chinesische Medizin lehrt uns, dass wir auch während des Kochvorganges Einfluss auf die Energie der Speisen ausüben können. Rühren Sie in Ihrem Topf rechts herum (im Uhrzeigersinn), so fügen Sie Ihrer Speise Energie zu. Vielleicht mögen Sie sich dabei vorstellen, dass Sie Ihre liebevolle Aufmerksamkeit in die Speise hineinrühren? Rühren Sie links herum (entgegen dem Uhrzeigersinn), entziehen Sie Energie. Dabei lösen Sie gleichzeitig alle möglichen Belastungen der Speisen auf und leiten sie über den aufsteigenden Dampf ins »Küchen-Nirwana« ab!

Alle folgenden Rezepte wurden nach den Regeln der Traditionellen Chinesischen Medizin komponiert. Dabei haben wir die einzelnen Zutaten im so genannten Fütterungszyklus der fünf Elemente eingefügt. Seien Sie unbesorgt, falls Sie nicht wissen, was es damit auf sich hat. Die Wirkungen werden Sie in jedem Fall schmecken und spüren. »Im Zyklus« gekochte

Gerichte schenken Ihnen und Ihren Gästen eine große Portion Extraenergie! (nähere Informationen finden Sie in unserem Buch »Fünf Elemente Ernährung« aus dem Graefe und Unzer Verlag).

Bei allen unseren Kursen und Seminaren bitten wir unsere Teilnehmerinnen und Teilnehmer um Folgendes: »Seien Sie kritisch in eigener Sache. Überprüfen Sie alles, was Sie hören oder lesen; auch das, was wir Ihnen hier erzählen! Seien Sie experimentierfreudig wie die Kinder, und glauben Sie nichts unhinterfragt! Nur Ihr eigenes, aus Erfahrung gewonnenes Urteil zählt. Wer sonst könnte wissen, was für Sie gerade von Wichtigkeit ist?« Diese Bitte richten wir jetzt auch an Sie! Wir freuen uns sehr, wenn wir Menschen in ihrer Eigenverantwortung stärken und fördern dürfen. Diese Arbeit lieben wir besonders! Wir Menschen sind einzig für unsere Handlungen verantwortlich und natürlich auch für das, was wir an Handlungen unterlassen! Danke, wenn wir Sie in diesem Sinne auf den Geschmack bringen dürfen!

Tischgebet und Dank

Eigentlich gehört dieser Abschnitt auch zum Thema »Lebensmittel energetisieren«. Gefühle der Dankbarkeit, und die Momente spiritueller Besinnung im Gebet, erschaffen augenblicklich große Mengen von lichtvoller Energie. Wir richten unseren Dank gerne auch an alle, die bei der Entstehung unserer Speisen mitgewirkt haben. Am Beginn stehen Himmel und Erde: unser kostbarer Planet, der uns so liebevoll nährt und beschützt, und das gesamte Universum, das seine Kraft zu uns strömen lässt. Dann danken wir den Landwirten, die mit ihrem Fleiß und ihrer Arbeit dafür sorgen, dass wir die besten Lebensmittel genießen dürfen. Nahrung zu genießen erleben wir als großes Privileg. Nichts davon ist selbstverständlich. Wir danken allen Menschen, die diese Lebensmittel angebaut, geerntet und verarbeitet haben. Wir danken allen Elementarwesen; den Bildekräften der Natur, die mit ihrer wundervollen Betreuung Form erschaffen aus der unendlichen Energie von Himmel und Erde. Wir danken uns gegenseitig für unsere Arbeit; für die Liebe, Achtung und Aufmerksamkeit, die wir einander schenken. Wir danken dem lieben Gott und der lieben Göttin für die Fürsorge und Liebe, die sie ohne Unterlass verströmen. Wir danken allen Engeln, allen Ahnen und Geschwistern und beten für alle Menschen um Frieden, Freiheit und Wohlstand.

Können Sie sich vorstellen, dass wir uns selbst damit den schönsten Dienst schenken? Spüren Sie, wie diese Haltung glücklich macht? Verstehen Sie, dass jede Speise um ein Vielfaches besser schmeckt und bekommt, wenn sie so bewusst genossen wird? Dann wünschen wir Ihnen von Herzen Licht, Genuss und Vergnügen bei der Erschaffung Ihres persönlichen Dankgebetes! Möge Ihre Freude Ihr Herz erhellen!

Getränke

Zum Thema Getränke gibt es genau genommen nur eine einzige Empfehlung, und diese kennen Sie bereits:

Wasser, Wasser, Wasser! Wertvolles, reines, frisches, energievolles Wasser … natürlich ohne Kohlensäure!

Noch vor wenigen Jahrzehnten musste man diese Empfehlung nicht besonders betonen. **Wasser** bildete selbstverständlich das Getränk eines jeden Menschen. **Tee, Kaffee, Limonade, Fruchtsaft** – das alles zählte zu den Leckereien, die man je nach Größe des Geldbeutels öfter oder seltener genießen durfte. Der Flüssigkeitsbedarf aber wurde unabhängig von diesen »Genussmitteln« mit Wasser gedeckt. Dann kam eine clevere Industrie auf den Gedanken, uns an andere Gewohnheiten heranzuführen.

In den 60er Jahren wurde die Kuhmilch beworben. Ohne Rücksicht auf Verluste – sprich: ohne Rücksicht auf die vielen Menschen, die sie gar nicht vertragen konnten, wurde uns eingetrichtert, dass erst die Milch uns wirklich stärkt. Dem klugen Betrachter hätte schon damals etwas auffallen können: In großen Teilen Asiens ist der Genuss von Milch unüblich. Dennoch findet man dort gesunde (manchmal gesündere) Menschen vor.

Die nächste Werbewelle betraf Limonaden und ähnliche Getränke. Diesmal hieß es, dass diese Zuckerbomben erst den richtigen Spaß in unser Leben brächten. In Wirklichkeit entpuppte sich diese Gewohnheit bald als gar nicht mehr lustig. Übergewicht, Zuckersucht mit den daraus folgenden Krankheitsbildern und unterschiedliche Ernährungsstörungen entstanden.

Mit dem wachsenden Wohlstand in den Industrienationen wurden Tee, Kaffee und Wein zur nächsten Modewelle. Plötzlich brauchte man mehrmals täglich etwas von diesen Genussmitteln. Gute alte Regeln (ein Glas Wasser zu jeder Tasse Kaffee oder Tee, zu jedem Glas Wein …) verloren an Bedeutung. Neue Krankheitsbilder entwickelten sich als Folge einer Austrocknung auf Zellebene.

Seit einigen Jahren liegt der Trend nun bei kohlensäurehaltigem Wasser. In Geschäften und Gaststätten erhalten Sie fast kein Wasser mehr ohne diesen Zusatz. Kohlensäure ist eine Säure! Unser Magen und auch der übrige Verdauungstrakt schätzen sie überhaupt nicht. Dennoch geht die »Gehirnwäsche« teilweise so weit, dass manche gesunden Menschen ernsthaft versichern, sie könnten kein Wasser ohne Kohlensäure hinunterschlucken. Verlangen Sie im Restaurant ein Wasser ohne Kohlensäure. In einem von zwei Fällen wird Ihnen kommentarlos ein Wasser mit wenig Kohlensäure serviert. Wenn Sie dann auf Ihrem Wunsch bestehen, handeln Sie sich eher Kopfschütteln als Bedauern ein. Wenn wir nicht genügend darauf achten, uns unsere eigene Meinung zu bilden, macht sie jemand anderes für uns.

Vielleicht denken Sie jetzt, dass wir es mit diesen Ausführungen wirklich zu bunt treiben. Wir hatten Ihnen doch eigentlich versprochen, alles gelten zu lassen? Natürlich tun wir das! Wir finden nur, dass Sie das Recht darauf haben, aus einem gut informierten Hintergrund zu entscheiden. Deshalb hier einige Gründe, die absolut gegen kohlensäurehaltige Getränke sprechen:

• Kohlensäure diffundiert in geringen Mengen durch die Wände unserer Verdauungsorgane ins Blut. Von dort aus »versorgt« sie den ganzen Organismus schädlich.
• Kohlensäure ist eine Säure!
• Die Luftblasen stören die vegetativen Funktionen im Verdauungstrakt.
• Kohlensäure löst das Plastik aus entsprechenden Flaschen an. Dadurch befinden sich Plastikmoleküle in Ihrem Getränk! Laut Gesetz dürften Plastikflaschen aus diesem Grund nur wenige Male befüllt werden. Es gibt aber keine Kontrollinstanzen, die dies überprüfen!
• Nur die Industrie hat einen Nutzen von Kohlensäure: Sie

löst durch diesen Gaszusatz ihr Hygiene- und Konservierungsproblem. Wasser ohne Gas muss zur Entkeimung und Konservierung bestrahlt werden.

• Kohlensäurehaltiges Wasser kann Ihre Zellen nicht mit Wasser reinigen und nähren, da seine Molekülverbände zu groß sind.

So kommen wir also zurück zum Thema stilles, natürlich reines Wasser. Wie können Sie es bekommen? Sicher erinnern Sie sich, dass Sie selbst – so, wie jeder andere Mensch – zu 70 bis 90 % aus Wasser bestehen. Dieses Wasser sollte täglich geflutet, gereinigt und erneuert werden, damit Sie sich frisch fühlen können und gesund bleiben. Ohne eine gute Wasseraufbereitungsanlage können Sie sich nicht auf die Qualität Ihres Trinkwassers verlassen (siehe hierzu auch Teil III: »Vom Wasser des Lebens«). Wenn Sie keinen Filter besitzen, sind Sie selbst (Ihr Körper!) der Filter! Am besten sorgen Sie dafür, dass Ihre inneren Körperstrukturen nicht zum trüben Tümpel werden. Drei Monate dauert es, bis unser gesamtes Körperwasser einmal komplett ausgetauscht werden kann. Täglich geben wir nur ein Prozent der Gesamtwassermenge ab. Der verbrauchte Rest wartet sehnsüchtig auf frische Erneuerung, die Sie Ihrem Körper zuführen.

Vielleicht erinnern Sie sich an die Ausführungen zum Thema Wasser im dritten Teil dieses Buches. Dort empfehlen wir Ihnen den täglichen Blick auf Ihre Zungenstruktur. Strecken Sie sich regelmäßig im Spiegel die Zunge aus und erkennen Sie, wie es um Ihren Wasserhaushalt steht. Falls Sie sich unsere Beratung zum Thema Wasserfilter wünschen, freuen wir uns, von Ihnen zu hören.

Küchengeräte und Werkzeuge

Zum guten Kochen gehört gutes Werkzeug. Ihre Werkzeughilfen bilden die Basis für Ihre Küchenergebnisse. Deshalb sind sie es wert, von Ihnen mit besonderer Aufmerksamkeit bedacht zu werden.

Zu Ihrer Grundausstattung gehören:

- Ein Satz Töpfe und Pfannen mit Deckel.

  Als Material eignet sich Edelstahl mit dicken Böden, die innen einen Kupferkern tragen. Edelstahl alleine wäre ein schlechter Wärmeleiter. Deshalb sorgt ein Boden mit Kupferkern für die nötige gute Wärmeleitung. Alternativ bietet sich von innen verzinntes Kupfergeschirr an. Diese Variante ist allerdings kosten- und pflegeaufwendig.

- Ein großes und ein kleines Sieb aus Edelstahl.

- Ein Satz Schüsseln aus Edelstahl.

- Verschiedene große feuerfeste Formen für den Backofen.

- Ein großes Kochmesser zum Schneiden von Gemüse.
  Ein kleines Messer zum Putzen von Obst und Gemüse.
  Ein langes, flexibles zum Filieren von Gemüse und Obst.

  Sie erkennen ein gutes Messer an seiner durchgehenden Klinge. An den Griffschalen ist es dreimal genietet. Sparen Sie nicht an Ihren Messern. Gute Messer halten ein Leben lang und länger, und Ihre Arbeit wird Ihnen damit große Freude bereiten.

- Ein Wetzstahl zum Abziehen der Klingen.

- Mindestens ein, besser zwei große Bretter aus Buchenholz zum Schneiden von Obst und Gemüse.

- Eine Küchenmaschine mit verschiedenen Aufsätzen –
  zum Scheibeln und Raspeln von Gemüse und Obst; und
  einem Mixaufsatz zum Pürieren von Obst, Gemüse, Suppen und Soßen.

- Ein Handmixer.

- Ein Gemüsehobel.

- Ein Ofenthermometer –
  damit Sie wissen, was Sie am Thermostat Ihres Backofens
  einstellen müssen. Die meisten Haushaltsöfen sind nicht
  exakt auf die angegebene Temperatur geeicht. Wenn Sie
  sich also z. B. 120 Grad Hitze wünschen, sollten Sie die dafür nötige Einstellung kennen.

Als Extras:
- jeweils einen Perlen- und Kugelausstecher
  für hübsch geformte Gemüsestückchen;
- einen Zestenreißer
  für feine Streifen z. B. aus der Orangenschale.

Wenn Sie sich auch bei Ihrem Werkzeug mit dem Besten versorgen, haben Sie mindestens zwei große Vorteile:

Ihre guten Helfer dienen Ihnen ein Leben lang.
Sie werden mehr Spaß und Erleichterung bei der Arbeit
erfahren als mit minderwertigem Werkzeug.

So können Sie den heiter entspannten Geist der Liebe in Ihre
Küche einladen und jede Nahrungszubereitung zum Fest
machen. Wir wünschen Ihnen von Herzen viel Erfolg und
guten Appetit im Kreise Ihrer Lieben!

LEICHTNAHRUNG:
UNSERE LUKULLISCHEN REZEPTIDEEN FÜR SIE!

✦ AVOCADOCREME

Zutaten:	Verarbeitung:
4 reife Avocados	horizontal mit einem Messer bis auf den Kern einschneiden und durch Gegeneinanderdrehen der Hälften halbieren. Den Kern entfernen, mit einem Löffel das Fruchtfleisch ausschaben, in eine Schüssel geben und mit der Gabel zerdrücken und mit
Pfeffer aus der Mühle	kräftig pfeffern.
2 Essl. Gemüsebrühe	eingießen,
1 Zitrone	auspressen, die Schale abreiben und dazutun.
3 Prisen Paprikapulver	darüberstreuen und
2 Essl. Olivenöl (ligurisches)	darübergießen.
2 Knoblauchzehen	nach Geschmack fein gewürfelt dazutun, mit
1 Prise Chilipulver	und
Himalajasalz	würzen und gut mischen.

Tipp: schmeckt als Vorspeise mit geröstetem Weißbrot oder Maischips und als Brotaufstrich.

Avocados bekommen Sie selten in reifem Zustand zu kaufen. Bitte eine Woche im Voraus besorgen, in Zeitungspapier einwickeln und bei Zimmertemperatur je nach Zustand drei bis fünf Tage reifen lassen. Die Avocados sind reif, wenn sie auf leichten Druck nachgeben. Im Gemüsefach des Kühlschranks bleiben sie dann etwa fünf Tage lang frisch.

✦ AVOCADO-MANGO-SALAT MIT TOMATEN, ZWIEBELN, LINSENSPROSSEN UND KORIANDER

Zutaten:	Verarbeitung:
2 reife Avocados	horizontal mit dem Messer bis zum Kern einschneiden, die Hälften gegeneinanderdrehen und halbieren, die Kerne entfernen. Mit dem Löffel vorsichtig aus den Schalen lösen, in dünne Spalten schneiden und diese fächerförmig auf einer großen Platte anrichten. Mit
Mühlenpfeffer	kräftig würzen und mit
Himalajasalz	zart salzen.
4 Essl. Zitronensaft	darübergeben.
8 Tomaten	vom Stielansatz befreien, kreuzförmig einritzen und kurz in
kochendes Wasser	tauchen, die Pellen abziehen, in dünne Scheiben schneiden und auf der Platte verteilen.
2 Prisen Paprikapulver	darüberstreuen und
4 Essl. Olivenöl (ligurisches)	ebenso.
2 reife Mangos	schälen, rechts und links vom Kern das Fruchtfleisch ab-

	schneiden, in dünne Scheiben schneiden, über dem Salat fächerförmig hübsch verteilen. Den Saft vom Fruchtfleisch, das sich noch um den Kernen befindet, mit der Hand über dem Salat auspressen.
2 Zwiebeln	pellen, in hauchdünne Scheiben hobeln und über dem Salat verteilen.
2 Bd. Koriander	gründlich waschen, ausschütteln, die schönsten Spitzen abzupfen und den Rest klein hacken.

Oder wenn Sie keinen frischen Koriander bekommen:

1 Tl. Korianderkörner	mit der flachen Seite eines großen Messers platt drücken, fein hacken und über dem Salat verteilen.
6 Essl. Gemüsebrühe	darübergießen und mit
100g Linsensprossen	bestreuen.

Falls Sie keinen frischen Koriander haben:

| | |
| 2 Bd. glatte Petersilie | gründlich waschen, sehr fein hacken und über den Salat streuen. |

Tipp: Während die Avocados bei Ihnen nachreifen, können Sie in dieser Zeit wunderbare Sprossen ziehen. Bitte nutzen Sie hierfür eine Behälter zum Keimen (die gibt es im Haushaltswarengeschäft oder im Biomarkt). Linsen brauchen etwa 3–4 Tage zum Keimen.

Abgepackte Keimlinge schmecken oft nach Schimmel, also lieber selber Keime ziehen. Selbstverständlich lohnt es sich auch, die Kräuter, die Sie brauchen, selbst zu ziehen.

✦ **BUCHWEIZENPFANNKUCHEN MIT**
SAUERRAHM UND KIRSCHEN

Zutaten:	Verarbeitung:
250 g Buchweizenmehl	in eine tiefe Schüssel geben.
6 Eier	trennen, das Eiklar in einer **fettfreien** Schüssel (vorher mit Zitronensaft ausreiben) mit
2 Tl. Fruchtzucker	und dem Mixer zu festem Eischnee aufschlagen (wenn Sie denken, der Schnee ist fest genug: noch 5 Minuten weitermixen). Die Eigelbe in das Mehl geben,
2 Essl. Süßrahmbutter	zimmerwarm dazugeben und
ca. 300 ml Apfelsaft	eingießen, mit
1 Prise Zimt	würzen und zu einem dünneren Teig mixen. Den Eischnee vorsichtig unterheben, von
1 Zitrone	die Schale abreiben, einstreuen,
1 Prise Paprikapulver	ebenso. Eine große Pfanne aufs Feuer bringen und bei mittlerer Temperatur erhitzen.
1 Essl. Süßrahmbutter	darin schmelzen lassen, mit der Schöpfkelle 4 kleine Pfannkuchen einfüllen, darin ausbacken und im Backofen bei 80 °C warm halten. Nach und nach den restlichen Teig mit
Süßrahmbutter	zu Pfannkuchen ausbacken und mit

1 Prise Zimtpulver	bestäuben, ebenso mit
1 Prise Himalajasalz	bestreuen.
2 Becher Sauerrahm	in eine Schale geben, ebenso
2 gr. Gläser Kirschen	abtropfen lassen und in eine Schale füllen.

Die Pfannkuchen servieren, mit dem Sauerrahm und den abgetropften Kirschen füllen und einwickeln.

✦ BOHNENSALAT

Zutaten:	Verarbeitung:
300 g große weiße Bohnen	über Nacht in
1 1/2 l Wasser	einweichen, das Wasser abgießen und mit
2 l Gemüsebrühe	und einer
1/2 Zitrone	in einem Topf aufs Feuer bringen. Aufkochen und bei kleiner Hitze, in etwa 45 Minuten, eben gar köcheln, abgießen, in eine Schüssel geben. *Wenn Sie mögen, können Sie die Bohnenkerne jetzt pellen und die harten, unverdaulichen Schalen wegwerfen (der Aufwand lohnt sich!).*
1 rote Paprika	waschen, halbieren, Stielansatz und die Kerne entfernen, in Streifen schneiden, würfeln und darüberstreuen.

4 Essl. Olivenöl	eingießen, mit
schwarzem Pfeffer	aus der Mühle kräftig würzen.
8 Essl. Gemüsebrühe	darübergeben und mit
1 Tl. Himalajasalz	gut vermischen.
2 Bd. glatte Petersilie	waschen, trocken schütteln, klein hacken und unterheben. Mit
2 Essl. Apfelessig	und
2 Essl. geröstetes Sesamöl	würzen,
2 Wacholderbeeren	dazutun,
2 Essl. Rahm	darübergießen und mit
1/2 Tl. Chilipulver	würzen.
2 Bd. Schnittlauch	waschen, trocken schütteln, in Röllchen schneiden, darüber- streuen. Mit
2 Essl. Sojasoße (Shoyu)	versetzen und alles gut unter- heben.

Tipp: Die Bohnenkerne sollten eben gar sein und noch »Biss« haben. Ein ganz besonderer Leckerbissen ist dieser Salat mit gepellten Bohnenkernen. Die harten und unverdaulichen Pellen belasten Ihren Organismus nicht mehr und Sie werden staunen, wie viel zähes, unverdauliches »Verpackungs- material« da zusammenkommt. Spannen Sie für diese Arbeit auch gerne die ganze Familie mit ein, sie wird Ihre Arbeit in Zukunft noch mehr zu schätzen wissen!

◆ BULGURBRATLINGE AUF TOMATENSUGO

Zutaten:	Verarbeitung:
800 ml Gemüsebrühe	in einen Topf geben,
1 Essl. Apfelessig	eingießen und aufs Feuer stellen.

400 g Bulgur	einstreuen und auf kleiner Flamme in etwa 15 Minuten gar kochen, bis alle Brühe vom Bulgur aufgesogen wurde. Hitze ausschalten und bei geschlossenem Deckel noch 10 Minuten nachgaren, in eine Schüssel geben und auskühlen lassen.
3 Eigelbe	mit
100 ml Rahm	verrühren und über den Bulgur gießen, mit
schwarzem Pfeffer	aus der Mühle und
1 Tl. Chilipulver	mischen. Etwa
1 Essl. Gemüsebrühe	zufügen und von
1 Zitrone	die Schale abreiben und darübergeben. Mit den Händen kleine Klößchen formen und auf einem gefetteten Backblech im 180 °C heißen Ofen in etwa 40 Minuten knusprig backen.

Tipp: Statt Eigelben und Rahm können Sie auch Hafermilch und geröstetes Sonnenblumenkern-Mus oder geröstetes Sonnenblumenkern-Nussmus aus dem Grundrezept Gemüseaufstrich (S. 79) zum Binden nehmen. Eine gute Alternative bieten auch einige Sojaaufstriche zum Braten und Backen, die jetzt überall auf den Markt kommen. Experimentieren Sie ruhig nach Herzenslust! Jeder Aufwand lohnt sich!

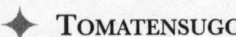 **TOMATENSUGO**

Zutaten:	Verarbeitung:
2 x 780 ml passierte	
Tomaten aus dem Glas	in einen großen Topf füllen und bei mittlerer Temperatur aufköcheln.
2 Prisen Paprikapulver	einstreuen,
2 Essl. Olivenöl	eingießen, mit reichlich
Mühlenpfeffer	und mit
1 Tl. Chilipulver	würzen und einköcheln lassen.
1 Essl. Sojasoße	zugeben.
2 Zucchini	waschen, den Stielansatz und das Ende abschneiden und mit der Küchenmaschine stifteln, in die sämige Soße geben und 3 Minuten mit köcheln.

Die Soße auf den Tellern verteilen und die Bulgurbratlinge daraufsetzen.

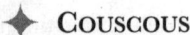 **COUSCOUS**

Zutaten:	Verarbeitung:
500 g Hartweizengries	**oder**
500 g Hirse	in einer warmen großen Pfanne bei mittlerer Temperatur 15 Minuten rösten, dabei häufig wenden, bis das Getreide braune Pünktchen hat und es wunderbar duftet. Mit

Mühlenpfeffer	kräftig würzen.
2 l Gemüsebrühe	in einen großen Topf gießen, mit
1 Essl. Apfelessig	versetzen. Das Getreide in ein großes Sieb geben, über die Gemüsebrühe hängen, den Deckel auflegen und bei mittlerer Temperatur in etwa 60 Minuten den Weizengries gar dämpfen. Die Hirse braucht gut 15 Minuten länger.
200 g getr. Rosinen	unterheben und mit
2 Essl. Süßrahmbutter	mischen.

Während das Getreide gart, den Tomatensugo aus dem oberen Rezept zubereiten, außerdem:

500 g geräucherten Tofu	klein würfeln, mit
2 Tl. Zitronensaft	besprengen. Eine große Pfanne aufs Feuer setzen, mittlere Temperatur einstellen und, wenn die Pfanne warm ist,
3 Essl. Sonnenblumenöl	eingießen. Die Tofuwürfel unter häufigem Wenden in 20 Minuten knusprig braten.
8 Eier	in einen Topf legen, mit
Wasser	begießen,
1 Essl. Apfelessig	zufügen und in 7 Minuten hart köcheln, pellen.
1 Gläschen Harissa	diese **sehr** scharfe Chilipaste separat servieren und je nach Gusto auf der Hirse in sehr kleinen Portionen verteilen

Am Schluss sollte eine große Schale mit dem Getreide serviert werden, viele kleinere Schalen mit Soßen und anderen Leckereien wie den hart gekochten Eiern, dem knusprigen Tofu, knackigen Gemüsechips (S. 14), Seitan-Kartoffelcurry (S. 109), Bohnensalat (S. 67), Bohnengemüse (S. 113) etc. Der Phantasie sind keine Grenzen gesetzt.

Experimentieren Sie und kreieren Sie Ihr eigenes Familienrezept!

 ## FALAFEL

Zutaten:	Verarbeitung:
	Eine große Pfanne aufs Feuer bringen, auf mittlerer Temperatur erhitzen und
750g Kichererbsenmehl	einfüllen. 15 Minuten unter häufigem Wenden rösten.
2 Zucchini	waschen, Stielansatz und Enden abschneiden, mit der Küchenmaschine in feine Streifchen hobeln und in die Masse geben. Mit
Mühlenpfeffer	kräftig würzen.
1 Bd. Lauchzwiebeln	waschen und in feine Ringe schneiden, dazugeben.
Ca. 600 ml Gemüsebrühe	eingießen und zu einem glatten festen Teig kneten.
2 Karotten	waschen, schrappen und in feine Streifchen hobeln, auf die Masse geben, die Schale von
1 Zitrone	abreiben, dazutun.

2 Bd. glatte Petersilie	gut waschen, ausschütteln, klein hacken und einstreuen. Mit
2 Tl. Rosenpaprika	würzen, alles sehr gut durchkneten und mit den Händen zu kleinen Bällchen abdrehen. Auf einem gefetteten Backblech verteilen, im Ofen bei 180 °C in etwa 45–50 Minuten knusprig braun backen.

✦ PETERSILIEN-MINZESALAT

Zutaten: | Verarbeitung:

4 Bd. glatte Petersilie	gut waschen, trocken schütteln, klein hacken und in eine große Schüssel geben.
2 Essl. Apfelessig	und
2 Essl. geröstetes Sesamöl	dazugeben.
1 Tl. Paprikapulver	einstreuen,
4 Essl. Olivenöl	darübergießen, mit
Mühlenpfeffer	kräftig würzen.
1 Bd. Minze	waschen, trocken schütteln und klein schneiden, dazugeben.
8 Essl. Gemüsebrühe	darübergeben,
1 Zitrone	auspressen und die Schale abreiben, dazutun.
2 Wacholderbeeren	mit der flachen Seite des Messers platt drücken und sehr fein hacken, darüberstreuen und gut mischen.

	Eine große Pfanne auf mittlerer Temperatur erhitzen und
2 Essl. Süßrahmbutter	darin schmelzen lassen.
200 g altbackenes Weißbrot	in der Küchenmaschine grob raspeln und knusprig rösten, über den Salat streuen.
1 Glas Mango-Chutney	

Zu den Falafeln passt hervorragend der Humus (S. 90) und ein Glas Mango-Chutney.

Tipp: Petersilie wirkt stark blutverflüssigend. Frauen sollten daher während der Menses bitte lieber darauf verzichten.

✦ GEFÜLLTE AUBERGINEN

Zutaten:	Verarbeitung:
4 große Auberginen	waschen, halbieren und die Schnittflächen mit
Himalajasalz	zart salzen. Ein Backblech mit
Olivenöl	einfetten, mit
getr. Thymian	sparsam bestreuen, kräftig mit
Mühlenpfeffer	würzen.
	Die Auberginenhälften mit der aufgeschnittenen Seite nach unten auf das Blech legen, von
1 Zitrone	die Schale abreiben und über die Auberginen streuen. In den vorgeheizten Ofen bei 160 °C schieben und in etwa 20 Minuten

	fertig garen, abkühlen lassen. Mit einem Messer das Fruchtfleisch aus der Mitte lösen, so dass noch ein Rand bleibt, das Fruchtfleisch klein hacken und in eine Schüssel geben.
500 g geräucherten Tofu	in kleine Würfel schneiden und dazutun.
1 Bd. Lauchzwiebeln	waschen und in feine Ringe schneiden, dazugeben. Mit
Mühlenpfeffer	und
1 Tl. Chilipulver	kräftig würzen.
100 ml Gemüsebrühe	eingießen.
4 Tomaten	vom Stielansatz befreien, kreuzförmig die Schale einritzen und kurz in kochendes
Wasser	tauchen, pellen und würfeln, dazutun.
1 Bd. Petersilie	gut waschen, trocken schütteln und klein hacken, in die Masse geben und gut mischen. Die Auberginenschiffchen mit dieser Masse füllen und bei 120 °C im Ofen nochmals 25 Minuten backen.

Dazu passt das Schwarze Bohnengemüse (S. 113) und/oder Safranreis (S. 23), wer es saftiger mag, kann auch den Tomatensugo (S. 70) dazuservieren.

✦ GEFÜLLTE KOHLRABI

Zutaten:	Verarbeitung:
4 Kohlrabi	von den Blättern und Stängeln befreien, die Stängel wegwerfen, die Blätter und die Kohlrabi waschen. Blätter in sehr feine Streifen schneiden, von dem oberen Drittel der Kohlrabis einen Deckel abschneiden und mit einem Kugel-Ausstecher das Fruchtfleisch ausstechen.
4 gr. Karotten	waschen, schälen und mit dem Perlen-Ausstecher Gemüse-perlen ausstechen. Ebenso mit
4 gr. Kartoffeln	verfahren.
2 Zucchini	waschen, vom Stielansatz und Boden befreien und Perlen ausstechen. Aus den ausgehöhl-ten Karotten-, Kartoffel- und Zucchiniresten mit
Gemüsebrühe	einen Brei kochen und mit dem Zauberstab ein Püree herstellen. Einen Topf mit
Gemüsebrühe	halb füllen und mit
1 Essl. Apfelessig	aufs Feuer bringen und aufkochen. Die Gemüsekugeln und Perlen darin kurz blanchieren, bis sie eben gar sind *(das geht am besten, wenn Sie jede Sorte extra köcheln)*. Die Gemüsebällchen heraus-

	fischen und in der restlichen Brühe die Kohlrabiknollen und -deckel eben gar dünsten.
	In eine mit
Süßrahmbutter	eingefettete Form setzen, mit den Gemüsebällchen füllen.
	In einer warmen Pfanne aus
2 Essl. Süßrahmbutter	und
2 Essl. Buchweizenmehl	eine helle Schwitze herstellen und mit dem Gemüsepüree auffüllen. Kräftig mit
Mühlenpfeffer	und
1 Tl. Currypulver	abschmecken, mit
200 ml Rahm	in 10 Minuten zu einer sämigen Soße einkochen und über die gefüllten Kohlrabi gießen. Den Deckel aufsetzen und im Ofen bei 120 °C in 20 Minuten erhitzen.

Tipp: Wenn Sie keinen Kugel- und Perlen-Ausstecher haben, können Sie die Gemüse natürlich auch mit dem Messer klein schneiden; die Gemüse sehen als runde Kugeln einfach besonders dekorativ aus und schmecken auch anders als Gemüsestreifchen. Servieren Sie dazu:

✦ PELLKARTOFFELN

Zutaten:	Verarbeitung:
1 kg Kartoffen	gründlich waschen und in einen Topf füllen.

1 Sternanis	oder
1 Tl. Kümmel	nach Geschmack dazugeben.
800 ml Gemüsebrühe	einfüllen,
1 Stück Zitronenschale	dazulegen und aufs Feuer bringen.
2 Wacholderbeeren	dazugeben und gar kochen, abgießen, pellen und in eine Schüssel legen.
2 Essl. Süßrahmbutter	darübertun und mit
Mühlenpfeffer	nach Geschmack und mit
Himalajasalz	würzen.

 GEMÜSEBRÜHE WOLKENSUPPE

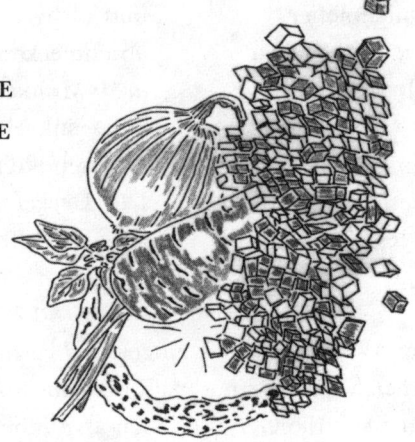

Zutaten:	Verarbeitung:
2 l Gemüsebrühe	in einen großen Topf füllen und mit
1 Essl. Apfelessig	aufs Feuer bringen.
2 Wacholderbeeren	einlegen.
2 Karotten	waschen, schrappen und in der Küchenmaschine zu feinen Stiften hobeln.

4 Kartoffeln	waschen, schälen und wie oben stifteln.
2 Zucchini	waschen, vom Stielansatz und Ende befreien und ebenso zu Stiften hobeln. Die Gemüsestifte in die Brühe geben.
2 Bd. Lauchzwiebeln	waschen und zu feinen Ringen schneiden, zugeben.
8 weiße Pfefferkörner	einlegen und 15 Minuten köcheln.
4 Eier	verkleppern und mit dem Schneebesen in die Brühe kräftig einrühren, mit
Himalajasalz	abschmecken.

Tipp: als Vorspeise oder mit den Pfannkuchen als komplette Mahlzeit.

 ## GEMÜSEAUFSTRICH GRUNDREZEPT

Zutaten:	Verarbeitung:
200 g Sonnenblumen-kerne	und
100 g Haselnüsse	in einer warmen Pfanne, bei mittlerer Temperatur, in 10 Minuten leicht braun rösten. In den Mixaufsatz der Küchen-maschine füllen und mit
250 ml Olivenöl (ligurischem)	zu einer homogenen Paste mixen.

	In eine Schüssel füllen und mit
Mühlenpfeffer	kräftig abschmecken.
400 g Gemüse	waschen und putzen, klein schneiden und in einen Topf füllen.
1 Tl. Chilipulver	zugeben, mit
300 ml Gemüsebrühe	auffüllen.
2 Essl. Apfelessig	zufügen und aufs Feuer stellen. Zugedeckt in 10–15 Minuten (je nach Sorte und Dicke der Gemüsestücke) gar dünsten, aus der Brühe holen und mit wenig
Olivenöl	im Mixaufsatz durchmixen. Abgekühlt zu dem Nuss- und Kernmus geben, mit
Mühlenpfeffer	abschmecken und mit
Himalajasalz	salzen. In Schraubgläser füllen, abkühlen lassen und bis zum Verzehr im Kühlschrank aufbewahren.

Tipp: Sie können aus jeder Gemüsesorte und auch aus allen Getreidesorten und Hülsenfrüchten diese schmackhaften Aufstriche herstellen. Variieren Sie bitte nach Herzenslust, auch mit verschiedenen Gewürzen. Die Aufstriche halten sich im Kühlschrank etwa 5–7 Tage lang frisch.

Statt Haselnüssen können auch Mandeln oder andere Nüsse verwendet werden. Wenn Sie Mandeln verwenden: Geben Sie diese bitte **vor** den Sonnenblumenkernen in die Pfanne.

✦ GEMÜSE-SUSHI (OHNE ALGEN FÜR KIDS)

Zutaten:	Verarbeitung:
400 g Sushi-Reis oder Rundkornreis	mit
1 Knoblauchzehe	ungeschält in eine Schüssel geben. Reichlich
Wasser	dazugießen und etwa 30 Minuten wässern, dabei 3–4 Mal das Wasser wechseln, bis es klar ist.
2 große Möhren	schälen und mit dem Hobel in 2 mm dicke Scheiben hobeln, quer halbieren, mit dem Messer längs vorsichtig in 2 mm dicke Streifen schneiden. *(Das geht am besten, wenn Sie nur 3–4 Scheiben übereinanderlegen und die weniger breiten Scheiben weglassen. Lassen Sie sich Zeit und achten Sie auf Ihre Finger; Sie haben nur diese zehn. Bitte arbeiten Sie langsam und sorgfältig.)*
1/2 rote und gelbe Paprika	halbieren, entkernen, den Stielansatz entfernen und längs in sehr dünne Streifen schneiden.
1 großen Zucchino	vom Stielansatz und Ende befreien, in 2 mm dicke Scheiben hobeln, quer halbieren und längs in 2 mm dicke Streifen schneiden.

1/2 kleinen Sellerie	schälen, in 2 mm dicke Scheiben hobeln, dann ebenso wie oben in 2 mm dicke Streifen schneiden.
250 g geschälte Sesamkörner	in eine Pfanne geben, aufs Feuer bringen, mittlere Temperatur einstellen und in 6–8 Minuten leicht braun rösten, in einem Schälchen abkühlen lassen. Den Sushi-Reis mit der Knoblauchzehe in ein Sieb gießen und nochmals unter fließendem Wasser abbrausen, gut abtropfen lassen und in einen Topf geben.
500 ml Gemüsebrühe	eingießen,
1/2 Zitrone	dazugeben und aufs Feuer bringen, den Deckel auflegen, kurz aufkochen.
1 Essl. Süßrahmbutter	dazutun und auf kleiner Flamme etwa 7–8 Minuten weiterköcheln. Hitze ausschalten und noch etwa 5 Minuten auf der warmen Herdplatte ziehen lassen. Die Gemüsebrühe sollte vollständig vom Reis aufgesogen worden sein. Der Reis sollte gerade eben gar sein. Bitte prüfen Sie öfters den Garungsgrad, indem Sie ein einzelnes Reiskorn zwischen den Fingerspitzen zerdrücken; Sie dürfen

keinen harten Kern mehr spüren. Der Reis soll aber auch noch Biss haben; das Gericht »**lebt**« von einem **perfekt** gegarten Reis und die Garzeit variiert je nach Sorte **und** Ernte! (Die Süßrahmbutter verhindert das Überkochen bei geschlossenem Deckel.) Den Reis in eine große Schale geben, den Knoblauch und die Zitronenhälfte entfernen, mit wenig

Mühlenpfeffer

bestäuben und ausdampfen lassen.

4 Sushi-Nori-Blätter
(geröstete Algenblätter)

mit der rauen Seite nach oben auf ein großes Küchenbrett legen. Auf jedes Algenblatt mit einem Löffel 2–3 Essl. Sushi-Reis geben und auf 2/3 der Fläche der Algenblätter dünn verteilen; es sollte noch ein etwa 5 cm großer freier Rand bleiben. Von

1 Zitrone

die Schale abreiben und auspressen. Sehr wenig von dem Saft und der Schale über den Reis geben.
Die Algenblätter eventuell so drehen, dass das freie Drittel unten zu liegen kommt. Diese mit wenig Paprika-, Zucchini-, Karotten- und Selleriestreifen

Wasabi oder Meerrettich
(jap. Pferderettich)

Himalajasalz

belegen, so dass Sie das freie
Ende bequem darüberschlagen
können. Mit sehr wenig

einen Stich quer über den Reis
ziehen, mit

behutsam salzen und das
Gemüse vorsichtig einschlagen
und fest drücken. Mit Gefühl
zu Rollen formen *(hier ist
Fingerspitzengefühl vonnöten;
wenn Sie zu fest rollen, reißt Ihnen
das Algenblatt, dies hat zwar keine
Auswirkung auf den Geschmack,
sieht aber unschön aus; wenn Sie
mit zu wenig Druck rollen, haben
die Sushi-Rollen unschöne Wellen
und sind nicht gleichmäßig)*. Mit
einem dünnen und sehr scharfen
Messer die Rollen quer und
schräg in etwa 2 Finger breite
Stücke schneiden.

————

4 Stück Frischhaltefolie

▶ *für Kids:*
in der Größe der Algenblätter
abreißen und auf dem Küchenbrett verteilen, die Sesamkörner
dünn und gleichmäßig darüber-
streuen und dann den Reis über
der **ganzen** Fläche verteilen.
Wie oben weiterverfahren
jedoch mit dem Meerrettich
oder Wasabi sehr sparsam sein.

Bei kleinen Kindern lassen Sie ihn am besten ganz weg. Wenn die Rollen gewickelt sind, die Folien vorsichtig entfernen und die Rollen quer in fingerdicke Stücke schneiden. ❭

Solange weiterarbeiten, bis der Reis aufgebraucht wurde. Auf Tellern oder einer großen Platte jede Rolle etwas versetzt anrichten und pro Person und Gusto ein wenig

Wasabi oder Meerrettich in ein kleines Schälchen geben und mit wenig

Shoyu (Sojasoße) aufgießen und verrührt servieren.

Tipp: Zum Schneiden der Sushi-Rollen verwenden Sie bitte ein sehr scharfes, langes und dünnes Messer. Das gewährleistet saubere Schnitte, ohne dass die Algenblätter an der Schnittfläche einreißen.

Echte japanische Profiköche wischen das Messer nach jedem Schnitt sauber und tauchen es mit der Spitze in heißes Wasser, stellen das Messer hochkant und lassen die Wassertropfen an der Messerschneide herunterlaufen. Das sieht toll aus und kommt gut an.

Rascher geht das Schneiden vonstatten, wenn Sie mit einem feuchten Tuch ab und zu die Reisreste vom Messer wischen. Dazu das Tuch in die Kuhle zwischen Daumen und Zeigefinger legen, das Messer mit dem **Rücken** hineinlegen, die Finger leicht gegen die Messerseiten drücken, **ohne** die Schneide zu berühren, und vorsichtig durch das Tuch ziehen, bis keine Klebereste mehr am Messer haften.

Bei dieser Methode kommt es vor, dass an den Schnittflächen der Algen einzelne Reiskörner kleben bleiben. Diese bitte vor dem Servieren entfernen!

Die Gemüsestreifen können Sie auch vor dem Verzehr kurz dünsten: diese in ein Sieb geben und kurz im Dampf über eine kochende Gemüsebrühe geben, jede Sorte getrennt, und nach dem Dünsten und vor dem Verarbeiten abkühlen lassen.

✦ GEBRATENER TOFU MIT WIRSINGGEMÜSE

Zutaten:	Verarbeitung:
1 kleinen Wirsing	waschen, halbieren, den Strunk entfernen und jede Hälfte rautenförmig alle 5 cm teilen. In einem Sieb nochmals gut abbrausen und trocken schütteln.
4 große Möhren	waschen, schrappen und halbieren, quer in halbe Ringe schneiden.
4 Petersilienwurzeln	waschen, schälen und halbieren, quer in halbe Ringe teilen.
2 Zwiebeln	pellen, halbieren und würfeln.
2 Knoblauchzehen	pellen, halbieren und fein würfeln.
2 Bd. Lauchzwiebeln	waschen, trocken schütteln und in Ringe schneiden.
8 große Kartoffeln	waschen, schälen und quer halbieren. Die Wirsingrauten in einen großen Topf geben, mit
8 Pfefferkörnern	versetzen.

2 l Gemüsebrühe	aufgießen und
1 Essl. Apfelessig	einfüllen und aufs Feuer bringen. Den Wirsing in etwa 10 Minuten bissfest kochen und mit dem Schöpfsieb heraus-fischen.
2 Wacholderbeeren	in die Brühe tun, die Möhren, die Petersilienwurzeln, die Kartoffelhälften, Knoblauch, Zwiebeln und Lauchzwiebeln nacheinander dazugeben und kochen, bis die Kartoffeln gar sind. Eine große Pfanne aufs Feuer bringen und bei mittlerer Temperatur erhitzen.
500 g geräucherten Tofu	in Würfel schneiden,
2 Essl. Sonnenblumenöl	in die Pfanne gießen und die Tofuwürfel unter gelegentlichem Wenden knusprig braten. Das Gemüse in eine große Schüssel füllen und den Wirsing in der restlichen Brühe nochmals er-wärmen. Mit der Brühe über das Gemüse geben, alles gut, aber vorsichtig mischen (die Kartof-feln sollten ganz bleiben) und mit den Tofuwürfeln bestreuen. Mit
Mühlenpfeffer	kräftig würzen sowie mit
Himalajasalz	und nach Gusto mit etwas flüssigem
Rahm	oder
Sauerrahm	servieren.

Tipp: Statt Tofu können Sie auch geröstete Sonnenblumen-
kerne und/oder geröstete Nüsse zu diesem nahrhaften Gericht servieren.

✦ GEMÜSE-LASAGNE LIBERO

Zutaten:	Verarbeitung:
2 Flaschen à 780 ml	
passierte Tomaten	und
1 Dose Tomatenmark	
doppelt konzentriert	
(140 g)	in einen großen Topf füllen.
4 Wacholderbeeren	und
2 Tl. Paprikapulver	zugeben und aufs Feuer bringen. Bei mittlerer Temperatur ohne Deckel einköcheln.
1 Essl. Olivenöl	eingießen,
1 Tl. Thymian	und
1 Tl. Origano	sowie
Mühlenpfeffer	dazutun und so lange köcheln, bis eine dicke Soße entstanden ist.
4 Zucchini	waschen, von den Stielansätzen und Enden befreien, längs in 2 mm dicke Scheiben hobeln.
4 große Möhren	waschen, schälen und längs in 2 mm dicke Scheiben hobeln.
1 kleinen Hokkaido-Kürbis oder 1/4 Muskat-kürbis	Den Hokkaido waschen, halbieren, die Kerne entfernen und in 2 mm dicke Scheiben

	hobeln. Den Muskatkürbis bitte schälen und dann in Scheiben hobeln.
2 rote und gelbe Paprika	waschen, halbieren, von Stiel und Kernen befreien und längs in fingerbreite Streifen schneiden.
2 l Gemüsebrühe	in einen großen Topf füllen.
1 Essl. Apfelessig	eingießen,
1 Prise Paprikapulver	dazugeben und aufkochen lassen.
500 g Lasagne-Platten	einlegen und nach Packungsangabe bissfest kochen, abgießen.
2 große feuerfeste Auflaufformen	abwechselnd mit Nudelteig, Soße, einer Sorte Gemüse, Nudeln, Soße … usw. füllen, bis alles verarbeitet ist. Obenauf sollte eine Schicht Nudelteig zu liegen kommen. Mit
Mühlenpfeffer	kräftig würzen und
400 g geriebenen Mozzarella-Käse	darüberstreuen. Von
1 Zitrone	die Schale abreiben und ebenfalls auf die Gemüse-Lasagne streuen, im 200 °C heißen Backofen etwa 35–45 Minuten backen, bis eine schöne braune Kruste entstanden ist.

Tipp: Dazu schmeckt der Löwenzahnsalat mit Ei und Brotkrusteln (S. 98) oder der Zuckerhutsalat mit geröstetem Tofu und Sonnenblumenkernen (S. 121). Sie können natürlich auch andere Gemüsesorten verwenden, je nachdem, was der Markt gerade anbietet.

✦ HUMUS

Zutaten:	Verarbeitung:
	Eine große Pfanne aufs Feuer bringen, mittlere Temperatur einstellen und erwärmen.
1 Essl. Olivenöl	eingießen und kräftig
Mühlenpfeffer	darübermahlen.
500 Kichererbsemehl	einstreuen und 5 Minuten rösten, dabei öfters wenden, damit nichts ansetzt.
300g geschälte Sesamkörner	einstreuen und weitere 10 Minuten rösten und öfters wenden. Nach und nach ca.
1 l Gemüsebrühe	einrühren, bis eine cremige Paste entsteht, Hitze abdrehen und auskühlen lassen, mit
Himalajasalz	zart salzen. Den Saft von
1 Zitrone	auspressen, Schale abreiben und in die Paste rühren.
1 Tl. Paprikapulver	einstreuen,
2 Essl. Olivenöl	eingießen, mit
1/2 Tl. Chilipulver	versetzen und alles kräftig mischen.
4 Knoblauchzehen	pellen, fein würfeln und dazugeben.
Himalajasalz	Nochmals vorsichtig mit salzen, in den Mixaufsatz der Küchenmaschine füllen und gut durchmixen, eventuell noch etwas

Gemüsebrühe	einfüllen, bis eine dicke, cremige Paste entsteht, die schwer vom Löffel tropft.
1 Salatgurke	schälen und scheibeln. Den Humus auf Tellern verteilen, in die Mitte mit dem Löffel eine Delle drücken, die Gurkenscheiben darum herumlegen, mit
200 g Oliven	garnieren. Etwas
Paprikapulver	darüberstäuben und in die Kuhle ein wenig
Olivenöl	träufeln.

Tipp: Dazu schmeckt geröstetes Weißbrot. Noch etwas feiner wird der Humus, wenn Sie statt Sesamkörnern Sesammus verwenden; das gibt es fertig zubereitet in Gläsern zu kaufen (nicht alle Küchenmaschinen schaffen es, die Sesamsamen ganz zu zerkleinern). Bitte fügen Sie das Sesammus ganz zum Schluss, nach der Gemüsebrühe, dazu.

Den übrig gebliebenen Humus in ein Schraubglas füllen und im Kühlschrank aufbewahren, er hält sich 2–3 Tage lang frisch.

✦ KAMUT-APFELPFANNKUCHEN

Zutaten:	Verarbeitung:
400 g Kamut-Mehl (Ur-Weizen)	in eine große Schüssel geben.
6 Eier	trennen.

	Das Eiklar in eine fettfreie Schüssel geben (die Schüssel vorher mit dem Saft 1 Zitrone auswaschen), etwas
Paprikapulver	und
1 Tl. Fruchtzucker	einstreuen, mit dem Mixer zu einem sehr steifen Eischnee schlagen. Wenn Sie denken, es ist fest genug: noch 5 Minuten weiterschlagen!
	Die Eigelbe zu dem Kamut Mehl geben,
1 Prise Zimt	zufügen, etwas
Himalajasalz	dazugeben und mit ca.
500 ml Apfelsaft	zu einem dickeren Teig mixen.
1 Prise Paprika	und
4 Essl. Rahm	in den Eischnee dazugeben und vorsichtig unterheben.
4 große süße Äpfel	schälen, halbieren, die Kerngehäuse entfernen und in 3 – 4 mm dünne Scheiben schneiden.
	Eine große Pfanne aufs Feuer bringen und auf mittlerer Temperatur erhitzen.
1 Essl. Süßrahmbutter	darin schmelzen lassen und mit der Schöpfkelle vier kleinere Teigkleckse in die Pfanne gießen.
	Die Apfelspalten kreisförmig auf den Pfannkuchen verteilen und warten, bis der Teig auf der Oberseite fest geworden ist.

	Mit dem Pfannenwender die Pfannkuchen wenden und nochmals
1 Essl. Süßrahmbutter	zugeben und in 3–4 Minuten knusprig braun backen. Mit dem restlichen Teig, der Süßrahmbutter und den Apfelscheiben, wie oben beschrieben, weitere Pfannkuchen ausbacken und die ersten im Ofen bei 80 °C warm halten.

Tipp: Die Pfannkuchen schmecken hervorragend zu der Linsensuppe (S. 96)! Dies ist zwar eine ungewöhnliche Kombination, aber das Ergebnis überzeugt! Lassen Sie sich verführen in unerforschte Geschmackswelten. Sie werden staunen, was alles zueinander passt.

✦ KAPPES-MARSCH MIT BUTTERNETZ

EINE KÖSTLICHKEIT AUS DEM SAARLAND: WEISSKRAUT-KARTOFFELBREI MIT BUTTER-SAHNESOSSE

Zutaten:	Verarbeitung:
1 Weißkrautkopf	waschen, vierteln, den Strunk entfernen und alle 5 cm quer in Stücke teilen. In einen großen Topf füllen,
2 l Gemüsebrühe	eingießen,
2 Essl. Apfelessig	darübergießen,

8 Wacholderbeeren	darüberstreuen und bei mittlerer Temperatur aufs Feuer bringen. Den Deckel auflegen, aufkochen lassen und 20 Minuten kochen lassen.
1 1/2 kg mehlige Kartoffeln	waschen, schälen und zu dem
Weißkraut	geben.
1 Tl. Kümmel	dazugeben, mit
Mühlenpfeffer	kräftig pfeffern und weitere 30 Minuten kochen, bis alles gar ist. Mit dem Kartoffelstampfer zu einem groben Brei stampfen. Mit
Himalajasalz	salzen, einen Spritzer
Zitronensaft	dazugeben. Eine
1/2 Muskatnuss	einlegen, etwas
Paprikapulver	zugeben, alles unterheben, den Deckel wieder auflegen und auf der Herdplatte ruhen lassen. Einen Topf aufs Feuer bringen, mittlere Temperatur wählen,
200 g Süßrahmbutter	darin schmelzen lassen, aufkochen und weiterköcheln bis der aufgestiegene Schaum auf den Boden sinkt und eine braune Farbe annimmt. **Vom Feuer nehmen und vorsichtig nach und nach**
200 ml Rahm	einrühren und
150 ml Sauerrahm	ebenso. Mit
Mühlenpfeffer	kräftig abschmecken und mit
1 Tl. Himalajasalz	gut salzen.

Den Kappes-Marsch auf den
Tellern verteilen, oben eine Delle
eindrücken und diese mit der
Buttersoße füllen.

Tipps: Nehmen Sie bitte für die Buttersoße einen hohen Topf,
die flüssige Butter bildet beim Kochen zuerst einen kräftigen
Schaum, dieser entsteht aus der enthaltenen Molke und dem
Wasser in der Butter (85 % Fett + 15 % Molke + Wasser). Dieser Schaum wird immer weniger und die darin enthaltene
Molke sinkt am Schluss auf den Boden des Topfes und »ver-
brennt« (wenn Sie das zulassen…), so weit soll es aber gar
nicht kommen. Der Vorgang bis zum Absetzen der Molke
dauert relativ lange (etwa 10 Minuten), dann geht alles sehr
schnell: Die Molke wird hellbraun, dunkelbraun und schließlich schwarz. Der Kniff bei dieser Sache ist: den richtigen
Zeitpunkt zwischen dunkelbraun und einem noch dunkleren
Braun abzupassen. Im Zweifelsfall lieber etwas früher vom
Feuer ziehen: Die Molke dunkelt noch etwas nach (auch ohne
Feuer). **Achtung:** Wenn Sie jetzt zu viel Rahm zugeben, kocht
Ihnen alles unweigerlich sehr, sehr schnell über. Dann wäre
fast keine Soße mehr im Topf, sondern auf dem Herd und
somit verdorben!
Also bitte vorsichtig nach und nach immer etwas Rahm eingießen, und fleißig rühren, bis sich alles beruhigt hat und
nichts mehr überkocht. Dann wieder auf die noch warme,
aber abgeschaltete Platte stellen, den Sauerrahm zugeben
und so lange rühren, bis eine gebundene Soße entsteht. Wenn
Sie alles richtig gemacht haben, belohnt Sie und Ihre Lieben
diese Soße mit einem himmlischen Geschmack! Versprochen!

Diese Soße schmeckt auch wunderbar zu Pellkartoffeln:
Pro Person eine große Tasse zu 1/3 mit dem Butternetz füllen,

je eine Pellkartoffel einlegen und mit der Gabel etwas zer-drücken, salzen und essen! Die nächste Kartoffel nachlegen usw. Hmmm!

Da diese Soße etwas fett ist, steht sie selten mehr als einmal im Monat auf unserem Speiseplan; aber dann ist immer ein Festtag (auch mitten in der Woche). Der Name kommt übrigens von **Be**netz**en** und nicht, wie Sie glauben könnten, von Fangen. Das Original lebt nur von Butter und Rahm und ist deutlich schwerer als unsere Version mit dem Sauerrahm. Wenn Sie also an Erfahrung und Gewicht zulegen möchten: Probieren Sie das Original!

Gemüsechips (S. 14) passen wunderbar hierzu!

◆ LINSENSUPPE VON BERGLINSEN
MIT APFELPFANNKUCHEN

Falls Ihnen diese Kombination ungewöhnlich erscheint, laden wir Sie zu einem Experiment ein! Die Saarländer lieben sie – zu Recht. Überzeugen Sie sich selbst!

Zutaten:	Verarbeitung:
500g braune Berg-Linsen	in reichlich Wasser, über Nacht, einweichen.
	Das Wasser abgießen und die Linsen in einen großen Topf geben.
3 l Gemüsebrühe	aufgießen,
3 Essl. Apfelessig	zugießen und aufs Feuer stellen.

	Mittlere Temperatur einstellen
1 Zweig Rosmarin	und
4 Salbeiblätter	einlegen und bei geschlossenem Deckel munter köcheln.
6 große Kartoffeln	waschen, schälen, würfeln.
4 große Möhren	ebenso vorbereiten und in die Suppe geben,
3 Lorbeerblätter	einlegen.
2 große Zwiebeln	pellen, halbieren und würfeln.
1 große Stange Lauch	halbieren, gründlich waschen und in halbe Ringe schneiden, mit den Zwiebeln in die Suppe legen. In weiteren 30 Minuten gar kochen. Den Rosmarinzweig und die Salbeiblätter entfernen. Die Suppe in eine Terrine füllen, servieren und nach Belieben
Rahm, Himalajasalz	und
Zitronensaft	nacheinander in die Teller füllen.

Dazu den **KAMUT-APFELPFANNKUCHEN** (siehe S. 91).

Tipp: Einer alten Überlieferung zufolge darf derjenige oder diejenige, der/die ein Lorbeerblatt in seiner Suppe findet, die Köchin oder den Koch küssen! Wenn Sie Besuch haben und diese Suppe servieren, überlegen Sie sich bitte, ob Sie die Lorbeerblätter nicht lieber vorher entfernen sollten!

✦ LÖWENZAHNSALAT MIT EI UND BROTKRUSTELN

Zutaten:	Verarbeitung:
1 kg Löwenzahn	mehrmals gründlich waschen, putzen, trocken schütteln und klein schneiden.
6 Scheiben altbackenes Brot	in 2–3 cm lange Stücke würfeln.
1 Knoblauchzehe	pellen, halbieren und würfeln,
2 große Zwiebeln	ebenso.
6 Eier	hart kochen, pellen und mit dem Eierschneider längs und quer teilen, so dass Stifte entstehen. Eine große Pfanne aufs Feuer bringen, mittlere Temperatur einstellen und warm werden lassen.
3 Essl. Sonnenblumenöl	eingießen und die Brotwürfel einlegen. Unter häufigem Wenden in 8–10 Minuten knusprig braun rösten. Den Löwenzahnsalat in eine große Schüssel geben,
4 Essl. Apfelessig	darübergießen.
2 Bd. glatte Petersilie	waschen, trocken schütteln, klein hacken und über den Salat streuen.
1 Tl. Paprikapulver	darüberstäuben.
6 Essl. Sonnenblumenöl	über dem Salat verteilen, die

Brotwürfel	dazutun, mit
2 Tl. Dijonsenf	und
Mühlenpfeffer	kräftig abschmecken. Den Knoblauch und die Zwiebeln darüberstreuen, ebenso die Eierstifte und mit
Himalajasalz	salzen, mit
12 Essl. Gemüsebrühe	beträufeln und alles kräftig mischen.

Tipp: Natürlich können Sie die Eier auch weglassen.

Schmeckt zu Bulgurbratlingen (S. 68), Gefüllten Auberginen (S. 74), Gefüllten Kohlrabi (S. 76), Gemüse-Lasagne (S. 88), Kappes-Marsch (S. 93), Murtenspeis (S. 99) und zu vielen anderen Gerichten und auch allein ausgezeichnet!

✦ **MURTENSPEIS MIT BRAUNER BUTTER**
(NOCH EIN GRUSS AUS DEM SAARLAND: MÖHREN-KARTOFFELBREI)
GEBACKENER SELLERIE UND SÜSSKARTOFFELN

Zutaten:	Verarbeitung:
1 kg Karotten	waschen, schälen, halbieren, schräg in fingerbreite Stücke teilen und in einen großen Topf geben, mit
2 l Gemüsebrühe	eingießen.
1 Essl. Apfelessig	dazugießen und aufs Feuer bringen, mit

4 Wacholderbeeren	zusammen bei geschlossenem Deckel 15 Minuten kochen.
1 1/2 kg Kartoffeln	waschen, schälen, vierteln und zu den Möhren geben.
2 große Zwiebeln	pellen, halbieren und würfeln, mit
8 schwarzen	und
8 weißen Pfefferkörnern	und
4 Piment Körnern	und
3 Lorbeerblättern	zusammen in den Topf füllen. Den Deckel wieder auflegen und in 30 Minuten fertig garen. Mit dem Kartoffelstampfer zu einem gröberen Brei stampfen und mit
Himalajasalz	salzen. Auf den Tellern verteilen, in die Mitte eine Kuhle drücken und etwas von der braunen Butter hineingeben.

BRAUNE BUTTER

Zutaten:	Verarbeitung:
	Einen Topf mittlerer Größe aufs Feuer bringen, mittlere Temperatur einstellen und erwärmen.
250 g Süßrahmbutter	darin schmelzen lassen und so lange köcheln bis sich kein Schaum mehr bildet und der Bodensatz sich dunkelbraun

	färbt. Sofort in eine Sauciere gießen und mit
Mühlenpfeffer	kräftig abschmecken, mit
Himalajasalz	würzen.

GEBACKENER SELLERIE UND SÜSSKARTOFFELN

Zutaten:	Verarbeitung:
1 kl. Sellerieknolle	schälen, waschen, halbieren und in dickere Scheiben schneiden (etwa so breit wie der kleine Finger).
2 Süßkartoffeln	schälen, waschen und in dickere (wie oben) Scheiben teilen.
	Eine große Pfanne bei mittlerer Temperatur aufs Feuer bringen, etwas
Sonnenblumenöl	und
Mühlenpfeffer	dazutun,
200g Kichererbsenmehl	einstreuen. Gut 10 Minuten rösten, vom Feuer nehmen und in eine Schüssel geben. Mit
Gemüsebrühe	und dem Schneebesen zu einem glatten, flüssigen Teig verarbeiten.
1 Zitrone	die Schale abreiben und mit
1 Prise Muskat	zu dem Teig geben und einarbeiten.
	Eine große Pfanne auf mittlerer Temperatur erhitzen.

Sonnenblumenöl	eingießen, die Gemüse durch den Teig ziehen und von beiden Seiten knusprig ausbacken. Im Ofen bei 120 °C warm stellen; nach und nach die restlichen Gemüse ausbacken. Vor dem Servieren mit
Mühlenpfeffer	und
Currypulver	nach Geschmack bestäuben, mit
Himalajasalz	salzen.

Tipp: Viele Kinder mögen den Geschmack von Sellerie noch nicht so gerne. Deshalb geben Sie Ihnen die Option auf gebackene Süßkartoffeln, das mögen sie alle liebend gern!

Die fertig ausgebackenen Gemüse bitte nebeneinander aufs Blech legen. Wenn Sie sie übereinanderlegen, wird die resche Kruste pappig, und das Gericht schmeckt knusprig einfach um ein Vielfaches besser!

Nasi Goreng mit Gurkensalat, Karottensalat, Spiegelei und Tofu-Saté

Zutaten:	Verarbeitung:
500 g Langkornreis	in ein Sieb füllen und unter fließendem Wasser abbrausen, trocken schütteln und in einen Topf geben.
900 ml Gemüsebrühe	aufgießen.
1 Stück Zitronenschale	einlegen und aufs Feuer bringen, kurz aufkochen.
1 Essl. Süßrahmbutter	dazugeben und bei kleiner Flamme 7 Minuten köcheln. Die Hitze abdrehen und weitere 3 Minuten ziehen lassen, von der Platte ziehen, den Deckel entfernen und ausdampfen lassen (der Reis sollte jetzt noch Biss haben).
1 Chilischote	waschen, halbieren, entkernen und sehr fein würfeln.
4 Knoblauchzehen	pellen und fein würfeln,
2 große Zwiebeln	pellen, halbieren und fein würfeln.
2 Bd. Lauchzwiebeln	waschen, trocken schütteln und in Ringe schneiden.
2 große Karotten	schälen und mit der Küchenmaschine in Streifen hobeln.
2 Zucchini	waschen, von den Stielansätzen und den Enden befreien und zu Streifen hobeln.

Sellerieblätter von 4 Stielen	waschen, die schönsten Blattspitzen zur Dekoration abzupfen, den Rest fein hacken.
1/2 kleinen Sellerie	schälen, vierteln und ebenfalls in Streifen hobeln.
2 Bd. glatte Petersilie	waschen, trocken schütteln, hacken.
1 rote Paprikaschote	waschen, halbieren, von dem Stiel und den Kernen befreien und längs in Streifen, dann quer in Würfel schneiden. Einen großen Topf mit den Karotten- und Zucchinistreifen, den Chili-, Knoblauch- und Zwiebelwürfeln, den Lauch- zwiebelringen,
2 l Gemüsebrühe	den gehackten Sellerieblättern, Selleriestreifen und Paprika- würfeln nacheinander füllen. Zugedeckt aufs Feuer bringen, aufkochen und das Gemüse in 10 Minuten gar kochen, herausnehmen, in einem Sieb abtropfen lassen und die Brühe auffangen. Eine große Pfanne bei mittlerer Temperatur aufs Feuer bringen.
2 Essl. Sonnenblumenöl	darin erhitzen und die Hälfte des Reises darin anbraten. In einer sehr großen Schale im Ofen bei 100 °C warm stellen; die andere Hälfte ebenso braten

	und warm halten. Das Gemüse in Portionen ebenso anbraten und in einer separaten Schale warm stellen.
1 Essl. Süßrahmbutter	in der Pfanne schmelzen lassen.
4 Eier	aufschlagen, vorsichtig in die Pfanne geben und Spiegeleier braten. Den Reis in der Zwischenzeit mit dem Gemüse gut mischen, mit
Mühlenpfeffer	und
Currypulver	gut würzen, mit
Himalajasalz	bestreuen. Petersilie, Sellerieblättchen und
Rosenpaprikapulver	darüberstreuen, unterheben. Die Spiegeleier obendrauf legen und servieren mit
Sambal Olek oder Harissa	(beides sind sehr scharfe Chilisoßen),
Shoyu (Sojasoße)	und
200g gerösteten und gesalzenen Erdnüssen.	

GURKENSALAT

Zutaten:	Verarbeitung:
2 Salatgurken	schälen, in dünne Scheiben hobeln.
Himalajasalz	in eine Schüssel geben, die Gurkenscheiben darin

	mischen und mit den Händen ausdrücken.
2 Essl. Apfelessig	über den Gurken verteilen,
Paprikapulver	zufügen,
4 Essl. Sonnenblumenöl	darübergießen.
1 Tl. Fruchtzucker	einstreuen, kräftig mit
Mühlenpfeffer	bestreuen,
8 Korianderkörner	dazugeben und gut mischen.

KAROTTENSALAT

Zutaten:	Verarbeitung:
4 große Karotten	schälen, und mit der Küchenmaschine in Streifen hobeln.
2 Orangen	auspressen und den Saft über die Karottenstreifen gießen.
1 Prise Currypulver	darübergeben, mit
Himalajasalz	salzen. Den Saft von
1 Zitrone	auspressen, die Schale abreiben und in den Salat geben.
1 Prise Rosenpaprika	darüberstreuen,
2 Essl. Sonnenblumenöl	eingießen und gut mischen.

TOFU-SATÉ

Zutaten:	Verarbeitung:
500 g geräucherten Tofu	in 1 cm dicke Würfel schneiden.
10 Holzspieße	in

2 Essl. Öl	einlegen und 10 Minuten ziehen lassen. Die Tofuwürfel auf die Spieße stecken, eine große Pfanne aufs Feuer bringen, das übrige Öl darin erhitzen und die Spieße von allen Seiten kräftig anbraten.
1 Chilischote	waschen, halbieren, entkernen, in feine Streifen schneiden und in einen Topf geben.
1 Glas salziges Erdnussmus (500 ml)	dazugeben.
100 ml Gemüsebrühe	eingießen, etwas abgeriebene
Zitronenschale	und
1 Stängel Zitronengras	klein geschnitten dazugeben. Aufkochen und zu einer kremigen Soße einköcheln lassen. Zusammen mit den Tofuspießen servieren.

Tipp: Wenn Sie keine Eier mögen, bereiten Sie die Tofu-Satés zu. Natürlich können Sie auch beides dazu servieren, wie im Original. Auf jedem Teller einen Berg Gemüsereis aufhäufen, Ei und Saté obendrauflegen, und die beiden Salate auf jedem Teller an den Rändern verteilen!

Zum Abschluss der Mahlzeit schmeckt die warme Brühe der abgekochten Gemüse hervorragend. Diese Brühe spendet wertvolle Basenanteile.

✦ SALATSOSSE (GRUNDSOSSE)

Zutaten: Verarbeitung:

100 ml Apfelessig   in den Mixaufsatz der
                             Küchenmaschine füllen.
1 Tl. Paprikapulver   zugeben,
300 ml Sonnenblumenöl   eingießen,
2 Tl. Dijonsenf   und reichlich
Mühlenpfeffer   dazugeben und gut durchmixen.
                             Im Schraubglas im Kühlschrank,
                             bis zum Verzehr aufbewahren.

Wenn die Soße gebraucht wird:

2 Zwiebeln   pellen, halbieren, fein würfeln,
                             nach Geschmack
1 Knoblauchzehe   pellen, halbieren, fein würfeln
                             und alles zusammen in eine
                             große Salatschüssel füllen.
2 Bd. Schnittlauch   waschen, trocken schütteln, in
                             Ringe schneiden und in die
                             Schüssel streuen. Das Glas mit
                             der Salatsoße gut aufschütteln,
                             bis die Soße wieder emulgiert,
                             die Hälfte davon in die Schüssel
                             füllen,
100 ml Gemüsebrühe   eingießen und alles kräftig
                             mischen.
                             Dann den geputzten und klein
                             geschnittenen oder gerupften
                             Salat dazugeben und nochmals
                             alles gut unterheben und
                             servieren.

Tipp: Die Salatsoße hält sich zwei Wochen im Kühlschrank frisch, solange Zwiebeln, Knoblauch, Kräuter und Brühe noch nicht darin sind.

Salat muss immer sehr gründlich geputzt und gewaschen werden. Auf die Frage meines Lehrers Dr. Robert Eijkelboom, wie oft Salat gewaschen wird, gab es wie im Zen nur eine Antwort: Bis er **sauber** ist!

Zur Salatzubereitung bedarf es vier Personen:
Eines Pedanten zum Waschen,
eines Geizhalses für den Essig,
eines Verschwenders fürs Öl und last, but not least
eines Wahnsinnigen zum Mischen!

◆ SEITAN-KARTOFFELCURRY MIT
   MUSKATBLUMENKOHL

Zutaten:	Verarbeitung:
1 kg fest kochende Kartoffeln	waschen, schälen, würfeln und in einen Topf geben.
4 Knoblauchzehen	pellen, dazutun, von
1/2 Chilischote	die Kerne entfernen, klein schneiden, zu den Kartoffeln geben.
800 ml Gemüsebrühe	eingießen,
1 Essl. Apfelessig	ebenso,
4 Wacholderbeeren	hineinlegen und aufs Feuer bringen. In ca. 10 Minuten die Kartoffelwürfel bissfest

	garen, abgießen und die Brühe aufheben.
500 g Seitan (Weizeneiweiß)	in Würfel schneiden, einen Topf aufs Feuer bringen, mittlere Temperatur einstellen und
2 Essl. Süßrahmbutter	darin zum Schmelzen bringen.
2 Essl. Kamut-Mehl	darin in 3 Minuten braun rösten, mit
2 Essl. Currypulver	versetzen und weitere 2 Minuten rösten. Mit der Kartoffelbrühe ablöschen, eventuell noch etwas
Gemüsebrühe	eingießen und auf kleinem Feuer zu einer sämigen Soße einköcheln. Die Seitanwürfel einlegen,
2 Bd. glatte Petersilie	waschen, trocken schütteln, klein hacken und in die Soße geben.
1 Tl. Rosenpaprika	einstreuen, die Kartoffelwürfel dazugeben und kurz warm machen. Mit
Mühlenpfeffer	und
Himalajasalz	abschmecken.

 ## MUSKATBLUMENKOHL

Zutaten:	Verarbeitung:
1 Blumenkohl	putzen, in Röschen teilen, abbrausen, trocken schütteln und die Röschen halbieren.

1 Muskatnuss	mit dem großen Messer vorsichtig halbieren und in dünne Scheibchen mehr schaben als schneiden *(bitte achten Sie hierbei besonders gut auf Ihre Finger, Sie haben nur zehn!).* Eine große Pfanne aufs Feuer bringen (später brauchen Sie den passenden Deckel), mittlere Temperatur einschalten und warm werden lassen.
1 Essl. Süßrahmbutter	darin schmelzen lassen, die Blumenkohlröschen mit der Schnittfläche nach unten in die Pfanne geben, bis der Boden ganz bedeckt ist, und die Röschen in 3–4 Minuten nur von dieser Seite anbraten. Dann die Röschen heraus-nehmen und in einen Topf legen *(diese erste Portion ist ohne Muskatnuss, für die Kinder und andere, die dieses Gewürz nicht mögen).* Wieder
1 Essl. Süßrahmbutter	in der Pfanne schmelzen lassen, Muskatbrösel darin verteilen und weitere Blumen-kohlröschen mit der Schnitt-fläche nach unten darin platzieren. In 3–4 Minuten braun anrösten und aus der Pfanne nehmen, in eine Schüssel

legen und wie oben beschrieben mit den restlichen Blumenkohlröschen ebenso weiterverfahren. Wenn alle angebraten wurden: Röschen ohne Muskat in einen Topf geben. Die Muskat-Röschen wieder in die Pfanne füllen,

350 ml Gemüsebrühe eingießen, den Deckel auflegen und in ca. 10 Minuten bissfest dünsten.

▶ *für die Kinder:*

Die Blumenkohlröschen mit

Mühlenpfeffer zart bestäuben, mit
200 ml Gemüsebrühe auffüllen,
1 Spritzer Zitronensaft dazugeben und in 12 Minuten gar kochen.

Tipp: Seitan liefert alle 14 lebenswichtigen Aminosäuren und ist somit neben Gerstengras das hochwertigste Lebensmittel überhaupt. Seitan gibt es fertig zu kaufen. Sie können ihn auch selbst herstellen, indem Sie einen Teig aus Weizenmehl und Wasser herstellen und diesen dann so lange in reichlich Wasser auswaschen (wir kennen Leute, die das in ihrer Badewanne tun! Geschmacksache …), bis alle Stärke ausgewaschen ist und das Wasser klar bleibt. Dies ist eine mühsame Arbeit und bringt unserer Meinung nach keinen Qualitätsgewinn. Wenn Sie etwas von ebenso guter Qualität kaufen können wie selbst gemacht, erleichtern Sie sich doch einfach die Arbeit. Das Leben ist ohnehin manchmal schwierig und Ihre Arbeit für die Familie wirklich unbezahlbar!

✦ SCHWARZES BOHNENGEMÜSE MIT RISOTTO

Zutaten: Verarbeitung:

500g schwarze Bohnen	über Nacht in reichlich Wasser einweichen, die Bohnen abgießen und in einen Topf geben.
1 l Gemüsebrühe	eingießen,
2 Essl. Apfelessig	ebenso,
4 Wacholderbeeren	dazutun, aufs Feuer stellen, aufkochen.
1 Essl. Sonnenblumenöl	eingießen und die Bohnen in gut 35 Minuten gerade eben gar kochen und abgießen, mit
Mühlenpfeffer	kräftig abschmecken.
2 Knoblauchzehen	pellen, halbieren, fein würfeln, zugeben.
2 Bd. Lauchzwiebeln	waschen, trocken schütteln, in Ringe schneiden und zugeben.
1 Tl. Chilipaste (Sambal Olek/Harissa)	dazutun,
6 Essl. Shoyu (Sojasoße)	und
4 Essl. geröstetes Sesamöl	und
2 Essl. Apfelessig	darübergießen,
1 Tl. Rosenpaprika	darüberstreuen,
2 Essl. Olivenöl	darübergeben und gut mischen.

RISOTTO

Zutaten: Verarbeitung:

400g Rundkornreis	zusammen mit
1 Knoblauchzehe	in ein Sieb geben, gut abbrausen,

	trocken schütteln und in einen Topf füllen.
800 ml Gemüsebrühe	einfüllen, von
1/2 Zitrone	die Schale abreiben, zugeben und aufs Feuer bringen, kurz aufkochen.
1 Essl. Süßrahmbutter	einlegen,
2 Kardamomkapseln	dazutun und in ca. 12 Minuten bei schwacher Hitze fertig garen. Die Platte abschalten und den Reis noch etwa 5 Minuten nachgaren lassen. In eine Schüssel füllen, mit
Mühlenpfeffer	und
Himalajasalz	abschmecken und mit dem schwarzen Bohnengemüse servieren.

Tipp: Wenn Sie keine schwarzen Bohnen bekommen, nehmen Sie bitte Feuerbohnen oder eine andere kleinere Sorte Bohnen!

✦ **SCHWÄBISCHER KARTOFFELSALAT MIT TOFU-WIENERN**

Zutaten:	Verarbeitung:
2 kg fest kochende Kartoffeln	waschen, in einen Topf füllen.
1 Tl. Kümmel	dazugeben,
1 l Wasser	aufschütten.
1 Bd. glatte Petersilie	waschen, trocken schütteln und

	alles, bis auf die Stiele, hacken. Die Stiele zu den Kartoffeln legen,
2 Wacholderbeeren	dazugeben und aufs Feuer bringen. In ca. 20–25 Minuten gar kochen, Wasser abgießen. Die Kartoffeln pellen und in eine große feuerfeste Schüssel mit dem Messer **sehr dünn** scheibeln.
4 Zwiebeln	pellen, halbieren, sehr fein würfeln und in einen Topf geben.
1 l Gemüsebrühe	einfüllen,
2 Essl. Apfelessig	zugeben und ohne Deckel aufkochen und 15 Minuten einköcheln lassen, über die Kartoffeln gießen.
6 Essl. Sonnenblumenöl	darübergießen und eine Kuhle in die Kartoffeln drücken. Dahinein
4 Eigelbe	legen,
1 Tl. Dijonsenf	hineingeben, mit reichlich
Mühlenpfeffer	pfeffern.
2 Bd. Schnittlauch	waschen, trocken schütteln, in Röllchen schneiden und über den Salat streuen. Mit
Himalajasalz	salzen, die gehackte Petersilie darüberstreuen,
1 Prise Paprikapulver	einstreuen und gut, aber behutsam mischen, eventuell noch etwas
Sonnenblumenöl	eingießen, bis der Kartoffelsalat schön glänzt.

Gebratene Tofu-Wiener

Zutaten: Verarbeitung:

                             Eine große Pfanne aufs Feuer
                             bringen, mittlere Temperatur
                             einschalten und erwärmen.
2 Essl. Süßrahmbutter   in der Pfanne schmelzen lassen.
8 Tofu-Wiener, davon
4 scharf gewürzt   in die Pfanne legen und von
                             beiden Seiten je 3 Minuten
                             braten, bis sie schön gebräunt
                             sind. Mit
Mühlenpfeffer   bestäuben und zu dem
                             Kartoffelsalat servieren.

Tipp: Die scharf gewürzten Tofu-Wiener sind natürlich für
die Erwachsenen! Für Kinder gibt es milde Sorten (bitte achten Sie beim Einkauf darauf!).

Spätzle mit gerösteten Bröseln

Zutaten: Verarbeitung:

400g Kamut-Mehl   in eine große Schüssel geben,
6 Eier   aufschlagen und dazutun.
1 Prise Himalajasalz   einstreuen,
Gemüsebrühe   nach Bedarf. Mit dem Mixer
                             daraus einen halbflüssigen
                             Teig herstellen. Einen großen
                             Topf zu 2/3 mit Wasser füllen,
1 Tl. Apfelessig   eingießen und aufkochen.

Mit der Spätzlepresse nach und
nach den Teig in das kochende
Wasser pressen und die Spätzle
jedes Mal gar kochen. Mit dem
Schöpfsieb herausfischen und
in ein Sieb geben. Wenn sie gut
abgetropft sind, in eine große
Schüssel füllen und im Ofen
bei 100 °C warm stellen. Den
restlichen Teig wie oben
beschrieben verarbeiten.

GERÖSTETE BRÖSEL

Zutaten: Verarbeitung:

Altes Weißbrot   mit der Küchenmaschine zu
                                groben Bröseln raspeln.
                                Eine große Pfanne aufs Feuer
                                bringen, mittlere Temperatur
                                einstellen und erwärmen.
4 Essl. Süßrahmbutter   darin schmelzen, die Brösel
                                einfüllen und unter ständigem
                                Rühren knusprig rösten.
                                Über die Spätzle geben, mit
Mühlenpfeffer   pfeffern, mit
Himalajasalz   salzen und servieren.

Dazu schmeckt sehr gut das Apfel-Aprikosen-Mus (S. 21), die
gefüllten Kohlrabi (S. 76) und der Zuckerhutsalat (S. 121).

Tipps: Wenn Sie keine Spätzlepresse haben, nehmen Sie das badische Pendant: das Knöpfle-Blech, oder stechen Sie mit zwei Teelöffeln kleine Nocken ab!

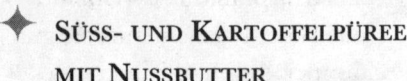

✦ SÜSS- UND KARTOFFELPÜREE
MIT NUSSBUTTER

Zutaten:	Verarbeitung:
1 kg Kartoffeln	
(mehlige)	waschen, schälen, vierteln.
2 große Süßkartoffeln	schälen, in dicke Stücke schneiden, mit den Kartoffeln in einen großen Topf legen.
1 Sternanis	und
1 Knoblauchzehe	dazugeben.
2 Zwiebeln	pellen, halbieren, würfeln und zugeben.
1 l Gemüsebrühe	eingießen, die Schale einer
1/2 Zitrone	abreiben, darüberstreuen.
4 Wacholderbeeren	zugeben und aufs Feuer bringen, in ca. 25 Minuten gar kochen. Den Deckel lupfen und den Sternanis entfernen.
2 Essl. Süßrahmbutter	einlegen, mit reichlich
Mühlenpfeffer	und
1 Prise Currypulver	abschmecken und mit dem Rührbesen gut durchrühren. Eventuell noch etwas
Rahm oder Brühe	eingießen, dass ein feines Püree entsteht, mit
Himalajasalz	salzen.

NUSSBUTTER

Zutaten:	Verarbeitung:
	Einen Topf mittlerer Größe aufs Feuer bringen, mittlere Temperatur einstellen und erwärmen.
250 g Süßrahmbutter	darin schmelzen lassen und so lange köcheln, bis sich kein Schaum mehr bildet und der Bodensatz sich dunkelbraun färbt. Sofort in eine Sauciere gießen und mit
Mühlenpfeffer Himalajasalz	kräftig abschmecken, mit würzen.

✦ QUINOA-RISOTTO

Zutaten:	Verarbeitung:
1 rote und gelbe Paprikaschote	halbieren, Stiele und Kerne entfernen, längs in Streifen und quer in Würfel schneiden.
4 Karotten	schälen, längs in Scheiben hobeln, quer in feine Streifchen schneiden (siehe Sushi-Rezept S. 81).
2 Zucchini	waschen, die Enden abschneiden, wie oben beschrieben zu feinen Streifchen schneiden.

2 Bd. Lauchzwiebeln	waschen, trocken schütteln, in Ringe schneiden.
2 Stiele Staudensellerie	waschen, in feine Ringe schneiden.
500g Quinoa	auf ein Küchentuch schütten und auslesen *(d. h. kleine Steine finden und entfernen!)*. Einen großen Topf aufs Feuer bringen, mittlere Temperatur einschalten.
2 Essl. Süßrahmbutter	darin schmelzen lassen.
1 Tl. Currypulver	und
1 Tl. Chilipulver	kurz darin rösten,
1 l Gemüsebrühe	eingießen. Nacheinander Staudensellerie, die Paprikawürfel, die Karotten- und Zucchinistreifen, das Quinoa-Getreide und die Lauchzwiebelringe einlegen. Den Deckel auflegen und in ca. 12 Minuten gar kochen, mit
Himalajasalz	salzen.

Tipp: Das Quinoa-Getreide ist ein stecknadelkopfgroßes, flaches, rundes Getreidekorn und liefert sehr hochwertige Nährstoffe. Es ist gar, wenn sich der winzige Keim an den Seiten zeigt, und sollte noch Biss haben: also nicht zu lange kochen! Dazu schmeckt der Löwenzahnsalat (S. 98), der Zuckerhutsalat (S. 121), oder jeder andere Salat. Es passt auch sehr gut zu Seitan-Curry (S. 109) und dem Schwarzen Bohnengemüse (S. 113).

✦ Zuckerhutsalat mit geröstetem Tofu und Sonnenblumenkernen

Zutaten:	Verarbeitung:
1 großer Zuckerhut-salat	waschen, halbieren, den Strunk entfernen, quer in dünne Streifen schneiden, in eine große Salatschüssel geben.
1 große Möhre	schälen, längs in Scheiben hobeln, quer in Stifte schneiden, über den Salat streuen.
2 große Zwiebeln	pellen, halbieren, würfeln und zugeben.
2 Bd. Schnittlauch	waschen, trocken schütteln, in Röllchen schneiden und einstreuen, mit
Mühlenpfeffer	kräftig würzen.
200 ml Gemüsebrühe	darübergießen,
4 Essl. Apfelessig	ebenso.
1 Tl. Paprikapulver	darüberstäuben,
1 Essl. Pesto	darüberverteilen.
6 Essl. Sonnenblumenöl	über den Salat gießen und gut mischen.

Gerösteter Tofu und Sonnenblumenkerne

Zutaten:	Verarbeitung:
500 g geräucherten Tofu	in Würfel schneiden.

	Eine große Pfanne aufs Feuer bringen, mittlere Temperatur einstellen und warm werden lassen.
2 Essl. Sonnenblumenöl	eingießen, die Tofuwürfel einlegen.
200 g Sonnenblumen-kerne	dazugeben und alles unter häufigem Wenden braun rösten. Warm über den Salat geben.

 ZITRONENWASSER

Zutaten:	Verarbeitung:
1 l Wasser ohne Kohlensäure	in einen Glaskrug füllen.
1 Zitrone	auspressen und die Schale dünn abschälen, in das Wasser geben.

Tipp: Wenn Sie sich geärgert haben, wenn Sie gerade Stress empfinden, für Kids in der Trotzphase, Pubertät etc., dieses Zitronenwasser unterstützt Ihren Leberfunktionskreis, und Sie können alles viel besser verdauen!

Teil II

MEINE GESUNDHEITSSTRATEGIE
FÜR KÖRPER, SEELE UND GEIST

FRAGEBÖGEN ZUR BESTANDSAUFNAHME

»Was alle Erfolgreichen miteinander verbindet,
ist die Fähigkeit, den Graben zwischen Entschluss
und Ausführung äußerst schmal zu halten.«

Peter Drucker

Deshalb möchten wir Sie jetzt einladen, konkret zu werden!
Vermutlich lesen Sie dieses Buch, weil Sie sich bestimmte
Veränderungen in Ihrem Leben wünschen. Vielleicht hoffen
Sie auch auf ein »Speeding-up« Ihrer spirituellen Entwicklung? Oder Sie möchten es endlich einmal leichter haben in
Ihrem Leben. Vielleicht stimmen Sie jetzt gerade sogar dreimal zu? Wie auch immer – nun zeigen wir Ihnen, wie Sie Ihren Graben schmaler werden lassen!
Um unsere Anregungen in diesem und im nächsten Absatz
optimal zu nutzen, empfehlen wir Ihnen, Ihr persönliches
Protokoll zu erschaffen. Vielleicht kaufen Sie sich ein besonders hübsches Heft, dessen Farben Ihnen so gut gefallen,
dass Sie es gern öfter zur Hand nehmen? Sie beginnen jetzt
mit Ihrem bewussten Prozess der Lebenserleichterung. Sie
beschaffen sich Leichtnahrung für Körper, Seele und Geist,
um Ihr Leben für sich selbst wohltuender und erfüllender zu

gestalten. Schon in Kürze werden Sie Veränderungen bemerken, die Ihnen Freude bereiten. Deshalb könnte es Spaß machen, immer wieder einmal Ihr »Buch der Neuwerdung« aufzuschlagen, darin zu blättern, und sich an Ihrer Entwicklung zu erfreuen. Natürlich werden Sie hin und wieder auch neuen Ansporn brauchen, um Ihren einmal gefassten Entscheidungen wirklich weiterhin Taten folgen zu lassen. Ihr Protokollheft erinnert Sie an Ihre eigene Wahl und motiviert Sie, konsequent zu sein.

▶ Zum Einstieg laden wir Sie dazu ein, für Ihre unterschiedlichen Lebensbereiche eine ehrliche Basisbilanz zu erstellen. Bitte nehmen Sie sich für die Beantwortung der folgenden Fragebögen viel Zeit. Dies ist Ihr Projekt! Hier geht es ausschließlich um Ihre Entdeckungsreise in eigener Sache. Niemand (wenn nicht Sie selbst) wird das Ergebnis Ihrer Recherchen beurteilen oder kritisieren. Wir empfehlen Ihnen, die neutrale Haltung einer Forscherin oder eines Forschers einzunehmen und einfach zu lauschen. Bitten Sie Ihr kluges Unbewusstes, seine Türen für Sie zu öffnen. Bitten Sie Ihre innere Weisheit, Ihnen die wichtigsten, drängendsten Punkte zuerst zu nennen. Lassen Sie die Fragebögen ruhig einige Tage in Ihrer Sichtweite liegen. Erfahrungsgemäß zeigen sich die wirklichen Schätze dieser Forschungsarbeit in »unbeobachteten« Momenten; dann, wenn Sie gar nicht damit rechnen. Protokollieren Sie alles! Auch die kleinen Aha-Erlebnisse zwischendurch. Jede Ihrer Eingebungen ist Teil Ihres persönlichen, inneren Reichtums. Reichtum trägt Früchte, wenn man ihn gut pflegt!

▶ Wenn Sie mögen, können Sie die Fragebögen (oder Teile davon) auch unausgefüllt einem Menschen geben, der Sie gut kennt und Sie gerne mag. Lassen Sie sich doch einfach einmal eine Außensicht schenken! Es lohnt sich auch, diese Bestandsaufnahme nach einigen Monaten zu wiederholen. Sie werden überrascht und erfreut sein, was alles sich bewegt und verändert, wenn Sie tatsächlich konsequent etwas für sich tun!

BEREICHE MEINES LEBENS, IN DENEN ICH MIR MEHR AUSGEWOGENHEIT UND/ODER VERÄNDERUNG WÜNSCHE:

_____

_____

_____

_____

_____

ICH ERFORSCHE UND ENTDECKE GRUNDÜBER-ZEUGUNGEN, MIT DENEN ICH MICH SELBST EINSCHRÄNKE:

Ich bin _____

Ich bin nicht _____

Ich wollte niemals _____

Ich kann nicht _____

Ich kann immer nur _____

Genau wie meine Mutter (mein Vater, mein Großvater, mein _____) bin ich (tue ich, will ich) _____

Das Leben ist _____

Gesundheit ist _____

Geld ist (tut, macht) _____

Glück ist _____

Es ist unmöglich, dass ich _____

Meine Leistungen sind _____

▶ Ein Tipp: Glaubenssätze (Grundüberzeugungen) erkennen Sie an folgenden Merkmalen:

- Sie erscheinen Ihnen als unumstößliche Wahrheit. Diese Scheinwahrheit können Sie hinterfragen. Zum Beispiel: »Ich werde nie von Männern beachtet«. … »Wirklich nie?«
- Sie enthalten generalisierende Formulierungen wie »immer«, »nie«, »auf keinen Fall« …
- Die meisten von ihnen kennen Sie seit Ihrer Kindheit; überlegen Sie einmal, wer Ihnen diese Überzeugungen vorlebte oder mitteilte …
- Manche leben in Form eines Sprichwortes oder einer Redensart in Ihnen und steuern Sie unbewusst (z. B.: »Der Vogel, der am Morgen singt, wird abends von der Katze gefressen.«; oder das oft zitierte und bei der Bibelübersetzung aus dem Zusammenhang gerissene »Eher geht ein Kamel durch ein Nadelöhr, als dass ein Reicher in den Himmel käme …«).

ICH UNTERSUCHE MEINE GEFÜHLE:

stimmt zu … Prozent

Ich bin oft heiter _____

Ich reagiere leicht gereizt _____

Ich bin oft traurig, depressiv, niedergeschlagen _____

Ich fühle mich rasch ängstlich _____

Ich spüre eine gewisse Schwere in mir _____

Ich neige zu Grübeleien _____

Ich mag meinen Körper _____

Ich mag mich selbst gern _____

Ich bin zuversichtlich und hoffnungsvoll _____

Ich vertraue dem Lebendigen _____

Ich denke oft an lange Vergangenes _____

…

ICH BETRACHTE MEINE ROLLE IN DER GEMEINSCHAFT:

stimmt zu ... Prozent

Ich hätte gerne mehr Freundschaften _____

Ich hätte gerne mehr tief gehende Kontakte _____

Ich bin gerne für mich allein _____

Ich träume vom richtigen Partner/von der richtigen
Partnerin _____

Ich bin in Gesellschaft schüchtern _____

Ich bin in Gesellschaft beliebt _____

Ich würde gerne eine soziale Aufgabe übernehmen ____

Ich fühle mich oft einsam _____

...

WIE STEHT ES UM MEINE BEWEGLICHKEIT?

Stimmt zu ... Prozent

Ich bewege mich gern _____

Ich bewege mich zu wenig _____

Ich wünsche mir mehr geistige
Bewegung/Anregung _____

Ich wünsche mir mehr emotionale Beweglichkeit _____

...

WIE STEHT ES MIT MEINEN RUHEPAUSEN?

Stimmt zu ... Prozent

Ich genehmige mir ausreichende Ruhepausen _____

Ich schlafe gut und ausreichend _____

Ich achte regelmäßig auf Muße und Erholung _____

Ich kann auch das Nichtstun genießen _____

Aktivität und Ruhe sind für mich im Gleichgewicht _____

...

ICH BETRACHTE MEINE SPIRITUELLE ENTWICKLUNG:
stimmt zu ... Prozent

Ich genieße bewusst den Strom schöpferischer,
göttlicher Energien in mir _____
Ich vernetze mich mit der geistigen Welt und
lasse mir bei Bedarf dabei helfen _____
Ich lebe in dankbarer Anerkennung meiner
göttlichen Weisheit _____
Ich folge meiner göttlichen, inneren Weisheit _____
Ich praktiziere regelmäßig spirituelle oder
religiöse Übungen (Meditation, Gebet, Andacht,
Qigong, Tai-Chi, Yoga ...) _____
Ich trainiere mich in bewusster Präsenz,
hier, jetzt _____
Ich übe mich bewusst in Gefühlen
der Verbundenheit mit allem, was ist _____
...

ICH BERTACHTE MEINEN UMGANG MIT
FÜLLE UND BESITZ:
stimmt zu ... Prozent

Ich bin oft hungrig und/oder unzufrieden:
• Körperlich _____
• Seelisch _____
• Geistig, spirituell _____

Ich trage offene Wünsche in mir. Dies sind meine
bisher noch unerfüllten Wünsche: _____

_____

Ich kann leicht abgeben oder loslassen _____

Ich nehme oft zu viel auf (fremde, für mich nicht
passende Energien, Informationen, Konsumgüter,
Nahrung ...) ⸺⸺⸺
Ich mache oft und gern meinen Geist
(mein Denken) leer ⸺⸺⸺
Ich leide an einer Überfülle von Gedanken
(Sorgen, Grübeleien ...) ⸺⸺⸺
...

ICH UNTERSUCHE MEINEN HAUSHALT AUF
BIOLOGISCH UNVERTRÄGLICHE, GIFTIGE SUBSTANZEN
UND LISTE SIE HIER AUF (siehe Teil IV: Die »neuen« Probleme
des Lebensraumes ... S. 251):

Kosmetik ⸺⸺⸺⸺⸺⸺⸺⸺⸺⸺⸺⸺
Putz- und Waschmittel ⸺⸺⸺⸺⸺⸺⸺⸺
Geräte ⸺⸺⸺⸺⸺⸺⸺⸺⸺⸺⸺⸺⸺
Fertigprodukte ⸺⸺⸺⸺⸺⸺⸺⸺⸺⸺
Lebensmittel ⸺⸺⸺⸺⸺⸺⸺⸺⸺⸺⸺
Gewürze ⸺⸺⸺⸺⸺⸺⸺⸺⸺⸺⸺⸺
Getränke ⸺⸺⸺⸺⸺⸺⸺⸺⸺⸺⸺⸺
Genussmittel ⸺⸺⸺⸺⸺⸺⸺⸺⸺⸺⸺
Arzneien, Gesundheitshilfen ⸺⸺⸺⸺⸺⸺
...

ICH ÜBERPRÜFE MEINEN LEBENSRAUM
IM HINBLICK AUF STÖREINFLÜSSE (siehe Teil IV: Die »neuen«
Probleme des Lebensraumes ... S. 251):

Meine Lichtquellen erschaffen ausreichend helles,
gesundheitsverträgliches Licht (am besten mit dem
gesamten Tageslichtfrequenzband). An folgenden
Orten benötige ich mehr/helleres/gesünderes Licht:

⸺⸺⸺⸺⸺⸺⸺⸺⸺⸺⸺⸺⸺⸺⸺⸺

Meine Wärmequellen arbeiten ökologisch sinnvoll:

_____

Meine Raumluft ist ausreichend befeuchtet und
gereinigt:

_____

Mein Trinkwasser ist gefiltert und energiegeladen:

_____

Meine Geräte arbeiten nach gut durchdachten
gesundheitlichen Überlegungen (strahlungsfrei
bzw. -arm, ausgerüstet mit Filtern, Abschirmungen ...):

_____

Meine persönlichen Ruheplätze (Bett, Sessel, Couch ...)
stehen an störungsfreien Orten und sind nach ökologisch
sinnvollen Prinzipien gebaut (z. B. Vermeidung von
Sprungfedern, die Antennenfunktion besitzen, auch
wenn sie einzeln in Stoffhüllen verpackt wurden!):

_____

...

▶ Ihr Lebensraum besitzt riesige Bedeutung für Ihre Gesundheit. Falls Sie selbst ungeübt sind, Störquellen auf-
zudecken (Rutengehen, Pendeln), lohnt es sich vielleicht,
für die Balancierung Ihres Umfeldes kompetente Hilfe in
Anspruch zu nehmen. Der im 4. Teil dieses Buches zitierte
Slim Spurling (siehe Teil 4: »Die ›neuen‹ Probleme des
Lebensraumes«) entwickelte eine besonders einfache Methode, sich selbst zu helfen. Auf Wunsch geben wir Ihnen
gerne weitere Hinweise.

»Man kann einen Menschen mit einer Wohnung töten wie mit einer Axt.«

Heinrich Zille

▶ Vermutlich haben wir noch einige, vielleicht sogar sehr wichtige Punkte vergessen, die zu Ihrer ganz persönlichen Gesundheitsbilanz gehören. Bitte nennen Sie diese jetzt.

UM MEINE GESUNDHEIT ZU SCHÜTZEN, BEACHTE ICH:

_____

_____

_____

_____

▶ Mit diesem Protokoll haben Sie eine sehr wichtige Leistung zum Schutz Ihrer Gesundheit und Ihres Lebens erbracht. Wir empfehlen Ihnen jetzt eine ausgiebige Pause und eine ganz bewusst genossene, beglückende Feier. Sie leiten soeben Ihre persönliche Neugeburt ein. Grund genug, es sich nach Herzenslust schön zu machen!

PRIORISIERUNG

▶ Im letzten Abschnitt haben Sie ehrlich Rechenschaft abgelegt. Jetzt geht es darum, diese Datensammlung auf das Wesentliche zu reduzieren. Lassen Sie uns gemeinsam einen »Fond« aus der bisher noch etwas wässrigen Brühe bereiten! Dampfen wir die Fakten ein.

▶ Betrachten Sie jetzt bitte jeden einzelnen Unterabschnitt der vorangehenden Seiten. Wählen Sie aus jedem Unterabschnitt **den** Punkt, der Ihnen augenblicklich am meisten zu schaffen macht. Wählen Sie **den** Baustein, dessen Erneuerung Ihr Leben wirklich glücklicher werden lässt. Tun Sie dies mit Ihrem persönlichen Prioritäten-Protokoll. Im übernächsten Abschnitt zeigen wir Ihnen, wie aus Ihren Plänen Wirklichkeit wird. Diese Vorschläge bilden natürlich nur eine von unendlich vielen Möglichkeiten, mit denen Sie Ihre Datensammlung auswerten können. Vielleicht möchten Sie auch lieber zunächst einen bestimmten Abschnitt vollständig bearbeiten, anstatt aus jedem einzelnen Teil einen Baustein auszuwählen? Dann finden Sie Ihre Priorität unter den 10 Abschnitten! Wichtig ist, dass Sie aus der Fülle Ihrer Baustellen diejenige wählen, mit der Sie Ihre Arbeit am liebsten beginnen möchten.

ALS ERSTES ERSCHAFFE ICH JETZT AUSGEWOGENHEIT
IM BEREICH:

_____

ICH LÖSCHE AB SOFORT DEN FOLGENDEN
EINSCHRÄNKENDEN GLAUBENSSATZ:

_____

[Beispiel: Ich lösche meinen einschränkenden Glaubenssatz: »Im Alter wird alles schwieriger«.]

AB JETZT SORGE ICH DAFÜR, MICH IMMER ÖFTER
_____   ZU FÜHLEN.

[Beispiel: Ab jetzt sorge ich dafür, mich immer öfter fröhlich zu fühlen.]

ICH ERPROBE EIN NEUES VERHALTEN IM KONTAKT
MIT ANDEREN MENSCHEN. ICH BEENDE MEINE
BISHERIGE GEWOHNHEIT _____

_____

[Beispiel: Ich beende meine Angewohnheit, mich im
Kontakt mit anderen innerlich für dumm zu halten.]

ICH GENEHMIGE UND ERSCHAFFE MIR MEHR
BEWEGUNG IM BEREICH _____

_____

[Beispiel: Ich genehmige mir mehr gedankliche
Bewegungsfreiheit und hinterfrage öfter mal eine
meiner vorgefassten Meinungen.]

UM IMMER GUT AUSGERUHT ZU SEIN,
ÄNDERE ICH _____

_____

[Beispiel: Um immer gut ausgeruht zu sein, löse ich
meinen Perfektionseifer jetzt auf.]

UM MEINE SPIRITUELLE ENTWICKLUNG ZU
FÖRDERN, _____ ICH ZUERST _____

_____

[Beispiel: Um meine spirituelle Entwicklung zu fördern,
schaffe ich mir zuerst täglich 20 Minuten Freiraum und
Ruhe, um in die Stille zu gehen.]

UM MEHR FÜLLE IN MEIN LEBEN ZU
INTEGRIEREN _____ ICH ZUERST _____

_____

[Beispiel: Um mehr Fülle in mein Leben zu integrieren,
werde ich mir zuerst darüber bewusst, wie meine
Glaubenssätze zum Thema Mangel lauten.]

BEI DER UMSTELLUNG MEINES HAUSHALTES
ÄNDERE ICH ZUERST (siehe Teil IV: Die »neuen« Probleme des
Lebensraumes ... S. 251): _____

_____

[Beispiel: Bei der Umstellung meines Haushaltes ändere
ich zuerst meine Putzmittelsammlung.]

UM MEINEN GESAMTEN LEBENSRAUM HARMONISCH
ZU BALANCIEREN, BEGINNE ICH ZUERST MIT (siehe Teil IV:
Die »neuen« Probleme des Lebensraumes ... S. 251): _____

_____

[Beispiel: Um meinen gesamten Lebensraum harmonisch
zu balancieren, beginne ich zuerst mit der Entstörung
des Hartmann-Gitters.]

▶ Möchten Sie aus diesen Punkten nun noch einmal den
für Sie wichtigsten nennen?

FÜR MEINEN ERSTEN SCHRITT AUF DEM WEGE ZU
MEHR GESUNDHEIT, LEICHTIGKEIT UND LEBENSFREUDE
ENTSCHEIDE ICH MICH JETZT, _____

_____

[Beispiel: Als Erstes brauche ich mehr Ruhepausen.
Deshalb beginne ich ab sofort mit täglichen Zeiten der
Stille von mindestens 20 Minuten.]

▶ Herzlichen Glückwunsch! Wir freuen uns mit Ihnen. Alle
Ihre Lichtquanten, Körperzellen, Denk- und Fühlräume,
alle Ihre spirituellen Helfer – das gesamte Universum, alles,
was ist – haben mitgehört und freuen sich über Ihre Entscheidung. Sie wissen ja: Alle Lichtquanten stehen miteinander in Verbindung und kennen gleichzeitig dieselbe Information, die eines von ihnen gerade erhält. Vielleicht
mögen Sie Ihre Entscheidung jetzt trotzdem noch einem
Menschen mitteilen, den Sie lieben? Auf jeden Fall empfehlen wir Ihnen, ausgiebig zu feiern! Sie sind es wert,
oder?

WIE ICH LERNE, ES MIR WERT ZU SEIN

▶ Glauben Sie eigentlich daran, über sich selbst bestimmen
zu können? Dann könnte es jetzt an der Zeit sein, behin-
dernde, einschränkende Gewohnheiten aus Ihrem Leben
zu verabschieden. Am besten tun Sie dies in einer Haltung
nüchterner Heiterkeit; so, wie eine Art mentaler Gymnas-
tik. Beenden Sie:

- Nörgelei und Kritik an Ihrem »Schicksal«
- Ärger auf und über andere
- Schuldvorwürfe, egal, wem oder was gegenüber; auch sich
  selbst natürlich …
- Gefühle des Opferseins
- Zweifel am Gelingen

▶ Wahrscheinlich wird sich trotz aller Übung immer mal wieder ein Gefühl oder ein Gedanke aus dieser Richtung bei Ihnen einschleichen. Wichtig ist, dass Sie sich nicht länger damit aufhalten. Entziehen Sie den Dingen Ihre Aufmerksamkeit, wenn Sie sie aus Ihrem Leben verabschieden möchten. Bitten Sie vielleicht die Kraft der Violetten Flamme, Ihnen bei der Auflösung bestimmter Gewohnheiten zu helfen (siehe S. 274). Sie selbst erleichtern sich Ihren Weg, wenn Sie sich in diesen Momenten auf Ihre Präsenz konzentrieren (siehe die Übung »Ich – Hier – Jetzt« auf S. 299).

Vielleicht kennen Sie die zahlreichen Veröffentlichungen zum Thema »Positiv denken«? Alle diese Ausführungen haben ihren Sinn. Tatsächlich liegt in der Haltung des positiven Denkens der Schlüssel zum glücklichen Leben. Viele Menschen machen allerdings frustrierende Erfahrungen mit dem Versuch, ihre Gedanken ausschließlich positiven Dingen zuzuwenden. Immer wieder schleichen sich destruktive Momente in ihr Denken ein. Zusätzlich zu ihren »negativen« Gedanken machen sich diese Menschen dann auch noch Vorwürfe. »Ich weiß, ich sollte nicht so negativ denken; aber ich schaff's einfach nicht anders …«, sagen sie. Und damit haben sie Recht. »Negative« Gedanken lassen sich nicht einfach verscheuchen. Dies hat mit den Strukturen unseres Nervensystems zu tun.

▶ Leichter ist es, unserem Gehirn eine Alternative anzubieten. Ein heiteres Bild, ein spaßiger Gedanke, die Konzentration auf sinnliche Eindrücke in diesem einen Moment (was sehe, rieche, höre, fühle, schmecke ich gerade?) – mit diesen Ansätzen entziehen Sie Ihren »negativen« Gedanken die Kraft.

Natürlich wissen wir so, wie alle Menschen, dass ein Großteil aller guten Vorsätze die Tendenz hat, im Sande zu verlaufen. In uns allen wohnen Kräfte, die gerne im Gewohnten verharren. Momente der Angst, des Zauderns, der Bequemlichkeit. Manchmal stehen diese Kräfte sogar für eine Grundüberzeugung, mit der sie uns schützen wollen. Vielleicht hörten wir als Kinder Sätze wie »Wer nach den Sternen greift, fällt rasch auf die Nase« – oder »Der Spatz in der Hand ist besser als die Taube auf dem Dach«? Wenn Sie diesen Satz in Ihrem Speicher tragen, wird Ihr Unbewusstes Sie sofort warnen, falls Sie nach einer Taube greifen möchten. So fühlen Sie sich vielleicht zu müde, nicht zuversichtlich genug, unlustig, und alles bleibt beim Alten.

▶ Wenn Sie sich wirkliche Veränderungen wünschen, sollten Sie dafür sorgen, dass alle Ihre Seelenanteile sich mit Ihnen in Richtung Ihrer Wünsche ausrichten. Da sich widerspenstige Seelenanteile gerne im Unbewussten verstecken, ist es manchmal schwierig, ihnen auf die Spur zu kommen. Hier folgt eine Übung, mit der Sie alle Ihre inneren Kräfte »an einen Tisch« rufen können.

ÜBUNG

MEINE KONFERENZ DER MANAGER

Gestatten Sie sich einige Minuten der Muße, machen Sie es sich bequem, und atmen Sie ruhig ein und aus. Entspannen Sie sich! Die folgenden Minuten dienen Ihrer Erholung und Neuausrichtung. Und nun stellen Sie sich vor, dass in den Räumen Ihres Denkens und Fühlens zahl-

reiche tüchtige Mitarbeiter leben. Ihr Inneres ist organi-
siert wie eine große Firma. Die verschiedenen Aufgaben
werden von Ihren Managern gut verwaltet. Sie brauchen
sich nicht selbst um jedes Detail zu kümmern. Aber Sie
müssen Ihren Managern Anleitung und Zielrichtungen
geben. Ihre Führungskräfte müssen von Ihnen erfahren,
wohin Sie sich entwickeln wollen und wie Ihre Wünsche
lauten. Außerdem sollte Ihre Führungsriege wissen, dass
es sich lohnt, Ihren Anweisungen zu folgen.

Bitte erklären Sie Ihren Managern das alles jetzt. Bestimmen Sie zuständige Führungskräfte für die anfallenden
Aufgaben (Ihren Finanzmanager, Ihren Gesundheitsma-
nager, Ihren Freizeitmanager, Ihren Manager für Fülle
und Freude, Ihren Manager für spirituelles Wachstum ...).
Bitten Sie Ihre Führungskräfte darum, ihren jeweiligen
Arbeitsbereich optimal zu verwalten. Nun vereinbaren Sie
wöchentliche Treffen, in denen Sie jedem Einzelnen aufmerksam zuhören. Ihre Manager werden Sie von nun an
in ihrem eigenen Aufgabenbereich beraten. Prüfen Sie die
Hinweise und handeln Sie entsprechend, wenn es Ihnen
sinnvoll erscheint. Falls Sie eine Empfehlung ablehnen,
hat der Manager Ihren Wünschen zu folgen. Dies ist allerdings erfahrungsgemäß nur in Ausnahmesituationen der
Fall. Meistens lohnt es sich, den klugen Hinweisen Ihrer
Führungskräfte zu folgen. Sie alle leben ja als Anteile Ihrer
innersten Weisheit und arbeiten ausschließlich zu Ihrem
Wohl.

Wir wünschen Ihnen viel Spaß mit der Theaterinszenie-
rung Ihrer eigenen inneren Kräfte! Bestimmt werden Sie

dabei einige interessante Überraschungen erleben. Außerdem können Sie es sich wieder einmal etwas leichter machen. Indem Sie die wichtigsten Aufgaben Ihres Lebens an Ihre innere Weisheit delegieren, sparen Sie sich viele Irrwege und Mühen.

Die vielleicht wichtigste Basis erfolgreicher Aktionen liegt in der Wertschätzung sich selbst gegenüber.

▶ Finden Sie sich wertvoll genug, um ein Leben in Fülle, Gesundheit und Glückseligkeit zu verdienen? Sind Sie es sich wert, für Ihr persönliches Glück zu arbeiten? Glauben Sie daran, dass Ihnen dieses Glück zusteht? Bitte prüfen Sie sich aufmerksam! Falls Sie eine (oder mehrere?) dieser Fragen nicht mit einem sehr klaren JA beantworten, liegt hier eine Ursache für Ihre im Sande verlaufenden guten Absichten. Wie können Sie also lernen, es sich wert zu sein?

▶ Bitte betrachten Sie den fünften Teil dieses Buches. In unseren Ausführungen zur Quantenphysik teilen wir eine wundervolle Wahrheit mit Ihnen: Sie selbst – wir alle! – und alle Erscheinungen bestehen aus reinstem Schöpfungslicht. Nichts anderes sind Sie als die Verdichtung dieser kosmischen (oder wenn Sie möchten) göttlichen Energie. Haben Sie sich überhaupt schon ausgiebig genug gewundert und gefreut über diese Entdeckung? Bitte tauchen Sie noch einmal vollständig ein in dieses Geheimnis. Und dann erkennen Sie:

- ICH BIN DAS REINSTE LICHT GÖTTLICHEN SEINS.
- ICH BIN TEIL VON ALLEM, WAS IST.
- ICH BIN VOLLKOMMEN IN JEDEM AUGENBLICK.
- ICH VERDIENE VOLLKOMMENHEIT IN MEINEM GESAMTEN SEIN.

SPIRITUALITÄT UND GESUNDHEIT: MEIN ALL-TÄGLICHER PLAN

▶ Im vorigen Abschnitt haben Sie Prioritäten für Ihre Entwicklung gesetzt. Bitte nehmen Sie Ihre Aufzeichnungen jetzt noch einmal zur Hand und betrachten Sie die Punkte, mit denen Sie Ihren Gesundheitsplan als Erstes in die Tat umsetzen möchten. Jedes Lernziel lässt sich am leichtesten in kleinen, individuell passenden Schritten erreichen. So, wie auf einer längeren Wanderung kennen Sie Ihr Ziel. Sie wissen, wohin Sie gehen möchten. Sie kennen auch Ihre persönliche Kraft. Und vermutlich entscheiden Sie sich, Ihrem Ziel Tag für Tag näher zu kommen. Jeder Tag enthält eine Wegetappe. Manchmal gibt es auch Ruhepausen und Festtage. Nun können Sie sich über die für Sie am besten passenden Tagesetappen klar werden.

ZUERST ERSCHAFFE ICH AUSGEWOGENHEIT
IM BEREICH _____

Hierzu nutze ich die folgende Übung _____
Ich erinnere mich täglich daran, dass ich _____
Meine Aufmerksamkeit halte ich bei _____
Ich übe _____ mal pro Woche und nehme mir dafür
jeweils _____ Zeit.

Ich bitte _____ um Hilfe bei diesem Projekt.

Ich nutze meine Intuition, um es mir leicht zu machen!

[Beispiel: Ich erschaffe Ausgewogenheit im Bereich Bewegung. Hierzu kaufe ich mir ein Schwingtrampolin und erinnere mich täglich daran, mich mindestens dreimal für einige Minuten damit zu vergnügen. Ich bitte meinen Freund, mich daran zu erinnern, diesen Plan einzuhalten. Ich bitte meinen Körper, mir durch Anspannung zu zeigen, wann er sich dringend Bewegung wünscht.]

AB SOFORT LÖSCHE ICH DIE FOLGENDEN
EINSCHRÄNKENDEN GLAUBENSSÄTZE:

_____

_____

_____

- Ich ergänze diese Liste, wenn mir wichtige, zusätzliche Punkte hierzu einfallen.
- Ich finde jetzt für jeden dieser Glaubenssätze mindestens ein persönliches Erlebnis, das mir zeigt, wie es auch anders geht:
- Wann immer dieser Glaubenssatz in meinem Denken erscheint, erinnere ich mich daran, dass es auch anders geht, und rufe meine dazu passenden Erfahrungen auf. Anschließend bitte ich die Violette Flamme, diesen Glaubenssatz aus allen meinen Zellen und Energiefeldern zu löschen. Dies wiederhole ich mindestens so lange, bis ich größere Freiheiten in meinem Leben spüre.

[Beispiel: Ich lösche meinen Glaubenssatz »Ich schaffe es niemals, pünktlich zu sein«. Ich erinnere mich an mindestens drei Situationen, in denen ich ohne Hetze, Druck und

Anstrengung pünktlich an meinem Zielort ankam. Wenn ich jetzt wieder einmal in Zeitdruck gerate, erinnere ich mich daran, dass ich es auch anders kann. Ich bitte die Violette Flamme darum, alle Muster von Zeitdruck, Unpünktlichkeit, Hetze und Anstrengung aus meinem Erinnerungsspeicher zu löschen. Ich fülle meine Erinnerungsspeicher täglich bewusst mit dem wohltuenden Gefühl entspannter Konzentration.]

ICH STÄRKE DAS GEFÜHL _____ IN MIR.

[Beispiele: Vertrauen, Geborgenheit, Freiheit, Liebe, Selbstbewusstsein ... Mehrmals täglich erinnere ich mich daran, dieses Gefühl wie eine warme Dusche zu genießen. Jede meiner Zellen füllt sich mit der nahrhaften Qualität dieses Gefühls. Alle meine Energiemuster laden sich damit auf. Ich beobachte bewusst alle die Momente, in denen ich dieses Gefühl erleben darf, und danke dafür, dass sie immer öfter in mein Leben kommen.]

IM KONTAKT MIT ANDEREN MENSCHEN BEENDE ICH MEINE BISHERIGE GEWOHNHEIT _____

_____

_____

[Beispiel: zu klagen, zu nörgeln, zu kritisieren, unaufmerksam zu sein, nur an mich zu denken, dauernd helfen zu wollen, rechthaberisch zu sein ...
Ich erinnere mich so oft wie möglich daran, dass wir alle von derselben Art sind und dieselbe Achtung verdienen. Wenn es etwas zu klären gibt, bin ich mir der Wünsche meines Gegenübers bewusst.]

ICH GENEHMIGE UND ERSCHAFFE MIR MEHR
BEWEGUNG IM BEREICH _____

Hierzu besorge ich mir _____
Ich reserviere täglich _____ Minuten meiner Zeit für
dieses Projekt. Ich bitte _____ mich dabei zu unterstützen (es mit mir gemeinsam zu tun).

[Beispiel: Ich verschaffe mir mehr geistige Beweglichkeit.
Hierzu beobachte ich mein Denken und Handeln im Hinblick auf starre Gewohnheiten. Ich beobachte andere
Menschen und erkenne ohne Bewertungen, wie sie es
machen. Ab und zu betrachte ich einen Ausschnitt meines
Lebens aus verschiedenen Blickwinkeln. Wie eine Regis-
seurin oder ein Regisseur gebe ich mir selbst Hinweise, wo
ich noch lebendiger sein könnte. Gelegentlich unterhalte
ich mich mit einer Freundin über kontroverse Standpunkte.
Dabei achte ich darauf, Verschiedenes gelten zu lassen.]

UM IMMER GUT AUSGERUHT ZU SEIN, GENEHMIGE
ICH MIR TÄGLICH ALLE _____ STUNDEN EINE
PAUSE VON _____ MINUTEN.

In dieser Pause atme ich bewusst sehr ruhig aus, lasse alle
Anstrengungen und Verspannungen aus mir abfließen
und erhole mich zutiefst. Ich beobachte, wie mich der Einatem von selbst mit neuer, frischer Energie erfüllt. Ich
stelle mir vor, wie prickelnde, erfrischende Lichtfunken in
mich einströmen. Sie reinigen und erleuchten alle meine
Zellen, meine Organe, meine Gewebestrukturen ...
Abschließend bade ich im Geiste in meiner Lieblingsfarbe,
die mich durch und durch glücklich macht.

UM MEINE SPIRITUELLE ENTWICKLUNG ZU FÖRDERN, WÄHLE ICH DIE ÜBUNG _____

Täglich reserviere ich mindestens _____ Minuten dafür.

[Beispiel: Ich nehme mir täglich 20 Minuten Zeit, um die verjüngenden Atemübungen des Japaners Dr. Shioya zu genießen.]

Wenn ich scheinbar keine Zeit dafür finde, lade ich meine inneren »Neinsager« zu einer Konferenz ein. Ich finde heraus, warum sie mich von meinen Übungen abhalten wollen, und entwickle Wege der Kooperation mit ihnen.

ICH NEHME MEHR FÜLLE IN MEIN LEBEN AUF.

Zuerst untersuche ich hierfür meine einschränkenden Glaubenssätze und Grundüberzeugungen. Ich erlöse im Licht, was mich einschränkt. Dann werde ich mir bewusst, wo und wann ich bereits erste Anteile dieser Fülle genieße, und danke bewusst dafür. Ich bin aufmerksam, um die »kleinen Geschenke« jedes einzelnen Tages bewusst entgegenzunehmen. Abends nehme ich mir 5 Minuten Zeit, um in meinem Protokollheft zu notieren, welche Fülle mir heute geschenkt wurde. Ich pflege meine Vision von Vollkommenheit regelmäßig während meiner meditativen Übungen.

[Beispiel: ich wünsche mir mehr finanzielle Fülle und Freiheit. Ich werde mir bewusst, dass ich bereits als Kind hörte, wie »die Großen« sagten: »Reichtum lässt sich nicht mit einem anständigen Leben vereinbaren.« Da ich anständig sein möchte, verhinderte ich meine finanzielle Fülle bisher unbewusst. Ich lösche diesen einschränkenden Glaubenssatz jetzt. Dazu erinnere ich mich an wohlhabende oder reiche Menschen, deren geistige und soziale Lebenshaltung mir entspricht. Ich finde Modelle und Vorbilder, die meinen Glaubenssatz widerlegen. Ich bitte die Violette Flamme darum, alle mich einschränkenden Erinnerungsmuster zu diesem Thema aufzulösen. Ich fülle meine Gedanken- und Gefühlsräume mit dem angenehmen Bewusstsein, auch materiell frei und glücklich zu leben. In meinen Meditationen pflege ich ein erFÜLLEndes Bild von Freiheit und Wohlstand. Täglich nehme ich dankbar wahr, wie gut mich das Leben versorgt. Ich stärke mein Gefühl von Vertrauen und erlöse Gefühle von Unsicherheit.]

ICH FERTIGE JETZT EIN PROTOKOLL NOTWENDIGER VERÄNDERUNGEN IN MEINEM HAUSHALT AN (siehe Teil IV: Die »neuen« Probleme des Lebensraumes ... S. 251).

Dieses Protokoll betrachte ich mindestens einmal pro Woche, um meine Fortschritte und noch ausstehende Aufgaben bewusst zu registrieren.

[Beispiel: Ich informiere mich über umweltverträgliche Waschmittel. Ich frage Freundinnen und Freunde, was sie darüber wissen. Ich besuche einen entsprechenden Laden und lasse mich beraten. Ich handle konsequent und spüre in mir den Dank unseres Planeten.]

ICH BESORGE MIR JETZT_____ FÜR DIE BALANCE MEINES LEBENSRAUMES (siehe Teil IV: Die »neuen« Probleme des Lebensraumes ... S. 251).

Ich bitte _____ um Hilfe bei diesem Projekt. Ich erstelle ein Protokoll, um alle Beobachtungen zu registrieren, die ich während dieses Projektes machen kann.

[Beispiel: Ich überprüfe meine Lichtquellen. Ich untersuche sie im Hinblick auf ihr Frequenzspektrum und ihre Wirtschaftlichkeit. Ich informiere mich über Tageslichtlampen und deren Stromverbrauch. Ich ersetze alte Lichtquellen durch gesundheitsfördernde.]

Nun sind wir miteinander sehr konkret geworden. Erscheint Ihnen dieser Plan zu aufwendig? Dann bitten wir Sie noch einmal, Ihre Prioritäten zu setzen. Es geht uns nicht darum, neue Leistungsanforderungen und Stress zu erzeugen. Wir möchten Sie anregen, mehr Licht, Leichtigkeit, Fülle, Gesundheit und was immer Sie sich noch wünschen, wirklich in Ihr Leben aufzunehmen. Wir möchten Sie ermutigen, die großartigen Chancen dieser besonderen Zeit für sich zu nutzen. Wir möchten Sie einladen, so viele glücklich machende Lichtquanten zu absorbieren, wie Sie nur immer brauchen können. Diese Zeit bietet uns Menschen Möglichkeiten, auf die die meisten von uns mehr als 30 000 Jahre gewartet haben (siehe hierzu Teil V, »Bewusstsein im neuen Jahrtausend«, S. 277). Und all das findet genau jetzt statt!

ENTSCHEIDEN – DRANBLEIBEN

Jetzt geht es darum, in die Tat umzusetzen, was Sie sich für Ihr Leben wünschen. Mit unserem Konzept »Leichtnahrung« versprechen wir Ihnen mehr Licht und Leichtigkeit für Körper, Seele und Geist. Haben Sie sich schon entschieden, wie viel davon Sie haben möchten? Sie wissen ja: In diesem Universum geschieht nichts (wirklich gar nichts!) ohne Ihre ausdrückliche Zustimmung. Alles beginnt mit Ihrem »Ich bin bereit!«. Deshalb laden wir Sie jetzt ein, dies dem Universum (der Schöpfung, dem Göttlichen …) gegenüber auszudrücken!

Vermutlich sind Sie sich während der letzten Kapitel darüber klar geworden, was alles zu Ihrem »Projekt Leichtigkeit« gehören soll. Vielleicht haben Sie bereits die eine oder andere Übung erprobt und Ihre Erfahrungen damit gesammelt. Haben Sie auch schon Ihr Protokollheft eingerichtet?

Erstaunlicherweise zaudern die fleißigsten Menschen genau in diesem Augenblick. Hilfreich bemühte Lichtarbeiter übernehmen lieber jahrelang Aufgaben im Dienst an anderen, während ihre eigenen Projekte in der Warteschleife herumkurven. Was macht es uns eigentlich so schwer, uns selbst zu pflegen? Eigene Erfahrungen und viele Gespräche mit Klienten führen uns zu einer immer wiederkehrenden Antwort: Wir haben unsere eigene Kostbarkeit noch nicht erkannt. Wir leben mit einem riesigen Mangel an Selbsterkenntnis, Selbstachtung, Selbstliebe. Wir halten uns für zu unbedeutend (schlecht, unwürdig, unvollkommen …), um unsere volle, liebende Aufmerksamkeit auf uns selbst zu richten.

Welch merkwürdiger Widerspruch?! Viele Menschen leisten anderen große Dienste, und »verkümmern« dabei selbst? Wir kommen zurück auf Ihre persönliche Entscheidung: Dies alles ändert sich erst dann, wenn Sie sich für sich und Ihr Wohl entscheiden! Täglich aufs Neue! Falls Sie nicht vorankommen, hilft Ihnen die Auseinandersetzung mit Ihren »Neinsagern« (siehe S. 137). Ganz sicher hilft auch die Hinwendung an Ihre innere Weisheit, Ihr kluges Unbewusstes (»Unihippili«!), die gesamte geistige Welt (Ihre Seelenfamilie, Gott und die Göttin, das Universum, den Club der Lichtquanten …) und natürlich auch Ihre irdischen Gefährten, Ihre Mitmenschen. Dieses Projekt ist zwar einerseits Ihr höchstpersönliches. Aber im Kollektiv der Menschheit, eingebunden in die gesamte Schöpfung, finden Sie Hilfe ohne Ende. Versprochen!

Erinnern Sie sich daran, wie Sie lernten, auf Ihren zwei Beinen zu laufen? »Das liegt zu lange zurück«, meinen Sie? Nun – Sie haben es definitiv gelernt. Und vermutlich taten Sie, was alle Kinder tun:

1. Sie wollten unbedingt laufen lernen, um selbstständig an die »guten Dinge« heranzureichen.
2. Sie beobachteten, übten, beobachteten, übten …
3. Sie kippten um und fielen auf Ihre Rückseite; vielleicht machte Sie das auch vorübergehend sehr wütend oder sogar verzweifelt.
4. Aber davon ließen Sie sich nicht auf Dauer abhalten. Sie standen auf und übten weiter.
5. Manchmal streckten Sie ihre Ärmchen aus und baten mit allem gebotenen Charme und mit Nachdruck um Hilfe. An der Hand eines anderen Menschen ging's schon ein bisschen leichter …
6. Diesen Ablauf wiederholten Sie stundenlang, tagelang, wochenlang. Und dann feierten und genossen Sie Ihre neuen Freiheiten.

Na also – Sie wissen ja ganz genau, wie's geht! Sie haben es doch schon hunderttausend Mal bewiesen … Dann wünschen wir Ihnen von Herzen Glück für das Gelingen aller (!) Ihrer Projekte!

Das Universum liebt Sie! Sie haben es verdient!

ICH BIN ALLES, HIER, JETZT!

Auf vielen Buchseiten spazieren wir hier mit Ihnen durch die Landschaften menschlichen Lebens. Vielleicht raucht Ihnen inzwischen schon der Kopf über diese Informationsfülle?

Dann wollen wir's uns jetzt mit Ihnen in einem vorläufig letzten kurzen Abschnitt leicht und einfach machen.

Sie sind – wie jeder Mensch – und auch wie jede weitere Schöpfung eine Komposition aus verdichteten Lichtquanten. Ihre Myriaden von Lichtfunken haben sich zu Ihren persönlichen Mustern angeordnet, so dass man Sie in Ihrer Individualität an jedem Ort des Universums erkennen kann.

Gleichzeitig sind diese Lichtquanten aus demselben Stoff, der alles Leben erschafft. Und alle Lichtquanten der gesamten Schöpfung stehen miteinander in engstem Kontakt. Alle besitzen den gesamten Satz aller nur denkbaren Informationen. Diese Lichtquanten existieren überall, zu jedem Zeitpunkt. Denn Raum und Zeit sind ausschließlich Ordnungshilfen, die unsere menschliche Wahrnehmung erschafft. Lassen Sie uns kurz betrachten, welche Konsequenzen diese Wahrheit für Sie und Ihre Projekte hat:

1. Sie sind bereits vollkommen, waren es immer und werden es immer sein. Wenn Sie über Ihre Veränderung nachdenken, geht es ausschließlich darum, mehr Lebensfreude und Erfüllung in Ihr Leben zu holen.

2. Sie sind unauflöslich verbunden mit allem, was ist. Falls Sie nichts anderes tun möchten, als sich dem Fluss des Lebens zu überlassen, erreichen Sie auch damit in jedem Augenblick alles, was ist.

3. Alle Informationen, die Sie brauchen könnten, liegen in Ihrer direkten Reichweite. Bitten Sie doch einfach Ihre Lichtquanten, aus ihrem gemeinsamen Pool zu schöpfen …

4. Sollten Sie Irrtümer, Stagnation oder Einengungen empfinden, so ist dies eine Folge Ihres Bewusstseins. Tatsächlich sind Sie frei und unendlich machtvoll.

5. Mit Hilfe Ihres Bewusstseins öffnen Sie die Tore, die Ihnen Zugang in neue Lebensräume verschaffen. Die gesamte Schöpfung steht Ihnen zur Verfügung.

So einfach ist es im Grunde. Warum machen wir Menschen es dann oft so kompliziert? Vielleicht befinden wir uns hier, um eben diese Frage zu beantworten? Vielleicht geht es genau darum: zurückzufinden aus der Komplexität unseres nahezu unüberschaubar gewordenen Lebens, in die Einfachheit unseres ursprünglichen Seins?

Da wir die Vielfalt erschaffen haben, werden wir nach dieser Rückbindung (Religio!) eine Art Spagat erleben: Einheit in der Vielfalt. Komplexität im Einfachen. Myriaden von Lichtquanten des einen göttlich schöpferischen Lichtstrahles. Und genau dies erschafft den Zauber unseres lebendigen Seins!

Dann geht es ausschließlich darum, einfach gut zu leben? Genau! Ich bin alles, hier, jetzt! Und dies ist eine einfache Erkenntnis. Im vorigen Abschnitt haben wir Ihnen gezeigt, wie Sie diese kostbare Existenz, Ihr lichtvolles Sein, mit möglichst feiner, lichtvoller und lukullischer Nahrung versorgen können.

Leichtnahrung! Nahrung, die den Körper gesund macht, die Seele lächeln lässt und den Geist erheitert. Das Beste für Sie und Ihre Myriaden von Lichtquanten!

Indem Sie gut für sich und Ihre Liebsten sorgen, dienen Sie der gesamten Schöpfung auf wundervolle Art.

Teil III

PRAKTISCHE HILFEN

BEWEGUNG UND GLEICHGEWICHT: VON DER MEISTERSCHAFT DES SEINS

Es gibt nichts Gutes – außer man tut es!
Erich Kästner

Wir alle wollen gut leben. »Aber mal ehrlich: Wie viel tun Sie selbst ganz praktisch und konkret für Ihre Gesundheit, Ihr Wohlbefinden, die Pflege eines lang anhaltenden, wachsenden Lebensglücks? Wie verwalten und behüten Sie die unzähligen Milliarden von Lichtquanten, die verdichtet zu unzähligen Milliarden von Materieteilchen Ihr Sein erschaffen? Wie kommunizieren Sie mit dem Licht in sich und dem Licht um Sie herum? Wie viel Raum und Zeit (Einsteins Raumzeit!) schenken Sie sich und der Kostbarkeit Ihres Lebens?«

»Ich weiß schon«, denken Sie vielleicht jetzt gerade. »Ich sollte mehr …, besser …, öfter …«. »Spüren Sie den inneren Druck, der mit solchen Gedanken einhergeht? Sind Sie bereits geneigt, sich zu verteidigen, zu entschuldigen oder argumentativ dagegen zuhalten? Verstummen Sie innerlich erschrocken in Schuldgefühlen?«

Eines ist klar: Ihr Leben findet JETZT statt!

Ausschließlich dieser gerade eben präsente Augenblick zählt. »Präsent« heißt ja bekanntlich auch »Geschenk«. Dieser Augenblick ist Ihr und unser persönliches Geschenk. Ein Geschenk der göttlichen, universellen Schöpferkraft für uns Menschen. Mit jedem Augenblick sind wir so beschenkt! Und diese Jetzt-Zeit wird in den nächsten Jahren sogar noch an Bedeutung gewinnen. Deshalb gibt es eigentlich nur eine einzige winzige Aufgabe für uns Menschen: Versammeln wir uns mit unserer vollständigen, ungeteilten Aufmerksamkeit im Denken, Fühlen und Sein. Hier, jetzt!

Sie finden das nicht so einfach? Ihr Verstand hindert Sie durch endlose Gedankenschleifen daran, präsent zu sein (sich ans Leben zu verschenken bzw. sich in jedem Augenblick das Leben schenken zu lassen)? Nun ja – das ist das Wesen des Verstandes. Genau das kann er am besten. Das Wesen der Gefühle ist es, uns vollständig zu vereinnahmen (wenn wir es zulassen!). Wie eine riesige Duft- oder Gewitterwolke überrollen und durchströmen uns die Gefühle. Und weil sie meist gar nicht oder nur ganz wenig strukturiert sind, geraten sie oft auch noch in Widerstreit mit dem Verstand. Gefühle folgen dem Prinzip des Fließens. Der Verstand dagegen ist bemüht, Ordnung zu schaffen. Er wünscht sich Regeln, Kategorien, Beurteilungskriterien, Zielgerichtetheit. All das kennen unsere menschlichen Gefühle überhaupt nicht. Sie wissen buchstäblich nicht, wovon die Rede ist. Meistens entziehen sie sich sogar der Ebene der Wörter.

Eines können Gefühle allerdings besonders gut: Sie fließen, und sind in ständiger Bewegung. »Möchten Sie etwas über das Wesen der Gefühle lernen? Dann empfehlen wir Ihnen eine unserer Lieblingsübungen. Setzen Sie sich für eine halbe Stunde auf eine Spielplatzbank und beobachten Sie die jüngsten Mitglieder unserer Menschenfamilie.« Sehr kleine Kinder sind zutiefst weise. Aber ihr analytisch zergliedernder, strukturierender Verstand entwickelt sich erst einige Zeit später, etwa im siebten bis achten Lebensjahr. Bis dahin gestatten sich die Kinder, in vollkommener Hingabe an ihre Gefühle zu leben. Bei den Allerjüngsten können Sie beobachten, wie heftig Gefühle sind und wie rasch sie wechseln. Eben noch voller Wut oder Kummer, kann ein Kleinkind im nächsten Augenblick schon wieder strahlen wie die Sonne am Himmel. Genauso schnell kippt es in die nächste Gefühlswelle, wenn ihm dazu Anlass geboten wird.

Gefühle bestehen aus verdichteter Energie, die sich um unseren physischen Körper herumlagert und diesen auf Lichtquantenebene durchdringt. Hellsichtige Menschen – und inzwischen auch so genannte Aurakameras – nehmen Gefühle als farbige, bewegte Wolken wahr. Haben Sie schon einmal ein solches Aurafoto gesehen? Es ist wirklich spannend, mitzuerleben, wie feinstoffliche Phänomene durch immer feiner arbeitende Geräte dokumentiert werden können. Ihr Gefühlszustand wird sichtbar; auch ohne dass Sie etwas dazu sagen.

Mit unserem denkenden Verstand unterteilen wir auch diese Energieansammlungen in geliebte und ungeliebte Bereiche. »Oder fühlen Sie sich vielleicht gerne traurig, wütend, verzweifelt, verwirrt, ängstlich?« Hier und da gibt es Menschen, die sogar in diesen Zuständen gerne »baden«. Aber die meisten von uns bevorzugen doch heitere, liebevolle und entspannte Stimmungen. Arme ungeliebte Gefühle! Die unterschiedlichen Emotionen an sich sind eigentlich neutral oder gleichwertig. So, wie die Lichtquantenversammlung, von der im letzten Abschnitt dieses Buches die Rede ist (siehe Teil V: »Licht und leicht in allen Lebenslagen«).

»Erleuchtete« Menschen sind denn auch so sehr in ihrem Lichtquantenfeld versammelt, dass sie immer im Zustand gelassener Freude ruhen, ganz egal, welchen Gefühlswolken sie gerade ausgesetzt sind. Sie lassen einfach ihre eigenen Gefühle vorbeiziehen, so als hätten sie nichts damit zu tun. Sie haben aufgehört, zu bewerten oder zu urteilen. Als Meister ihres Seins dirigieren sie ihre Gefühle und Gedanken, ohne sich umgekehrt von diesen beherrschen zu lassen.

Bereits wiederholt haben wir uns damit befasst, dass Bewegung und Leben zusammengehören, wie die zwei Seiten einer Münze. Ohne Bewegung kein Leben. Ohne Leben keine Bewegung.

Leben ist Bewegung!

Wie können wir uns in diesem schwankenden Feld aus immer wieder neuen Gegebenheiten orientieren? Wie gelingt es uns, uns in unserem Leben gemütlich und geborgen zu fühlen? Wie kann ein Schiff in Wind und Wellen den Schwerpunkt halten?

Um sich in den Wechselbädern ständiger Veränderung zu bewähren, benötigen wir einen starken **Mittelpunkt** unseres Daseins. »Was ist der Mittelpunkt Ihres Lebens? Welche Antwort kommt Ihnen hierzu spontan in den Sinn?«

Mütter sehen häufig ihre Kinder als ihren Lebensmittelpunkt an. Und natürlich verdienen diese wundervollen, charmanten Wesen jede Menge Aufmerksamkeit, Hinwendung und Fürsorge. Besitzt die Mutter allerdings keinen persönlichen, inneren Mittelpunkt, erleidet sie sofort Mangelgefühle, wenn ihr Kind sich verselbstständigt. Jahr für Jahr begegneten wir in unserer Praxis im Herbst traurigen, verwirrten oder sogar verzweifelten Müttern, die die Trennung von ihren soeben eingeschulten oder in den Kindergarten übergebenen Kindern nur äußerst schwer verkrafteten. Wesentlich schlimmer wurde diese Verwirrung, wenn die Kinder sich im Zuge ihrer Pubertät zunehmend abnabelten und verselbstständigten. Spätestens jetzt brauchen Eltern stabil tragende, eigene Lebensmittelpunkte, um ihr Leben Glück bringend zu gestalten.

Für berufstätige Menschen übernimmt die berufliche Tätigkeit oft die Rolle eines scheinbaren Lebensmittelpunktes. Alles dreht sich um diese täglich zu leistenden Aufgaben. Manche gehen so weit, auch ihre Freizeit mit Aufgaben zu füllen. Ehrenamtliche Tätigkeiten, Vereinsmitgliedschaften, außerberufliche Treffen zur Arbeit an beruflichen Fragestellungen. Alles das erfüllt natürlich auch soziale Zwecke. Im günstigsten Fall können Sie sich bei diesen Pflichten entspannen und ein wenig auftanken. Allzu oft entfalten sich die Dinge aber auch nach ihrem eigenen Rhythmus. Menschliches Beisammensein erzeugt Konflikte, und ungeplant wachsen Ihnen weitere Aufgaben zu.

Spätestens zum Zeitpunkt der Pensionierung wird offensichtlich, ob Ihre Tätigkeiten Sie nähren konnten. Ist dies der Fall, so nehmen Sie viel Kraft und innere Fülle mit auf Ihren weiteren Weg. Fühlen Sie sich dagegen ausgelaugt und unzufrieden, hatten Ihre Aufgaben eher die Eigenschaft von Fastfood.

Unter spirituell interessierten Menschen gibt es eine dritte Variante des scheinbaren Lebensmittelpunktes. »Gehören auch Sie vielleicht zu den Menschen, die ihre ›eigentliche‹ Lebensaufgabe noch immer sehnsuchtsvoll erwarten?« Viele sehr liebevoll und wachstumsorientiert gestimmte Menschen spüren den dringenden Wunsch, noch mehr für die Gemeinschaft und die Evolution tun zu können. Sie nehmen den Ruf ihrer Seele wahr und wollen gern folgen. Wahrscheinlich erwartet sie auch wirklich irgendwo in der Zukunft ein neuer Lebensabschnitt mit neuen Aufgaben. Tatsächlich leben wir ja in Ringen, durchkreisen Spiralbewegungen, und entwickeln uns in die Richtung immer größerer Fülle.

Das Leben allerdings findet in jedem Augenblick ausschließlich JETZT statt. Während Sie auf neue Lebensaufgaben warten oder Ihre persönliche Bestimmung herbeisehnen, verlagern Sie große Mengen Ihrer Lebensenergie in diese Traumräume. Versammeln Sie stattdessen Ihre gesamte Kraft HIER und JETZT, achten Sie darauf, gut gestärkt in Ihrer eigenen Mitte zu ruhen, dann entfalten Sie magnetische Anziehungskraft in Richtung Ihrer Entwicklungswünsche. Hier folgen zwei kleine Übungen zur Erreichung dieses sehr genussvollen Zustandes.

■ Übungen: Im Mittelpunkt leben

Die folgende Übung können Sie auf einem Tonträger aufnehmen, um damit zu arbeiten. Oder Sie nutzen die Gemeinschaft eines lieben Menschen und lesen sie sich gegenseitig vor. Nehmen Sie sich viel Zeit und machen Sie beim Lesen Pausen zwischen den einzelnen Sätzen.

ENTSPANNUNGSÜBUNG MIT TRAUMREISE

Finden Sie einen bequemen, ruhigen Platz und nehmen Sie sich eine halbe Stunde ungestörter Zeit. Bitte entspannen Sie sich jetzt so sehr Sie können. Entdecken Sie, dass es immer noch ein wenig mehr möglich ist, ganz entspannt zu sein. Atmen Sie sanft und ruhig aus und geben Sie Ihrem Ausatem alle Anspannungen mit, so dass Sie sich immer ruhiger und leichter fühlen können. Beim Einatmen versorgen Sie sich ganz von selbst und mühelos mit frischer, neuer Energie. So wird Ihr Atem zu einer immerwährenden Welle: Beim Ausatmen lösen Sie sich von allen Anstrengungen und Verspannungen. Beim Einatmen füllen Sie sich mit frischer, reiner Lichtenergie.

So tief entspannt im Körper können Sie jetzt auch Ihren Geist frei machen. Nehmen Sie alle Erinnerungen, alle Gedanken, die Sie vielleicht bedrücken, alle kreisenden Sorgen oder Grübeleien und legen Sie all dies in eine große Schachtel, die Sie für eine Weile beiseitestellen. Nun sind Sie frei und offen, tief entspannt und geborgen für eine Reise in die Räume Ihrer Phantasie.

Erinnern Sie sich jetzt an all das, was zu Ihren täglichen Pflichten und Aufgaben gehört. Lassen Sie für einige Momente vor Ihrem geistigen Auge all das vorbeifließen, was Sie tagaus, tagein beschäftigt. Spüren Sie für einen winzigen Augenblick, wie viel Kraft es Sie kostet, allen diesen Pflichten nachzukommen. Und jetzt hören Sie innerlich den Klang einer hellen Glocke. Im selben Augenblick sind alle Ihre Aufgaben und Pflichten verschwunden.

Sie befinden sich in einem hellen, klaren Raum, der nur aus Licht besteht. Ihr Körper fühlt sich leicht an. Beobachten Sie für einige Momente, was alles Sie in Ihrem Körper wahrnehmen können. Dies ist die Ebene reinen Seins. Genießen Sie das Gefühl, vollkommen unabhängig und entspannt zu sein. Lauschen Sie Ihrer innersten Weisheit – vielleicht hat sie eine wichtige Botschaft für Sie? Nehmen Sie sich viel Zeit, um wirklich alle Anteile dieses wundervollen Zustandes auszukosten.

Nun haben Sie die Gelegenheit, mit den vielen Anteilen Ihres Seins, mit Ihrer Lichtquanten-Familie, Kontakt zu finden. Bitten Sie die liebevollen Wesen, die mit Ihnen in Verbindung stehen, Sie diese Verbindung jetzt deutlich spüren zu lassen. Bitten Sie um eine Umarmung. Stellen Sie sich vor, wie um Sie herum ein großer Kreis von lichtvollen Wesen und Energien lebt. Sie sind der Mittelpunkt dieses Kreises; ähnlich, wie wenn Sie in einer Gruppe von Menschen stehen würden. Lichtbänder verbinden Sie mit allen denen, die für Sie wichtig sind. Spüren Sie die sanfte, wärmende Kraft der Umarmung. Spüren Sie, wie die Wärme und Sanftheit Sie durchströmt, umfließt und einhüllt. Sie sind zutiefst geborgen und tief entspannt.

Nehmen Sie sich nun noch einige Augenblicke Zeit, um dieses entspannende, nährende Gefühl wirklich in jeder Ihrer Zellen zu verankern. Saugen Sie sich voll damit und nehmen Sie sich davon, so viel Sie möchten. Erinnern Sie sich daran, dass Ihnen all dies zu jeder Zeit und an jedem Ort zur Verfügung steht – ganz egal, was Sie gerade tun. Und dann versammeln Sie sich mit Ihrem Bewusstsein wieder ganz behutsam in der Gegenwart. Nehmen Sie dabei alle Eindrücke mit, die Sie gewinnen konnten. Tun Sie einige bewusste Atemzüge, bewegen Sie langsam die Finger oder Zehen, strecken und recken Sie sich ein wenig, blinzeln Sie und schauen Sie im Raum umher. Nun sind Sie wieder ganz wach und präsent mit Ihrer versammelten Aufmerksamkeit, Hier, jetzt!

Mit der nächsten Übung können Sie sich immer und überall rasch zentrieren und stärken. Anfangs lohnt es sich, sie öfter zu wiederholen, damit Ihr Gehirn die neuen Muster und Einstellungen abspeichert. Bald wird es Ihnen sehr leichtfallen, sich einzufinden in Ihrer

LICHTWUNDERKUGEL

Sie stehen in ruhiger, entspannter Haltung und atmen einige Male sanft ein und aus. Nun stellen Sie sich vor, dass drei Lichtstrahlen aus Ihrem Körper in die Erde hinunterfließen. Zwei Lichtstrahlen strömen aus den Mittelpunkten Ihrer Fußsohlen. Der dritte Lichtstrahl strömt aus dem untersten Teil Ihrer Wirbelsäule. Die Erde nimmt dieses Licht dankbar auf und sendet Ihnen tragende Energien ihrer eigenen Kraft. Dadurch stehen Sie sicher und gut.

Wenden Sie sich nun dem Himmel über Ihnen zu und stellen Sie sich vor, dass goldene Lichtstrahlen von dort aus zu Ihnen herunterströmen. Dieses Licht durchfließt Ihren Körper. Es wärmt und versorgt Sie durch und durch. So als würden Sie an einem warmen Sommertag die Strahlen unseres Sonnensternes genießen. Sie spüren, wie die Lichtstrahlen des Himmels und die tragenden Kräfte der Erde sich in Ihrer Körpermitte begegnen und vermischen. Wie ein großer Lichtball dehnt sich die Kraft dieser Begegnung nach allen Richtungen aus. Wirbelndes, kreisendes Licht durchströmt Sie. Wirbelndes, kreisendes Licht fließt aus Ihrem Körper heraus und verbindet Sie mit allem, was ist. Wie eine leuchtende Kugel bewegen Sie sich durch Zeit und Raum. Sicher und geborgen, gut genährt, gewärmt und inspiriert: Das sind Sie!

▶ Wie fühlen Sie sich? Bitte nutzen Sie diese kleine Übung, so oft Sie können. Nach einigen Übungsgängen wird es Ihnen leichtfallen, sich mit ihrer Hilfe überall und in jeder Situation Energie und Lebensfreude zu holen.

»Vielleicht haben Sie bemerkt, wie Sie während dieser Übungen selbst zum Mittelpunkt Ihrer Wahrnehmungen werden?« Eigentlich liegt das ganze Geheimnis eines glücklich erfüllten Lebens in diesem einen Schritt: Machen Sie sich selbst in einem sehr tiefen und komplexen Sinne zum Mittelpunkt Ihres Seins! »Pfui – egoistische Menschen mag ich nicht...«, denken Sie jetzt vielleicht? Der Zustand, von dem wir sprechen, beinhaltet etwas vollständig anderes als Egoismus. Egoismus entsteht aus innerer Leere. Nur Menschen, die ihren wirklichen inneren Reichtum noch nicht entdeckt haben, können egoistisch sein. Aus der Illusion des Mangels meinen sie, alles für sich beanspruchen zu müssen. Aus der Illusion des Getrenntseins übervorteilen sie andere. Wer wirklich verstanden hat, wie unauflöslich alles mit allem verbunden ist, kann sich nie wieder leer oder einsam fühlen. Egoistisches Verhalten ist damit buchstäblich aufgelöst – erlöst.

Zurück zu Ihrem Lebensmittelpunkt, der Sie selbst sind. Während unserer ersten Übung konnten Sie Ihre Verbundenheit mit allem Sein spüren. So sind Sie selbst Ihr Mittelpunkt in einem unendlich erweiterten Sinne.

**»Aus der Mitte kommt die Kraft«,
heißt es in einem chinesischen Sprichwort.**

Mitte wird in Asien häufig mit dem Begriff **Erdung** gleichgesetzt. »Fühlen Sie sich gut geerdet? Sind Sie gern hier, in Ihrem Leben? Lieben Sie unseren Planeten und den Ort, an dem Sie wohnen? Verweilen Sie gerne in der Natur?«
Dies alles gehört zum Begriff des Geerdetseins. Falls Sie eine (oder mehrere) dieser Fragen mit nein (jein?) beantworten, haben Sie gerade eben Handlungsbedarf für Ihr »Projekt in eigener Sache« entdeckt.

Im letzten Teil dieses Buches befassen wir uns mit einer neuen, immer rascher vibrierenden Energie, die auf unseren Planeten und in unser Leben strömt. Die gesamte Schöpfung erhält in dieser augenblicklich sehr besonderen Zeit eine Chance zu Transformation und Neubeginn. Während der Wind der Veränderung unser Bewusstsein durchfegt, brauchen wir allerdings ganz dringend eine starke Verwurzelung mit unserem Hiersein im Körper und auf der Erde. Sonst kann es geschehen, dass uns dieser Wind herumschleudert (so, wie die immer stärker werdenden Hurricans der letzten Jahre). Außerdem sind wir alle ja eingeladen, es uns hier gesegnet, leicht und beglückend einzurichten. Die Tür zu unserem Goldenen Zeitalter steht bereits offen!

Zahlreiche körperliche Beschwerden tauchen in den letzten Jahren als Folge mangelhafter Erdung auf. Wenn Sie die esoterische Literatur der letzten 20 Jahre studieren, finden Sie all das beschrieben und vorausgesagt (siehe z. B. Reindjen Anselmi: »Der Lichtkörper«, Verlag Assunta, 2002). Kopfschmerzen, Schmerzen des Bewegungsapparates, Schwindel, Fieber ohne klaren Krankheitshintergrund, Verdauungsstörungen, Wahrnehmungsveränderungen, Gedächtnisstörungen, Herz-Kreislauf-Beschwerden – dies sind nur einige der möglichen Symptome unserer großen Transformation. Falls Sie sich krank oder belastet fühlen, lassen Sie sich bitte dennoch auf jeden Fall gründlich medizinisch untersuchen. In den meisten Fällen (statistisch in 90 % aller Untersuchungen einer Alltagspraxis) ergibt diese Diagnostik keine Befunde. Ihre Beschwerden werden als »vegetativ verursacht« erklärt.

Das vegetative (auch »autonome«) Nervensystem steuert wie eine unendlich komplexe Computeranlage unsere lebendigen biologischen Funktionen. Seine Informationen tauscht es über biochemische, elektromagnetische und hormonelle Prozesse auf Lichtquantenebene aus. Natürlich geraten diese Ebenen in Wechselwirkung mit dem jetzt vermehrt zur Erde strömenden Lichtpotenzial. Die beschleunigten Vibrationen erreichen und versorgen jede einzelne Körperzelle. Die Erbinformation, unsere DNA (im deutschen Sprachgebrauch auch DNS genannt), »erwacht« und verströmt ihrerseits neue Energiepotenziale.

So ist alles in Bewegung begriffen. Alles wandelt und verändert sich. Jede starr gewordene Struktur erwacht. Das kann sich schon einmal unbehaglich oder schmerzend anfühlen. Ähnlich, wie wenn Sie mit Ihrem Arm unter dem Kopf eingeschlafen sind. Die abgedrückten Körperstrukturen »erwachen«, wenn Sie sich wieder bewegen. Bis der lebendige Fluss aller Energien wiederhergestellt ist, schmerzt Sie dieser Erwachensprozess. Solange von medizinischer Seite kein Handlungsbedarf besteht, dürfen Sie sich unbesorgt sich selbst, Ihrem Lebensraum und Ihrem Lebensmittelpunkt widmen. Dies allein reicht aus, um die meisten Beschwerden sofort in Auflösung zu bringen.

»Überrascht es Sie, dass wir Ihnen rasche – sogar sofortige – Abhilfe versprechen? Leben Sie mit dem Glaubenssatz, dass jede Entwicklung Zeit braucht? Dass eine natürliche, biologisch verträgliche Entwicklung sogar sehr viel Zeit braucht?« Dann laden wir Sie ein, Ihr inneres Bild von Zeit einmal mehr der neuen Lichtenergie anzupassen. Vielleicht lesen Sie hierzu über Einsteins Berechnungen einer Zeitkrümmung, der wir uns im letzten Teil dieses Buches widmen? Die von Einstein berechnete gekrümmte Zeit erleben wir gerade jetzt! Es ist ihr Geschenk an uns Menschen, dass wir uns rascher als früher, manchmal sogar mit sofortiger Wirkung, in einen neuen Zustand versetzen können.

So, wie die Fee im Märchen ihren Zauberstab hebt und durch einen Impuls ihrer Absicht neue Realitäten erschafft, können auch Sie Ihre Ziele zunehmend schneller erreichen!

Eine Freundin von uns (geübt in der Lichtkörperarbeit) hatte sich einen Sonnenbrand im Gesicht zugezogen. Indem sie sich einige Minuten lang auf ihre vollständige Heilung konzentrierte, regenerierte sich die gerötete Haut sofort. »Vielleicht kennen Sie auch Berichte von den außergewöhnlich begabten ›neuen Kindern‹, den ›Indigos‹?« Immer wieder demonstrieren einige von ihnen die beschleunigte Zeit, indem sie in ihrer geschlossenen Hand in wenigen Minuten eine Knospe zum Erblühen bringen (siehe hierzu: Paul Lee: »Chinas Indigo-Schulen«). Gut geerdet und vollkommen versammelt in unserer Mitte, erschaffen wir Menschen Wunder! Eine jede und ein jeder von uns!

Es lohnt sich also, das eigene Inventar an Überzeugungen und Glaubenssätzen immer wieder einer Prüfung und Neuausrichtung zu unterziehen. »Lagerhallen durchforschen und aufräumen« heißt das Projekt (siehe S. 322 ff). Ihren Fahrplan aktualisieren, damit Ihr Zug nicht ohne Sie vorbeirauscht. Anerkennen – vielleicht mit Staunen, aber ohne zu zweifeln! –, dass Wunder möglich sind. Wir Menschen sprechen von »Wunder«, wenn wir uns etwas nicht (noch nicht?!) erklären können. Vor 500 Jahren hielten es die meisten Menschen für undenkbar, *wunder*voll oder gotteslästerlich, sich die Erde als Kugel vorzustellen. Worüber werden die Menschen in 100 Jahren lachen, wenn sie an unsere jetzt gültigen Überzeugungen denken?

»Welche Wunder hielten Sie bisher für unmöglich?«

▌ Wir laden Sie herzlich ein, Ihren inneren Raum der Möglichkeiten *wunder*voll zu erweitern – am besten gleich in *grenzen*lose Dimensionen!

Hier sind zwei Übungen, die Ihre Erdung unterstützen.

■ ÜBUNGEN: Gut geerdet sein

▶ Die Tradition des Jin Shin Jyutsu empfiehlt, die Daumen zu halten, um sich gut mit der Kraft der Erde zu verbinden. Umschließen Sie so oft wie möglich den Daumen Ihrer einen Hand mit allen Fingern der anderen Hand. Dabei ist es egal, für welche Seite Sie sich entscheiden. Im Liegen oder Sitzen hilft es Ihnen, wenn Sie Ihre Hände rechts und links in die Leistengegend legen. An dieser Stelle befinden sich Energietore (im Jin Shin Jyutsu »Sicherheits-Energie-Schlösser«), die die Energien zwischen oben und unten in Ihrem Körper verbinden. Auch damit unterstützen Sie Ihre Erdung. An der Innenseite Ihrer Knie schließlich liegt ein wichtiges Energietor für alle Ströme, die mit der Erdung und den zugeordneten Organen zu tun haben. Halten Sie beim Einschlafen in Seitenlage eine Hand zwischen Ihre Knie. So versorgen Sie diesen Bereich optimal.

▶ Lieben, achten und pflegen Sie Ihre Füße! Haben Sie schon einmal darüber nachgedacht, welch enorme Arbeitsleistung diese treuen Organe ein Leben lang verrichten? Welche Lasten sie tragen? Welche Mühsal sie erdulden, wenn sie sich in modische Schuhe einsperren lassen? Haben Sie Ihren Füßen schon einmal ehrlich gedankt? Falls Sie an diesem Punkt jetzt plötzlich Nachholbedarf entdecken sollten, empfehlen wir Ihnen, ein extra Dankesfest für Ihre Füße zu veranstalten! Nehmen Sie ein wohltuendes Fußbad mit Himalajasalz oder Basenpulver. Verwöhnen Sie sich (oder lassen Sie sich verwöhnen!) mit einer wohltuenden Fußmassage. Danken Sie Ihren Füßen für ihren Dienst und versprechen Sie ihnen, von nun an weiterhin gut für sie zu sorgen. Vielleicht genehmigen Sie sich regelmäßige Fußreflexmassagen? All dies hilft Ihnen, sich hier in dieser Welt mit Genuss zu erden!

Denken Sie eigentlich manchmal daran, unserem wundervollen, großzügigen Planeten zu danken? Sind Sie sich darüber bewusst, was alles die Erde uns zuliebe toleriert und erduldet? Unsere Erde ist eine energievolle Wesenheit; ein göttlicher Schöpfungsgeist. Sie trägt, liebt und ernährt uns wie eine gute Mutter. Wir haben ihr viel zugemutet in den vergangenen Jahrzehnten. Längst überfällig ist es, sich ihr wieder in besonders aufmerksamer Liebe zuzuwenden. Hierbei können wir von den Traditionen der so genannten indigenen Völker lernen, für die der Respekt vor Mutter Erde immer eine selbstverständliche, gern akzeptierte Pflicht bedeutete. Indem wir uns im Geiste mit unserem Planeten verbinden, ihn lieben, achten und ihm lauschen, verbinden wir uns auf neue Art mit dem Leben.

An vielen Orten des Planeten werden inzwischen Erdheilungsrituale durchgeführt. Immer mehr Menschen erkennen, wie wundervoll und unverzichtbar unsere Verbindung mit dieser Heimat im Universum ist. Unsere Erde lebt in derselben Schwingungsfrequenz wie unser irdischer Körper. Wir leben durch sie, aus ihr und mit ihr. Ebenso lebt sie durch uns. Diese innige Verbundenheit fordert uns zu verantwortlichem Handeln auf.

Ebenso wie unser menschlicher Körper besitzt auch die Erde Energieleitbahnen und besondere energievolle Punkte. Alle

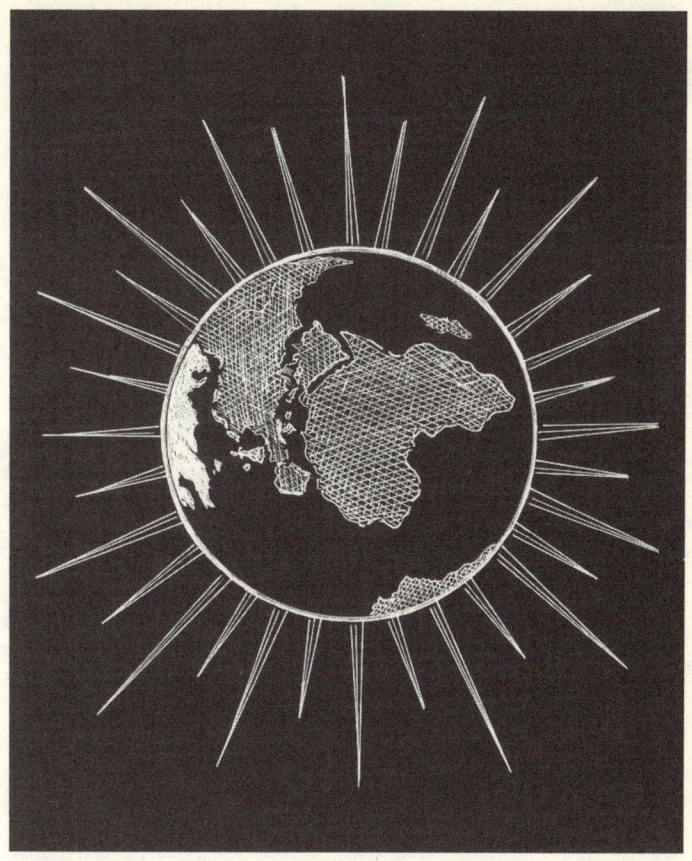

weisen Kulturen dieses Planeten wissen davon zu berichten. Manche Forscher beschäftigen sich mit einer Art Erdaku- punktur (siehe z. B. Marco Pogacnik: »Schule der Geoman- tie«, Knaur Taschenbuch, 2000). Ende der 80er Jahre führte Pogacnik ein bemerkenswertes Erdheilungsritual mit wichti- gen Ergebnissen durch. Wegen des Bergbaus im Ruhrgebiet hatte sich der Grundwasserspiegel so sehr gesenkt, dass die mehrere hundert Jahre alten wertvollen Bäume eines gräf- lichen Anwesens in Lebensgefahr gerieten. Pogacnik setzte

mit speziellen Symbolen versehene Steine an besonders aus-
gewählte Plätze in die Erde. Die Bäume erholten sich und
entwickeln sich seitdem gesund.

> **Sie wissen ja: Wo unsere Aufmerksamkeit liegt,
> versammelt sich unsere Energie!**

Indem wir uns mit den Bedürfnissen unseres Planeten befassen und liebevoll heilsame Hilfestellungen für ihn entwickeln,
heilen wir uns selbst. Unsere Verankerung in dieser Heimat
ist gestärkt. Wir erden uns. Ein entspanntes Leben in sicher-
er Geborgenheit ist unser Lohn. Dürfen wir Sie zu diesem
Thema »auf den Geschmack bringen«? Dann laden wir Sie
zum Genuss der folgenden Speise ein!

✦ REZEPT: ERDENDE GENÜSSE – SAFRANREIS MIT
MUSKATKÜRBIS IN MANGOSOSSE   (siehe S. 23)

VON DEN GRUNDFUNKTIONEN DES LEBENS

Unser menschliches Leben entfaltet sich rhythmisch. Wir
durchlaufen Zyklen und entwickeln uns. Wir pendeln zwischen entgegengesetzten Polen und leben im Austausch zwischen innen und außen.

Wachen   – Schlafen
Bewegtsein – Ruhen
Aufnehmen   – Abgeben
Vereinigen – Trennen

In einem ewigen Tanz wandeln wir zwischen scheinbar widersprüchlichen Ebenen des Seins.

Gesund sein heißt im Gleichgewicht sein.

Die Balance ertasten zwischen den unzähligen Möglichkeiten dieser Welt. Widersprüche lieben lernen. Von allem genug bekommen, um dann genug zu **haben** für ein **Sein** in Fülle.

»Gibt es offene Posten in Ihrem Leben? Entdecken Sie Ungleichgewichte in Ihrem täglichen Ablauf? Erfahren Sie mehr des einen oder weniger bzw. nichts des anderen? Zu viel Ruhe, zu wenig Bewegung? Zu viel Arbeit, zu wenig Muße? Zu viel Schwere, keine Ausgelassenheit? Zu viel Fastfood, zu wenig lichtvolle Nahrung?«

In der chinesischen Tradition der Fünf-Elemente-Lehre wird die Kunst ausgewogener Balance dem Leberfunktionskreis zugeordnet. Leber und Gallenblase gelten als die Organe, die Bewegung ins Spiel bringen. Hier reguliert sich der ständige Strom vielfältiger Energien. Hier entscheidet sich, ob der Mensch in Ausgewogenheit und Gleichgewicht lebt. Die Asiaten erweitern in ihrer Tradition unseren westlichen Organbegriff erheblich. In einem analogen Modell ordnen sie den tatsächlichen Körperstrukturen von Leber und Galle weitere Bereiche ähnlicher Qualität zu. Zum Funktionskreis Leber gehören:

- Das Element Holz (junge, frische Triebe)
- Die Emotionen von Wut und Gereiztheit
- Die Gewebestruktur der Sehnen und Gelenke
- Die Sinnesfunktion des Sehens
- Die Farbe Grün
- Die Jahreszeit des Frühlings
- Der saure Geschmack

Für unser westliches Verständnis mögen diese analogen Zuordnungen willkürlich erscheinen. Vertieft man sich jedoch mehr in das Denksystem asiatischer Tradition, zeigen sich viele Übereinstimmungen zu alltäglichen Beobachtungen des Lebens überall auf der Welt. Außerdem findet sich der Leberfunktionskreis eingebettet und unauflöslich verbunden mit den vier übrigen Elementen: Feuer, Erde, Metall und Wasser. Das analoge Modell der fünf Elemente zeigt den Zusammenhang aller Erscheinungen im Wechselspiel göttlich schöpferischer Energie. Alle Anteile des Universums beeinflussen sich gegenseitig. Vor mehreren tausend Jahren formulierten Menschen der asiatischen Kultur Grundsätze, die die moderne Quantenphysik jetzt errechnet und belegt.

Im Gleichgewicht sein zwischen polaren Lebensbedingungen bedeutet, einen Schlüssel zum Glück zu besitzen.

Wer im Ungleichgewicht lebt, kann mit diesem Schlüssel Ausgewogenheit und Balance erschaffen. Die Funktionen des Holzelements helfen Ihnen dabei, Ihr Glücks-Gleichgewicht zu entdecken.

»Gibt es einen Bereich in der obigen Aufzählung analoger Zuordnungen aus dem Holzelement, den Sie in Ihrem Leben als ungleichgewichtig einschätzen? Haben Sie eine extreme Ab- oder Zuneigung zur sauren Geschmacksqualität? Neigen Sie dazu, immer (oder oft) im Frühjahr zu erkranken? Leiden Sie unter Beschwerden der Sehnen oder des Gelenkapparates oder unter Augenerkrankungen? Fühlen Sie sich oft unruhig, explosiv, gereizt oder wütend? Neigen Sie zu plötzlichen Zornesausbrüchen?« Dies alles sind Hinweise auf ein unbalanciertes Holzelement. Abhilfe schafft unter anderem eine Speise für diese spezifische Energie. (Weitere Tipps finden

Sie in unserem Buch »Fünf Elemente Ernährung« aus dem Graefe und Unzer Verlag).

✦ **REZEPT: MEHR BALANCE IM HOLZELEMENT MIT ZITRONENWASSER** (siehe S. 122)

Leber und Gallenblase übernehmen riesige Aufgaben in unserem Körper. Nicht nur unsere Nahrung muss aufgespalten und entgiftet werden. Auch zahlreiche Alltagsbelastungen muten diesen treuen Organen viel zu. Elektrosmog, Luft- und Wasserverschmutzung, chemische Zusätze in unserer Nahrung, Kosmetik, Kleidung – diese Liste ließe sich auf unerfreuliche Weise fortsetzen. Unsere Leber gibt ihr Bestes, um Schäden auszugleichen, die wir durch Unbedachtheit und Nachlässigkeit verursachen.

Eine überlastete Leber kann ihre Aufgaben nur noch begrenzt wahrnehmen. In der Folge davon lagern sich ungenügend ausgeschiedene Schadstoffe im Bindegewebe ab. Der Körper wehrt sich mit Entzündungen und anderen Symptomen. Chemische Medikamente unterdrücken diese Symptome und fordern die Leber erneut zu Überleistungen heraus. »Ahnen Sie, welche schädlichen Kreisläufe so entstehen können?« Unterstützung und Hilfe für das Leber-Galle-System ist also nötig. Jede gesunde Nahrung muss diesen Aspekt berücksichtigen. Hier sind einige **Tipps**, mit denen Sie Ihr Leber-Galle-System in Schwung bringen können.

• Trinken Sie regelmäßig zuckerfreie, säuerliche Fruchtsäfte, Zitronenwasser (siehe S. 122) oder Obstessigverdünnungen.
• Halten Sie Ihren Mittelfinger (abwechselnd rechts, links mit den Fingern der anderen Hand ohne Druck umschließen).

- Legen Sie Ihre Hände ab und zu auf den unteren Rippenbogen, um die Leber-Galle-Region mit Energie zu versorgen.
- Verschaffen Sie sich Bewegung.
- Gewöhnen Sie sich an regelmäßige Fastenzeiten, in denen Sie auf Genussmittel und Süßigkeiten verzichten.
- Gönnen Sie Ihrer Leber einmal im Jahr eine Grundreinigung mit Kräutern und Pflanzen (Löwenzahnsalat!) oder einer zweitägigen Leber-Kur nach Dr. Hulda Clark (siehe Dr. Clarks Buch »Heilung ist möglich«).

Indirekt helfen Sie Ihrer Leber, indem Sie Ausgewogenheit in Ihr Leben bringen. Um die Balance lebendiger Grundfunktionen geht es im Folgenden.

Wachen und Schlafen

Kennen Sie die Bedeutung von gesundem Schlaf? Seit etwa 30 Jahren befasst sich die Wissenschaft vermehrt mit diesem Thema. Dabei zeigt sich, dass die weitaus meisten Menschen in den Industrienationen unter schlechtem Schlaf leiden. In der Regel sind sich diese Menschen darüber nicht einmal bewusst. Manche arbeitsmedizinischen Untersuchungen gehen davon aus, dass ein Großteil aller Unfälle und Erkrankungen durch Schlafmangel verursacht werden. Wären die Menschen ausreichend mit erholsamem Schlaf versorgt, könnte ein erheblicher volkswirtschaftlicher Schaden vermieden werden. Dabei geht es vielmehr um die Schlafqualität als um die Anzahl der Schlafstunden. Die meisten Menschen schlafen zwar ausreichend lange. Ihre Lebensumstände verhindern aber, dass sie genügend Tiefschlafphasen durchleben. Und nur diese helfen dem Körper, wirklich zu regenerieren.

Während des Schlafes wechseln Tiefschlafphasen mit eher oberflächlichen Traumschlafphasen etwa alle 90 Minuten. Während der Tiefschlafphasen regeneriert der Körper. Das Immunsystem erholt sich. Zellreparaturen werden durchgeführt. Hormone werden produziert und ausgeschüttet. Der Stoffwechsel läuft auf Sparflamme (deshalb empfiehlt es sich, mindestens drei Stunden vor dem Einschlafen nichts mehr zu essen und die Nachtmahlzeit leicht verdaulich zu gestalten). Menschen der so genannten Naturvölker haben Forschungsergebnissen zufolge vier bis fünf Tiefschlafphasen pro Nacht. »Zivilisierte« Menschen begnügen sich notgedrungen, und ohne es zu ahnen, mit nur zwei bis drei dieser Erholungspausen. Verständlich, dass dieser Mangel den Nährboden für Krankheit bilden kann.

Auch unsere Seele regeneriert während der Tiefschlafphasen ganz besonders. Antroposophen (Anhänger der Philosophie Rudolf Steiners) berichten, dass die Seele nachts, mit dem Körper verbunden über eine »Silberschnur«, Reisen in andere Dimensionen unternimmt, um dort spirituell genährt und geschult zu werden. Zahlreiche esoterische Bücher enthalten Selbsterfahrungsberichte von Menschen, die sich im Tagesbewusstsein an ihre nächtlichen Reisen erinnern.

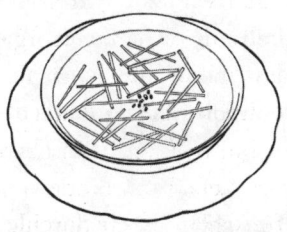

Lichtnahrung für Körper, Seele und Geist: das ist das Geschenk ausgewogener Tiefschlafphasen.

Und was kann unseren Schlaf stören? Zunächst einmal empfehlen wir Ihnen wirklich dringend, ein hochwertiges Bett-
und Schlafsystem zu nutzen. Haben Sie daran schon gedacht?
Viele Menschen finden es selbstverständlich, bestimmte Konsumgüter regelmäßig zu erneuern. Kleidung wird mit der
Mode gewechselt. Egal, ob sie schon verbraucht ist oder nicht.
Nachts schlafen dieselben Menschen auf 10 oder 15 Jahre
alten Matratzen. Zwei bis drei Liter Schweiß gibt der Körper
in jeder Nacht ab. Feuchtigkeit, die in den meisten Matratzen
zumindest teilweise gespeichert wird. Hier bildet sie einen
willkommenen Nährboden für Staubmilben (deren Kot Allergien auslösen kann! In 10 Jahren produzieren diese kleinen
»Haustiere« eine fünf Zentimeter hohe Exkrementschicht ...)
und andere ungebetene Bettgäste.

Von dem großen **Arzt Paracelsus** ist ein viel sagender Ausspruch überliefert: »**Ein krankes Bett ist ein sicheres Mittel,
die Gesundheit zu ruinieren!**« Falls Sie Ihr Bett schon lange
nutzen, lohnt es sich, den Sinn einer Neuanschaffung zu überprüfen. Informieren Sie sich hierzu ausgiebig und – unser
Tipp – glauben Sie nicht alles, was man Ihnen erzählt, sondern holen Sie mehr als eine Meinung ein. Wir selbst mussten unsere Gutgläubigkeit vor einigen Jahren teuer bezahlen,
als unser hochgepriesenes, ökologisch angeblich erstklassiges
Schlafsystem nach einem halben Jahr Benutzung durchge-
legene Stellen zeigte. Selbstbetrug half uns nicht weiter. Wir
litten unter Rückenschmerzen und schafften uns ein neues
Schlafsystem an, das sein Gesundheitsversprechen dankens-
werterweise bis jetzt hält.

Was kann unseren Schlaf außerdem stören? Kreisende Gedankenschleifen, ein überfüllter Magen-Darm-Trakt, unver-
daute Gefühle (die ihrerseits zu Grübeleien Anlass bieten ...)

und, sehr wichtig: elektromagnetische und geopathische Störzonen. Gehören Sie zu den Menschen, die all das noch immer für übersteigerte Phantasie halten? Dann empfehlen wir Ihnen die Lektüre von Teil IV dieses Buches: »Die ›neuen‹ Probleme des Lebensraumes«. Eine ehrliche Bilanz Ihres aktuellen Zustandes haben Sie ja bereits im zweiten Teil dieses Buches aufgestellt.

»Genießen Sie ausreichend erholsamen Schlaf? Sind Ihr Wachen und Schlafen im Gleichgewicht? Oder leiden Sie unter müden, erschöpften Wachphasen und unruhigen, ermüdenden Schlafzeiten?«

Hier kommen einige Anregungen für Ihre Schlaf- und Wachbalance:

- Lassen Sie sich von einem lieben Menschen die großen Zehen halten, um entspannt und ruhig einzuschlafen. Wenn Sie als Paar einschlafen, kann jeder die Zehen des anderen halten. Nutzen Sie auch weitere Griffe des Jin Shin Jyutsu. Sie helfen wunderbar!

- Sorgen Sie für warme Füße beim Einschlafen. Kalte Füße machen unruhig und halten wach. Kennen Sie die japanischen Baumessig-Pads? Diese wundervoll entgiftende Kräutermischung (manchmal versetzt mit Pulver aus Halbedelsteinen) wird wie ein Pflasterkissen unter die Fußsohlen geklebt. Ihre Nachtruhe ist herrlich. Außerdem werden Sie beim Aufwachen staunen, wie heftig Ihr Körper seine Giftstoffe über Nacht entlässt. Die weißen Fuß-Pads sind am Morgen braun oder schwarz verfärbt. Gelegentlich können Sie die dunkle Ausscheidung beim Austreten aus der Haut beobachten.

- Essen Sie spätestens drei Stunden vor dem Einschlafen. Nehmen Sie sich eine Leichtmahlzeit, damit Ihre Verdauungsorgane über Nacht ruhen können. Falls Sie noch spät Hunger bekommen, hilft eine leichte, fettfreie Gemüsebrühe, z. B. nach Rezepten der heiligen Hildegard. Bevorzugen Sie Instantbrühe? Dann empfehlen wir Ihnen, sehr genau auf die Zusammensetzung zu achten. Viele Produkte sind mit fragwürdigen oder sogar schädlichen Zutaten angereichert. Im Kapitel »Rezepte« finden Sie hierzu weitere Informationen.

- Halten Sie Ihren Schlafraum frisch gelüftet. Die Raumluft ist von wesentlicher Bedeutung für Ihren gesunden Schlaf. Die Anschaffung eines Luftfiltergerätes lohnt sich in vielen Großstädten zunehmend. Viele Räume sind auch bei Weitem zu trocken. Hier eignet sich der gut recherchierte, informierte Kauf eines Luftbefeuchters (Achtung: Manche Geräte verseuchen die Luft mit Keimen; lassen Sie sich gut beraten). Forschungen über Atemstörungen und nächtliche Herz-Kreislauf-Attacken zeigen den Sinn solcher technischer Hilfen.

- Bestimmt erinnern Sie sich: Alles hat seine eigene Ausstrahlung, mit der Sie in Verbindung stehen. Anregendes Material (Bücher, Büroarbeiten …) und elektrische bzw. elektromagnetische Geräte stören Ihren Schlaf. Vielleicht lassen Sie sich eine Nachtfreischaltung in Ihrem Stromnetz installieren?

Dadurch wird Elektrosmog in Ihrer Umgebung zumindest teilweise eingeschränkt. Alle elektrischen Geräte laufen exakt auf gesundheitsstörenden Frequenzen. Mehr dazu finden Sie im vierten Teil dieses Buches unter »Specials«.

- Wenn Sie zu unruhigem Schlaf neigen, hilft es, vor dem Einschlafen einen kleinen Spaziergang oder eine Meditation einzulegen. Schalten Sie bewusst ab, wenn Sie sich zur Ruhe begeben. Verschieben Sie Probleme, ungelöste Fragen und beunruhigende Themen auf den nächsten Tag. Versöhnen Sie sich mit Ihren Liebsten und mit sich selbst. Nichts ist so wichtig, dass man sich davon die Nachtruhe stören lassen sollte!

- Geben Sie alle Gedanken und Gefühle des Tages ab. Früher hatte das Nachtgebet diese Funktion, und wenn Sie es mögen, ist es immer noch eine wundervolle Hilfe. Geben Sie alles Belastende und Beunruhigende an Ihre Schutzengel ab. Oder legen Sie's im Geiste in eine große Schachtel, die Sie über Nacht an einem sicheren Ort aufheben. Versammeln Sie sich mit Ihrer Aufmerksamkeit im Zentrum Ihrer Ruhe. Manchmal ist es auch hilfreich, ein Mantra oder eine Gebetsformel im Geiste zu wiederholen, um den grübelnden Verstand zu beschäftigen.

- Werden Sie sich bewusst, dass Sie geborgen sind. In sich selbst, in den Armen Ihrer Schutzengel, in der Verbundenheit mit lieben Menschen. Bitten Sie um ruhigen, erholsamen Schlaf. Erfinden Sie Ihre eigenen Schlafrituale; so, wie man es für die Kinder tut. Ein Duft (Lavendel!), eine leise Entspannungsmusik, ein sanftes, mildes Licht – dies alles fährt Ihre Wachsamkeit herunter und leitet Ihren erholsamen Schlaf ein.

- Falls Sie nachts zwischen zwei und vier Uhr erwachen, ist dies der Hinweis auf ein gestresstes Holzelement. Einige Schluck Zitronenwasser können Ihnen helfen. Manchmal hilft auch eine mit Magnesium angereicherte Nahrungsergänzung (Magnesiummangel kann körperliche Unruhe verursachen) oder ein Kräutertee. Vorsicht mit Baldrian: Dieses viel gerühmte »Beruhigungsmittel« erzeugt (ähnlich wie die chemisch hergestellten Diazepame) bei etwa einem Drittel der Menschen paradoxe Reaktionen, also Unruhe.

- Falls all das Ihr Schlafprojekt noch nicht ausreichend klärt, empfehlen wir Ihnen, mit Hilfe von Kinesiologie oder mit psychologischer Unterstützung die tieferen Ursachen zu ergründen und aufzulösen. Geben Sie sich nicht mit unzureichendem Schlaf zufrieden! Ihr gesundes Leben hängt davon ab.

Bewegt sein und ruhen

»Bewegung ist das Tor zum Leben«, sagen die Kinesiologen. Und die müssen es wissen. In ihrem Fach werden die Gesetze von Balance und Bewegung nun schon jahrzehntelang erforscht. Außerdem befassen sich Kinesiologen mit dem Zusammenhang zwischen Gehirn, Gedanken, Gefühlen und Handlungen. Uralte Traumata oder Stressmuster lassen sich oft durch einfache Bewegungsübungen lösen. Viele blockierte Therapieverläufe bewegen sich nach einer kinesiologischen Balance in Richtung Heilung.

Bewegungsmangel wird für fast alle chronischen, so genannten Zivilisationskrankheiten mit verantwortlich gemacht. Dies bezieht sich nicht nur auf die mangelhafte körperliche Bewegung. Auch unsere Gefühle und Gedanken sollten beweglich bleiben, um uns gesund zu erhalten. Allerdings geht es hier um frische, spontane Bewegungsmuster, in denen gleichzeitig ein ruhiges Zentriertsein liegt. Hektische Bewegungen, hektisches Sprechen, sprunghaft wechselnde Gedanken, unruhige Gefühle – dies alles sind Anzeichen für eine Dysbalance im Bereich Ruhe und Bewegung.

»Kennen Sie diese Dysbalance aus Ihrem Leben? In welchen Bereichen wünschen Sie sich mehr Beweglichkeit?«

▶ Große Programme (»Ab dem nächsten Monat treibe ich wirklich regelmäßig Sport …«) verweilen meist nur im virtuellen Raum. Deshalb empfehlen wir Ihnen, kleine »Inseln der Beweglichkeit« in Ihren Alltag einzubauen. Während wir am Schreibtisch arbeiten, stehen wir mindestens einmal in der Stunde auf, um uns zu recken und zu strecken. Dann benutzen wir einige Minuten lang unser Entspannungstrampolin. Dies Gerät fordert uns nicht zu besonderen Leistungen heraus. Wir dürfen uns einfach ein wenig vergnügen. Dabei üben wir ein sehr sanftes Schwingen, das jeder Mensch – egal welchen Alters oder Trainingszustandes – nutzen darf. Der Kopf wird klar, das Herz-Kreislauf-System und der Lymphfluss werden angeregt, und so akzeptiert der Körper eine weitere Stunde ruhigen Sitzens.

Eine finnische Freundin erzählte uns einmal, dass alle finnischen Schulkinder nach jeder Stunde für ein paar Minuten zum Spielen auf den Hof geschickt werden – egal, welche Temperaturen draußen herrschen (es ist oft kalt in Finnland!). Da haben wir's: Finnland liegt im europäischen Vergleich der PISA-Studie ganz weit vorn! Bewegung und frische Luft helfen den finnischen Schulkindern, sich gut zu konzentrieren und beste Schulleistungen zu erbringen. Die dortigen Schulbehörden haben etwas verstanden. Hoffen wir, dass hiesige Mitarbeiter aus dem gemeinsamen Quantenfeld auch für unser Land sinnvolle Anregungen schöpfen …

»Heute habe ich besonders viel zu tun.
Da muss ich mir eine Stunde länger Zeit nehmen
für meine Andacht«.

Dieser weise Ausspruch stammt von Martin Luther, der wusste, wovon er sprach. »Kennen Sie diese Situation? Vor lauter Aufgaben werden Sie so hektisch, dass Sie Verschiedenes beginnen, nichts ganz zu Ende führen, und ehe Sie sichs versehen, ist der Tag um und Sie sind frustriert!?«

Bewegtsein aus der Kraft der Ruhe lautet das Heilmittel.

Und um immer so ruhig zentriert handeln zu können, brauchen wir Übung. Meditation, Gebet, stille Einkehr bei der (ruhigen!) Hausarbeit… In allen Kulturen dieser Welt wurden Rituale und Praktiken entwickelt, die diese Qualität unseres Seins pflegen und stärken. Es lohnt sich, eine persönlich passende Variante hierfür zu wählen und wieder Anschluss (Religio!) zu finden an diese Tradition.

Der »Markt« unterschiedlichster Meditationsempfehlungen ist riesig, und nur Ihr Herz kann Ihnen zeigen, welche Methode für Sie zum jeweiligen Zeitpunkt die passende ist.

▶ Wie zeigt das Herz uns Menschen, was es für richtig und passend hält? Ganz einfach: Wenn Ihr Herz einverstanden ist, fühlen Sie sich glücklich, entspannt, heiter, liebevoll, inspiriert, neugierig… Dies alles sind Herzqualitäten; gespeist von jener Energie, die dieses große, großartige Kraftwerk aussendet und absorbiert. Sie kennen Ihre Herzqualitäten. Lassen Sie sich doch einfach davon leiten und wählen Sie das, was diesen wundervollen Zustand in Ihnen erzeugt. Ist es nicht großartig, so einen präzisen, unbestechlichen Filter bei sich zu tragen? Ihr Herz wird Ihnen auch zeigen, welche Form der andächtigen Ruhe und Sammlung für Sie die beste ist.

Um Ihre Wahlmöglichkeiten zu erweitern, folgt hier eine Ruhepraxis, die sowohl einfach als auch sehr kraftvoll ist. Wir orientieren uns bei diesem Vorschlag an der »Methode« des japanischen Arztes Dr. Nubuo Shioya, der im stolzen Alter von 96 Jahren ein Buch darüber schrieb (»Der Jungbrunnen des Dr. Shioya«, Koha Verlag). Mit dieser Leistung war er aber noch nicht zufrieden. Gerade erschien sein Folgeband, den er mit 103 Jahren fertig stellte. Möchten Sie auch so ein hohes Lebensalter bei bester Gesundheit und geistiger Frische erreichen? Dann lassen Sie uns beginnen!

■ ÜBUNG

ICH ERSCHAFFE MEIN SEIN IN GESUNDER FÜLLE!

Finden Sie ein ruhiges Plätzchen und schenken Sie sich etwa 30 Minuten Ihrer Zeit. Setzen Sie sich bequem hin. Die Übung beginnt.

Atmen Sie in Ihre untere Körperregion hinein. Dabei stellen Sie sich vor, dass Sie sich eine große Menge noch ungeformter Energie aus dem Universum holen. Vielleicht sehen Sie diese Energie in Form von winzigen, rasch beweglichen Lichtfunken?

Nun halten Sie für einige Sekunden die Luft an – nur so lange, wie es Ihnen wirklich angenehm ist! Dabei geben

Sie mit Ihrem Zwerchfell einen winzigen Druck nach unten. Während dieser Zeit stellen Sie sich vor, was immer Sie gerne hätten: vollkommene Gesundheit, eine sanfte Transformation ins Licht, Ihre finanzielle Freiheit (auch dies ist ein bedeutsamer Aspekt unseres irdischen Lebens!), Ihr neues Haus, Ihre Traumpartnerin/Ihren Traumpartner, Frieden auf der Welt ... erschaffen Sie in sich das Bild, das diesen Traum als bereits verwirklicht zeigt.

Dann atmen Sie sanft und ruhig aus. Wenn Sie mögen, denken Sie dabei innerlich: »Danke.«

Nun folgt ein Atemzug (oder, wenn Sie möchten, mehrere), den Sie ganz natürlich fließen lassen und genießen. Dies ist sehr wichtig, denn die Übung soll Sie erfrischen und ohne Stress verlaufen.

Wiederholen Sie diesen Ablauf 25 Mal. Wenn Sie dafür zu wenig Zeit haben sollten, machen Sie lieber weniger als nichts. Vielleicht erinnern Sie sich aber auch an Martin Luther und nehmen sich Ihre Zeit?

Wir empfehlen Ihnen diese Übung sehr! Sie erschafft unvorstellbare Wunder, die wir selbst aus eigener Erfahrung bestätigen können.

Aufnehmen und Abgeben

… ein weiteres großes Thema. Sehr selten nur trifft man auf Menschen, die diese Polarität ausgewogen leben. Aber macht nichts – schließlich sind wir ja alle göttliche Kinder in Übung! Unser spontan und selbstständig fließender Atem gibt uns Auskunft über unsere individuellen Muster des Gebens und Nehmens:

Einatmen – Aufnehmen
Ausatmen – Loslassen

»Leiden Sie gelegentlich (im Schlaf?) unter dysharmonischen Atemmustern? Halten Sie die Luft an? Wann tun Sie dies? Nach der Phase des Einatmens oder nach dem Ausatmen? Was fällt Ihnen leichter – das Geben oder das Nehmen?«

Nachdem die Menschheit über viele Jahrhunderte im Mangel lebte – in tatsächlichem Mangel aus Armut und in freiwillig gewähltem Mangel aus religiöser Überzeugung –, befindet sich im Informationspool des menschlichen Kollektivs sehr viel unbewusste Sehnsucht nach Fülle. Diese Fülle betrifft alle Ebenen des Seins. Wir haben Hunger. Unsere Körper hungern nach lebendiger, energievoller Nahrung. Unsere Seele hungert nach Liebe, Geborgenheit, Anerkennung, Güte, harmonischer Gemeinschaft. Unser Geist hungert nach kreativer Entfaltung, nach Erkenntnis, nach spiritueller Fülle und Licht.

Instinktiv sind die meisten von uns geneigt, festzuhalten, was sie einmal bekommen konnten. Der überwiegende Teil der Menschen findet es schwierig, loszulassen. »Entrümpeln Sie Ihren Haushalt regelmäßig, mindestens einmal im Jahr? Entsorgen Sie Überschüssiges, oder heben Sie für Eventualitäten auf, was Sie gerade nicht brauchen? Genießen Sie lichtvolle Leichtigkeit in Ihren Schränken, Regalen, Räumen, in Ihrem Herzen? ›Das ist nicht dasselbe‹, denken Sie? Und ob!‹‹

Eine Energie erschafft alles, was ist!

»Oder liegen längst nicht mehr benötigte Dinge bei Ihnen herum? Pflegen Sie ein »Rabattmarkenheftchen« alter Verletzungen? Heben Sie belastende Erinnerungen auf? Gehen Sie mit Über-Gewicht durch Ihr Leben?«

Alle diese Beispiele sind enorm verbreitet und beinhalten keinen Makel. Um glücklich zu leben, ist es wichtig, sich zunächst einmal selbst Anerkennung und Liebe zu schenken.

Bitte achten Sie sich – so, wie Sie jetzt gerade sind! Nicht erst dann, wenn Sie dieses oder jenes geschafft haben, sondern sofort, und am besten auf Dauer.

Wenn es überhaupt einen allgemein tauglichen Schlüssel zum Glück gibt, dann ist es vielleicht dieser:

▶ Schenken Sie sich selbst Achtung und Liebe! Sie hatten keine Vorbilder für diese Haltung? Sie wurden als Kind häufig kritisiert und lieblos behandelt? Nun, alle Eltern geben das, was sie geben können. Was sie selbst nicht haben, können sie nicht geben. Es lohnt sich, die traurigen, ärgerlichen, traumatisierenden Themen der Kindheit, nach einer angemessenen Zeit der Betrachtung, eines Tages ruhen zu lassen. Schenken Sie sich selbst, was Sie vermissten! Holen Sie nach und genießen Sie Ihr Leben bewusst, jetzt!

So erschaffen Sie sich eine tragende Lebensbasis, um Ihr Geben und Nehmen in Balance zu bringen.

**Entziehen Sie dem einstigen Mangel
Ihre Aufmerksamkeit.**

Entdecken Sie die Fülle, die in jedem Moment für Sie hier ist. Anfangs ist es vielleicht nur eine kleine Fülle. Vielleicht geht es darum, sehr bewusst zu danken für alles, was Ihnen zur Verfügung steht. Und wir versprechen Ihnen:

Indem Sie Ihre Aufmerksamkeit auf die Fülle richten, wird diese Qualität in Ihrem Leben Platz nehmen und wachsen.

Dann sind Sie reif, abzugeben, was Sie wirklich nicht brauchen, und in Dankbarkeit zu empfangen, was das Leben Ihnen täglich aufs Neue offenbart!

Vereinigen und Trennen

Trennung ist eine Illusion. Sicher erinnern Sie sich an die weise Erkenntnis:

Im Grunde ist alles eins.

Im letzten Teil dieses Buches gehen wir ausgiebig auf die neuesten Forschungsergebnisse zu diesem spirituellen Grundsatz ein. Im Besitz dieser Wahrheit, laufen wir dennoch die meiste Zeit unseres Lebens mit einer Augenbinde durchs Leben und nehmen Dinge und Ereignisse als voneinander getrennt wahr. Wie Kinder, die einige Stunden lang »Blinde Kuh« spielen, erzeugen wir die Illusion der Trennung mit den Strukturen unserer Wahrnehmung. Ewig Suchende sind wir dadurch. Immer unterwegs in der Sehnsucht, die scheinbar verlorene Einheit wiederzuentdecken.

So binden wir uns an Menschen, Orte, Gewohnheiten, Gegenstände, um immer wieder aufs Neue zu erfahren, dass alles einer stetigen Wandlung unterliegt. Der Mensch, mit dem ich mich verbinde, ist schon bald erneuert; ebenso wie ich es bin. Der Ort, den ich einst so liebte, verwandelt sich über die Jahre. Meine Lieblingstasse zerbricht, und mein Lieblingspulli wird alt und löcherig.

Für Kinder bedeutet es ein Trauma, aus der Einheit zu fallen. Kinder brauchen das innige, verbindliche Zusammensein. Sie brauchen Wiederholung und Stetigkeit, um sich geborgen zu fühlen. Sie reagieren irritiert bei Trennungen und Veränderungen. Wir alle waren einst diese irritierbaren, bedürftigen Wesen. Anteile dieser Mentalität leben noch immer in uns.

»Reagieren Sie mit Erschrecken, wenn ein Zyklus zu Ende geht und Sie sich verabschieden müssen? Fühlen Sie sich irritiert und verunsichert, wenn das Leben Ihnen Veränderung ankündigt?«

Dann laden wir Sie jetzt zu einer besonders stärkenden Übung ein. Bitte finden Sie einen ruhigen Ort und reservieren Sie sich eine halbe Stunde Ihrer Zeit.

■ ÜBUNG

BEGEGNUNG MIT DEM ENGEL IN MIR

Auch diese Übung können Sie sich auf einen Tonträger sprechen. Oder Sie bitten einen lieben Menschen, sie Ihnen vorzulesen. Bitte lesen Sie langsam und machen Sie kleine Pausen nach jedem Satz.

Bitte entspannen Sie sich jetzt und genießen Sie die nächsten Minuten, die ausschließlich Ihrer Erfrischung und Erholung dienen. Atmen Sie einige Male sanft und bewusst aus. Spüren Sie, wie der Einatem ganz von selbst zu Ihnen strömt. Ihr Körper sorgt selbstständig und ruhig dafür, dass Sie mit frischer Energie versorgt werden. Bei jedem Ausatmen können Sie alles abgeben, was Sie nicht mehr brauchen. Beim Einatmen nehmen Sie neue Energie auf, die alle Ihre Zellen mit Licht durchströmt. Wenn Sie mögen, machen Sie jetzt auch Ihren Kopf frei. Nehmen Sie alle Sorgen und Gedanken, alles, was Sie vielleicht bedrückt, und tun Sie es in eine große Schachtel, die Sie für eine Weile beiseitestellen. Nun sind Sie frei im Geiste und tief entspannt im Körper, und wenn Sie möchten, unternehmen Sie jetzt mit uns eine kleine Reise in die innersten Räume Ihrer Weisheit.

Stellen Sie sich vor, dass Sie jetzt einen neuen Raum betreten, der für Sie besonders liebevoll vorbereitet wurde. Warm und behaglich ist es hier. Alles ist mit einem milden, leuchtenden Licht erfüllt. In der Mitte dieses Raumes steht ein wunderschöner, leicht erhöhter Sessel. Weich

und angenehm gestaltet, lädt er Sie ein, hier Platz zu nehmen. Und voller Vorfreude gehen Sie auf diesen Sessel zu
und setzen sich. Spüren Sie, wie angenehm es sich anfühlt, so gut getragen zu sein. Geborgen und umhüllt von
weichen Stoffen, leicht angehoben, so dass Sie einen guten Überblick über den ganzen Raum genießen.

Vor Ihnen erscheint jetzt ein wunderschöner, leuchtender
Engel. Er verströmt ein starkes, leuchtendes Licht, das
Ihnen sofort ein Gefühl der Wärme schenkt. Diese Wärme
taucht in Sie ein, ohne dass Sie wirklich wissen, wie dies
geschieht. Es ist, als würden Sie in diesem Licht baden.
Immer mehr breitet sich dieses Licht im Raum aus. Es
durchströmt und umhüllt Sie, und während dies geschieht, finden Sie mehr und mehr inneren Frieden und
ein tiefes Gefühl, angekommen zu sein. So erlauben Sie
dem Engel, noch mehr mit Ihnen zu verschmelzen, bis Sie
schließlich gar nicht mehr genau unterscheiden können,
wo Sie aufhören und wo dieses liebevolle Wesen beginnt.
Alles scheint mehr und mehr eins zu werden. Innen und
außen fließen ineinander über. Tief in Ihnen erscheint eine
Gewissheit, die Ihnen sagt: ICH BIN REINSTES LICHT UND
REINSTE LIEBE; HIER, JETZT UND IMMER!

Ganz ruhig und entspannt wissen Sie ohne zu zweifeln,
dass Sie selbst ein Teil dieses lichtvollen, liebenden We-
sens sind. Alle Fragen, alle Probleme, alle Herausforderungen lösen sich und werden einfach in der Gewissheit
dieses Seins. Vielleicht spüren oder hören Sie jetzt auch
eine kleine Botschaft, die Ihre innerste Weisheit Ihnen
übermitteln möchte. Vielleicht erfahren Sie gerade jetzt

aus der Quelle Ihres weisen Unbewussten eine Lösung, die Sie schon lange suchten. Nehmen Sie all das behutsam und mit Respekt in Ihr Herz auf, im sicheren Wissen, dass Sie Ihre innere Verbindung zu dem lichtvollen Engel, der Sie selbst sind, von nun an immer und überall erfahren und nutzen können. Aus der tiefsten Einheit Ihres unendlich weisen Mittelpunktes beantworten sich alle Fragen Ihres Lebens. Hier ist alles für Sie vorhanden, was Sie jemals brauchten und jemals brauchen könnten. Hier ist alles, was ist!

Im Bewusstsein dieser tiefen Geborgenheit beginnen Sie sich nun sehr langsam und sanft aus unserer gemeinsamen Reise zu verabschieden. Seien Sie sich noch einmal aller Eindrücke bewusst, die Sie hier gewinnen konnten. Nehmen Sie die Gewissheit mit sich, dass Sie immer und an jedem Ort mit Ihren innersten Ebenen in Kontakt sein können; wann immer und wo immer Sie es brauchen oder wünschen. Nehmen Sie einige bewusste Atemzüge, um Ihrem Körper und Geist zu helfen, wach und offen zu sein. Bewegen Sie langsam einige Zehen oder Finger; recken und strecken Sie sich; blinzeln Sie ein wenig. Nun sind Sie wieder ganz präsent und versammelt mit Ihrem gesamten Sein, in diesem Raum, zu dieser Zeit, jetzt!

ES WERDE LICHT –
DER ERLEUCHTETE ALL-TAG

Mit dem Ausruf »Es werde Licht!« brachte Gott einst Helligkeit ins dunkle Einerlei der Welt, in welchem Sein Geist über den Wassern schwebte. Dann trennte Gott das Licht von der Finsternis. Die erste Polarität war erschaffen. So berichtet es die Genesis, eines der ältesten, weisen Bücher, die wir als Menschheit auf diesem Planeten besitzen. Erst nachdem Gott Licht und Finsternis teilte, konnte die Welt im Folgenden erschaffen werden. Und nun laufen wir, die Nachgeborenen, einige Äonen später durch diese Welt und wünschen uns Erleuchtung. Wir sehnen uns nach der einst geteilten Einheit und wünschen uns Frieden, Liebe und Leichtigkeit.

»Was ist Ihre Vorstellung von Erleuchtung? Da Sie dieses Buch lesen, sind Sie offensichtlich an Licht und Leichtigkeit interessiert. Ist es das, was Sie sich wünschen?«

Bis vor einigen Jahren löste der Begriff »Erleuchtung« nicht nur Sehnsucht aus. Viele spirituell interessierte Menschen fühlten sich auch frustriert, resigniert, ausgelaugt. Da gab es die erleuchteten Meister, die Gurus, die als unerreichbar weit entwickelt galten. Oft fand man sie umringt von fleißigen Schülern, die sich sehnsüchtig ein kleines bisschen mehr Licht für ihr eigenes Leben wünschten und dafür große Mühen auf sich nahmen. Und warum das alles? Ist es nicht die Sehnsucht nach alltäglichem Glück und alltäglichen Erleichterungen, die uns Menschen Erleuchtung suchen lässt?

Im letzten Teil dieses Buches berichten wir über die besondere Zeit, die wir als Menschheit jetzt gerade durchleben. Eine Transformation des Bewusstseins ist im Gange. Diese

Bewegung erreicht täglich mehr Menschen und Gruppierungen. Noch überwiegend im Verborgenen wirksam, entfaltet sie doch spürbar mehr und mehr Kraft. Mehrmals im Jahr finden sich weltweit Millionen von Menschen im Bewusstsein zu Friedensmeditationen zusammen. Vor kurzem erging ein Aufruf zu dieser Meditation in einem von Millionen Besuchern genutzten Business-und-Management-Austauschforum. Wer hätte noch vor wenigen Jahren gedacht, dass so etwas möglich werden könnte?

Die besondere Zeitspanne, die jetzt gerade stattfindet, bringt große Mengen von Licht zur Erde. Wir alle dürfen dieses Licht für unsere Entwicklung nutzen. Mehr noch: Da wir diesem Licht gleichermaßen ausgesetzt sind, werden wir in jedem Fall alle unseren Nutzen davon haben. Dies gilt auch für all jene Menschen, die bis zum gegenwärtigen Zeitpunkt noch nie über so etwas wie »Erleuchtung« nachgedacht hatten.

Es ist, als hätte Gott ein weiteres Mal sein »Es werde Licht!« verkündet. Und der winzige, hell leuchtende Gottesfunken in jeder und jedem von uns applaudiert und mischt seine Stimme mit ein in diesen Ruf.

Im Klartext heißt dies: Wir alle werden erleuchtet – früher oder später. Dieses große Geschenk empfangen wir in Leichtigkeit. Alle Meisterinnen und Meister, die je über die Erde wandelten, haben das Tor zum Himmel (in die Welt jenseits unserer Welt) aufgestoßen. Nun ist es so weit geöffnet, dass die gesamte Menschheit hindurchgehen kann.

»Wie kann das sein? Kennen Sie Familien mit mehr als einem Kind? Entstammen Sie vielleicht selbst so einer Familie? Konnten Sie schon einmal beobachten, wie die Zweit-,

Dritt-, Viertgeborenen reagieren, wenn sie neue Entwicklungsstufen durchlaufen? Kennen Sie die Beschwerden der Älteren darüber, dass ihre Geschwister neue Privilegien selbstverständlicher und einfacher erhalten (abends länger ausgehen beispielsweise …) als sie selbst?«
Genau darum geht es hier. Wer als Erster einen neuen Weg betritt, ebnet und klärt das Terrain für alle Folgenden. Wer als Erster den Urwald durchquert, hinterlässt eine Spur. Kolumbus brachte nicht nur viele Schätze und Erkenntnisse aus der »Neuen Welt« nach Europa zurück, sondern auch Land- und Seekarten, die spätere Reisende nutzen konnten.

Viele Meister der Weisheit fanden ihren Weg ins Licht. Für uns »Nachgeborene« wird Erleuchtung nun eines Tages alltäglich sein. Wie eine unendliche Lichterkette inkarnieren wir auf diesem Planeten, nehmen von den Vorausgegangenen und geben weiter an die, die folgen. Licht erzeugt einen Sogeffekt (denken Sie an die Motten!). Wo Licht ist, versammeln sich die Wesenheiten, um sich davon zu ernähren. Das hereinströmende Licht ruft uns alle auf unseren Weg.

»Möchten Sie gerne dazu beitragen, dass sich Ihre Entwicklung rasch und sanft entfaltet? Wünschen Sie sich mehr Erleuchtungslicht in Ihrem Alltag?«
Dann überreichen wir Ihnen wieder einige Hinweise zu Ihrer Betrachtung und Auswahl.

- Ihre Aufnahmekapazität für neue Erfahrungen funktioniert wie ein Fallschirm: am besten weit offen! Der spirituelle Lehrer und Künstler Benjamin Creme beginnt seine Vorträge über die Wiederkunft des Christus seit 30 Jahren mit derselben Einladung: »Ich erwarte nichts von euch«, sagt er seinem Publikum. »Ich bitte euch nur, mir heute

Abend mit offenem Geist zuzuhören ...« Vielleicht ahnen Sie nicht, wie schwierig dies sein kann...Offenen Geistes präsent sein heißt, frei wahrzunehmen. Uneingeschränkt und unbeeinflusst von Vorerfahrungen, Glaubenssystemen, Überzeugungen, Beurteilungen. Wann sind wir je in diesem Zustand? Statistiken zufolge (so etwas lässt sich messen!) verweilen wir innerhalb von einer Stunde höchstens wenige Sekunden lang in vollkommener Präsenz. Manch eine Stunde verstreicht auch, ohne dass wir sie präsent erleben. Wir leben, ohne wirklich anwesend zu sein. Das alles ändert sich sofort, wenn wir mehr Licht in uns aufnehmen.

- Bitten Sie in Ihren Meditationen, vor dem Einschlafen und nach dem Erwachen Ihre innere Weisheit, Sie durch diesen Prozess zu führen und Sie dabei zu schulen. Bitten Sie um Hilfe, um Erkenntnis, um die notwendige Inspiration und um eine enge, bewusste Verbindung zu Ihrer göttlichen Quelle. Natürlich können Sie all dies auch in Form eines Gebetes an die höchste Wesenheit Ihres Vertrauens richten. Die göttliche Quelle lebt in uns allen. Der Weg dorthin ist kurz und einfach.

- Werden Sie sich regelmäßig über Ihren Entwicklungsstand bewusst. Halten Sie Rückschau und schenken Sie sich Anerkennung und Liebe für Ihr Sein und für Ihren Weg. Sie machen es gut! Sie sind »richtig«, genauso, wie Sie jetzt gerade sind! Entspannen Sie sich in dieser Gewissheit: ICH BIN GUT! Und dann betrachten Sie Ihre Wünsche nach Entwicklung und Veränderung. Nehmen Sie Ihre Ziele entspannt und ohne Stress in den Fokus. Hier geht es um Ihr Wachstum und nicht um Leistungen! Bitte pflegen Sie die Vision Ihrer Wünsche in dieser Haltung.

- Beenden Sie Vergleiche mit anderen. Sie selbst sind vollkommen. Hier, jetzt und in jedem Augenblick. Vor langer Zeit erteilte uns einmal ein Wesen aus dem Pflanzenreich eine große Lehre. Wir spazierten durch ein Stadtviertel mit vielen Gärten und freuten uns an den erblühten Magnolienbäumen. Einer davon erschien uns ganz besonders bezaubernd. Voller Bewunderung standen wir staunend davor und sagten: »Du bist der Schönste in dieser Gegend!« Sofort hörten wir innerlich eine ernste, fast strenge Stimme sagen: »Wir Pflanzen mögen keine Vergleiche. Ein jedes von uns ist schön auf seine Art!« Das saß! Ganz betroffen wurde uns bewusst, wie viel unsinnige Gedankenakrobatik unser Verstand praktiziert. Wenn schon die Pflanzen keine Vergleiche mögen, warum sollten Sie sich dann mit anderen vergleichen und beurteilen? Ein jedes ist schön auf seine Art. Auch Sie!

- Lauschen Sie auf Ihre Gedanken und Worte und entscheiden Sie sich zu einer kleinen Mentalgymnastik: Ersetzen Sie »Aber« durch »Und«. Mit jedem »Aber« löschen Sie nämlich die zuvor gemachte Feststellung. Und vielleicht käme gerade diese Ihnen sehr zugute?

- Beenden Sie nach Möglichkeit kritische, nörgelnde und urteilende Gedanken auch anderen gegenüber. Auf diesem Planeten gibt es vermutlich ebenso viele Gewohnheiten wie Menschen. Solange wir uns nicht gegenseitig einschränken oder verletzen, haben wir alle das Recht, unsere Vorlieben zu erproben und zu leben. »Richtig und Falsch« sind Schubladen, die unser Verstand sich für seinen besseren Durchblick wünscht. Tatsächlich sind diese Urteile kontextabhängig. Was für Sie jetzt gerade als richtig erscheint, ist für Ihren Nachbarn genau verkehrt. Und der wichtigste Aspekt: Kritisch nörgelnde Gedanken erzeugen ein unangenehmes, schweres Gefühl in Ihnen. Beenden Sie dies und gewinnen Sie mehr Leichtigkeit!

Der amerikanische Psychologe und Psychotherapeut Dr. Jack Kornfield begegnete in den letzten Jahrzehnten vielen weisen Meistern der unterschiedlichsten Kulturen und Religionen. In seinem Buch »Das Tor des Erwachens. Wie Erleuchtung das alltägliche Leben verändert« (erschienen im Kösel Verlag) berichtet er von diesen Begegnungen und eigenen spirituellen Erfahrungen. Dabei wird deutlich, dass der Vorgang des Erwachens im Licht eher selten zu einem dauerhaften, ununterbrochenen Zustand von Liebe und Weisheit führt. Vielmehr finden sich auch die größten Meister immer wieder Herausforderungen gegenüber, die sie auf sehr menschliche Art und Weise verstricken. Erleuchtet ist unser All-Tag dann, wenn wir so viel wie möglich Liebe, Frieden und Respekt leben. Dies alles gilt zunächst einmal uns selbst gegenüber. In einem tieferen Sinne ist es wirklich unmöglich, sich selbst zu verachten und gleichzeitig andere zu lieben. »Liebe deinen Nächsten wie dich selbst« kann nur als Gesamtbotschaft gelebt werden.

Manchen Menschen gelingt es, durch die Liebe zu einem anderen auch sich selbst gegenüber fairer und liebevoller zu werden. Im günstigsten Fall lernen Liebende diese Haltung miteinander und voneinander. Häufig führen die Spiegelprozesse, die wir in der menschlichen Gemeinschaft veranstalten, aber auch zu gegenseitigem Krieg, gegenseitiger Verachtung oder Verletzung. Dieser traurige Weg mündet dann unausweichlich in der Selbstverachtung. Von hier aus werden wir Menschen zu schwierigen, unangenehmen Zeitgenossen. Kritisch urteilend, beschuldigend, rechthaberisch (wer hat schon Recht?), nörgelnd, verachtend, lieblos – dies alles sind Haltungen von Menschen, die sich selbst in der Tiefe ihres Seins nicht anerkennen.

Indem wir mehr Licht aufnehmen, zeigen sich auch unsere schwierigen Seiten deutlicher. Der Prozess der Erleuchtung ist ein Prozess der Selbsterfahrung. Ich erkenne mich im Lichte meines Seins, und alle Ecken und Kanten werden sichtbar. Manche Menschen schließen deshalb in dieser Zeit trotz all der vielen Möglichkeiten rasch die Augen und wählen noch für eine gewisse Zeit die Dämmerung. Aber selbst mit geschlossenen Augenlidern werden sich die neuen Erkenntnisse nicht auf Dauer vermeiden lassen. Da wir alle im Kollektiv miteinander in Verbindung stehen, sickern die Erkenntnisse der Pioniere allmählich durch alle Schichten und Reihen hindurch.

Und weil wir alle – jede und jeder von uns – die göttliche Quelle in uns tragen, können wir uns nicht auf Dauer vor uns selbst verstecken!

Lassen Sie uns noch einmal zusammenfassen, wie wir das große »**Es werde Licht!**« in unser alltägliches Sein integrieren können. Hier ist Ihr »Speeding-up«.

»SPEEDING-UP«

Bitte üben Sie sich darin, sich selbst und Ihrem Sein Anerkennung und Liebe zu schenken!

Üben Sie die bewusste Präsenz im Augenblick, so oft und so viel Sie nur können.

Beenden Sie Urteile und Vergleiche. Erinnern Sie sich an die Botschaft der Magnolie: »Ein jedes ist schön auf seine Art!« (siehe S. 194)

Entspannen Sie sich und nehmen Sie sich Zeit für Ihre Entwicklung. Niemand (wenn nicht Sie selbst ...) treibt Sie zur Eile an. Zeit ist sowieso eine Illusion!

Seien Sie sich so oft wie möglich darüber bewusst, wie innig und unauflöslich Sie verbunden sind mit allem, was ist.

Finden Sie Vertrauen in diese Verbundenheit. Fühlen Sie sich geborgen, geliebt und gut aufgehoben. Üben Sie diese Haltung.

Nutzen Sie Ihre Verbundenheit und bitten Sie um Hilfe. Sie wird immer gegeben; manchmal allerdings auf andere Art, als Sie es erwarten. Deshalb ist es wichtig, aufmerksam zu sein.

Beenden Sie die Haltung des Klagens. Beenden Sie Gefühle des Ausgeliefertseins. Lösen Sie die Illusion des Opfers.

Danken Sie bewusst und täglich immer wieder für die Wohltaten, die Sie in Ihrem Leben erfahren. Sie werden sich wundern, wie viele es sind!

Auch in scheinbar aussichtslosen Momenten nährt Sie vielleicht das Lächeln eines Menschen im Vorbeigehen. Werden Sie sensibel für diese Geschenke! Danken Sie mit einem Lächeln.

Lachen entsäuert – tatsächlich sogar körperlich! (Siehe hierzu das Kapitel »Versauert im Anblick des Lebens?« im letzten Teil dieses Abschnittes.) Hier folgt ein guter Tipp, um unangenehme Gefühle aufzulösen:

▶ Setzen Sie sich für mindestens 30 Sekunden lächelnd vor einen Spiegel. Durch diese Mimik setzt Ihr Körper Glückshormone frei; sogar dann, wenn Ihnen innerlich gar nicht nach Lächeln zumute ist. Vielleicht müssen Sie diese Übung mehrmals täglich wiederholen, bis Ihr Gehirn das neue Muster »speichert«. Diese Mühe lohnt sich auf jeden Fall. Probieren Sie's aus!

(Studien über die gesundheitsfördernde Wirkung von Lachen finden Sie unter www.LaughterRemedy.com.)

VOM WASSER DES LEBENS

So langsam hat es sich herumgesprochen: Der Mensch besteht zu mindestens zwei Dritteln aus Wasser. Ihr Gehirn enthält sogar bis zu 90 % Wasseranteile. Bitte stellen Sie sich das einmal bildlich vor: Würde man Ihren Körper komplett auspressen, wäre nur noch etwa ein Viertel von Ihnen übrig.

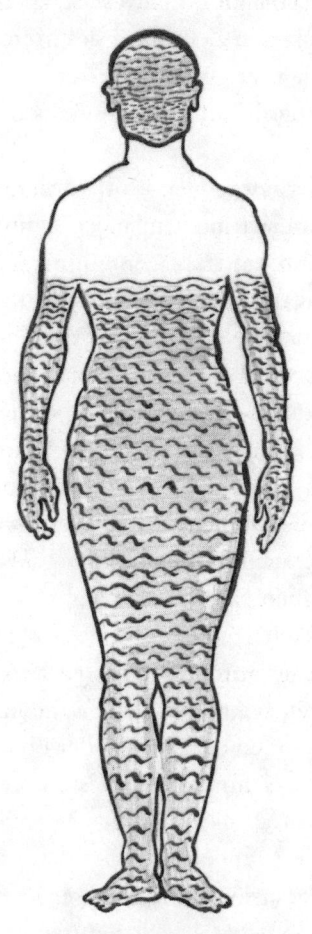

Wo befindet sich all dieses Wasser? Teile davon finden sich in den Körperflüssigkeiten oder zwischen den Organen. Der größte Teil Ihres Wassers ist aber intrazellulär gespeichert; d. h., **jede** (!) Ihrer Körperzellen besteht überwiegend aus Wasser. Ein Grund übrigens, warum die Mondphasen tatsächlich auf unseren Körper Einfluss nehmen: So, wie die Weltmeere auf den Mondstand reagieren, reagiert alles Leben auf diesem Planeten synchron. Eigentlich ganz logisch, oder? Aber zurück zum Zellwasser des Menschen. Wenn wir zu so großen Teilen aus Wasser bestehen, sollten wir mehr über unseren körperlichen »Hauptinhaltsstoff« wissen.

Wasser ist ein faszinierender Stoff: das weichste, sanfteste Material, das man sich nur vorstellen kann. Nachhaltig bewegt, ist es gleichzeitig stark genug, um Felsen aufzulösen. Und in ungünstigen Momenten sehr heftig bewegt, entwickelt es sogar immense Zerstörungskraft. Eine der spannendsten Eigenschaften des Wassers jedoch ist seine Fähigkeit, Informationen aufzunehmen und zu speichern.

Der japanische Wissenschaftler Masaru Emoto überraschte und schockierte die Öffentlichkeit vor einigen Jahren mit seinen Forschungsergebnissen zum Thema Wasser. In wiederholbaren Experimenten wies er nach, dass Musik, Sprache und sogar Schriftzeichen Einfluss haben auf den Zustand des Wassers. Zu Eis gefroren und unter dem Elektronenmikroskop betrachtet, zeigt Wasser, ob es in einem harmonisch geordneten, »gesunden« Zustand, oder ob es chaotisch, desorganisiert und verschmutzt ist. Bestimmte Formen klassischer oder ritueller Musik erzeugen »gesunde« Informationsmuster im Wasser. Manche andere – besonders elektronisch erzeugte Musik spiegelt sich im Wasser in Form von Chaos und Auflösung geometrischer Strukturen.

Fast noch eindrucksvoller jedoch ist die Wirkung von Sprache auf die Wasserkonfiguration: Destruktive Sprachinhalte versetzen Wasser in chaotische, gestörte Muster. Worte der Liebe, des Friedens und der Harmonie dagegen erzeugen wunderschöne und symmetrisch geordnete Wasserkristalle. Emoto untersuchte 60 Sprachen der Erde hinsichtlich ihrer Wirkung auf das Wasser. Und nun raten Sie einmal, welche Worte in all diesen Sprachen besonders schöne harmonische Kristalle erzeugen: Die Völker der Erde sind sich einig: LIEBE und DANKBARKEIT gehören zu den Grundtugenden des Menschen. Unser Wasser bestätigt diese Annahme und reagiert entsprechend. Hatten wir's nicht schon längst gewusst? Na schön, nun besitzen wir auch noch wissenschaftliche Beweise für dieses Wissen.

Emotos Untersuchungen bedeuten aber noch einen zusätzlichen, brisanten Durchbruch in der Wissenschaft: Seit sich nachweisen ließ, dass Wasser auf Klänge, Schriftzeichen, ja sogar auf Gedanken reagiert, stellt sich natürlich die grundsätzliche Frage nach der Beeinflussbarkeit von Materie durch unsere Gedanken und Gefühle als Mensch. Für den Stand unseres menschlichen Bewusstseins bedeuten die Erkenntnisse Emotos zurzeit eine ähnliche Provokation wie die Aussage, die Erde sei eine Kugel, vor einigen hundert Jahren. Glücklicherweise enden wir heute nicht mehr auf dem Scheiterhaufen, wenn wir von den offiziellen Lehrmeinungen abweichende Ideen vertreten. Und die richtige Idee wird sich durchsetzen. Ganz egal, ob wir sie nun mögen oder nicht.

Wasser spiegelt also alle Worte, Gedanken und Gefühle, die in seiner Anwesenheit ausgedrückt werden. Und Sie bestehen körperlich zu ca. 70 % aus Wasser. Alles, was Sie über sich denken oder sagen, bildet sofort in jeder Ihrer Zellen ein lesbares, nachweisbares Muster. Jede Ihrer Körperzellen folgt Ihren Anweisungen und Botschaften. »Vielleicht mögen Sie einmal einen Tag lang notieren, welche Gedanken und Worte Sie sich selbst gegenüber erschaffen?«

Dasselbe gilt natürlich auch für alle zwischenmenschlichen Beziehungen. Wie rasch äußern wir unbedachte Worte mit abwertendem, verletzendem Inhalt? Wie oft begegnen wir uns ohne angemessenen Respekt und kränken (d. h. krank machen!) dadurch gegenseitig unser SELBST-BEWUSST-SEIN? Uralte Regeln des höflichen, freundlichen Umgangs miteinander bekommen unter diesem Blickwinkel eine ganz neue Bedeutung: Schenken wir uns Anerkennung, Güte und gegenseitige Unterstützung, dann erstrahlen unsere Zellen in wunderbaren kristallklaren Mustern. Gesunde Körperzellen bilden die unverzichtbare Basis Ihrer Gesamtgesundheit. Emotos Forschung zeigt die Wahrheit uralter, religiös spiritueller Aussagen:

> **Achten Sie auf liebevolle, sanftmütige Gedanken, denn mit dem Niederschlag hieraus erschaffen Sie sich Ihre glückliche Welt.**

Durchschnittlich zwei bis drei Liter quellfrisches, sauberes Wasser sollten Sie täglich trinken, um Ihren Körper gut zu versorgen. Bei Stress, Hitze, Schadstoffbelastung, Medikamenteneinnahme und manch anderen Gelegenheiten kann dieser Bedarf sogar erhöht sein. Jede Ihrer Körperzellen besitzt einen eigenen Stoffwechsel. Ähnlich, wie Sie täglich mehrmals auf der Toilette Abfallstoffe Ihres Körpers entsorgen, reinigt sich jede Ihrer Körperzellen laufend, indem sie das Zellwasser über die Zellmembranen austauscht. Bewundernswürdige biochemische und physikalische Prozesse sorgen dafür, dass permanente Reinigungsprozesse die Zellen schützen. Ohne dass Sie direkt darüber nachdenken müssen, erschafft Ihre innere biologische Weisheit die Ordnung, die Sie benötigen. Ausreichend Putzmaterial müssen Sie Ihren inneren Reinigungskräften allerdings zur Verfügung stellen. Wenn Sie nur einen kleinen Eimer Wasser für den gesamten Hausputz einsetzen, wissen Sie selbst, was passiert: Ihr Haus bleibt schmutzig. Und wenn Sie gar denken, mit Bier, Kaffee oder Limonade wäre es auch getan, unterliegen Sie einem ähnlichen Irrtum. Sauberes, reines Wasser ist die einzige Flüssigkeit, die »bindungshungrig« genug ist, um alle Zellschlackstoffe aus dem Körper zu transportieren. Und es ist die einzige Flüssigkeit, die Ihre lebendigen Zellen aufnehmen können.

Viele Menschen leiden heute unter schwerwiegender, unbemerkter Austrocknung. In der irrigen Annahme, dass ein paar Tassen Tee oder Kaffee sowie abends ein Glas Bier genügend Flüssigkeit liefern würden, bringen sie ihren Körper in Not, ohne es zu bemerken.

▶ Machen Sie die Zungenprobe: Stellen Sie sich vor den Spiegel und betrachten Sie Ihre ausgestreckte Zunge. Bei ausreichendem Wassergenuss sollte Ihre Zunge einen leicht durchsichtigen, weißlichen Belag aufweisen. Cremiger Belag, gelblich oder noch dunkler gefärbter Belag, Risse in der Schleimhaut, winzige rote Pünktchen – all das sind Hinweise auf lang anhaltenden, meist chronischen Wassermangel. Überprüfen Sie diese Aussage bitte selbst, indem Sie die Zungenprobe regelmäßig wiederholen. Nach zwei bis drei Wochen mit täglich ausreichendem Wassergenuss müsste sich Ihr Zungenbild verändert haben. Extrem lange bestehender Wassermangel braucht allerdings manchmal mehrere Monate, bis das gesunde, ausgewogene Bild wieder erreicht ist.

Alle Wasserwerke werben damit, bestes Trinkwasser zur Verfügung zu stellen. Falls weder Chlor noch andere chemische Zusätze beigefügt werden, ist diese Aussage sogar richtig. Verglichen mit manchen anderen Ländern ist die durchschnittliche Trinkwasserqualität in Europa recht gut. Inhalt dieser Messungen ist allerdings nur das Wasser, das beim Wasserwerk selbst seine Reise zum Verbraucher beginnt. Bis dieses Wasser Ihren Haushalt erreicht, hat es oft zahlreiche verunreinigende Stationen durchlaufen. Und indem es über Steigleitungen in Ihre Wohnung kommt, verliert es den größten Teil seiner ursprünglichen Lebendigkeit. All dies ist messbar, und falls Sie es genauer wissen möchten, lassen Sie doch einfach einmal Ihr persönliches Leitungswasser von Fachleuten untersuchen.

Die Ergebnisse solcher Messungen können sehr überraschend ausfallen: Sogar zwei Wohnungen im selben Häuserblock enthalten manchmal eine völlig unterschiedliche Wasserqualität. So verschieden die bei Ihnen angelieferte Trinkwasserqualität auch sein mag, Ihr Körper hat eine ganz klare, eindeutige Bedarfspriorität. Er wünscht sich reinstes, lebendiges Wasser; nach Möglichkeit frei von störenden Informationsmustern. Frei von Kohlensäure, Chlor oder anderen Zusätzen sollte es außerdem sein. Erst dann wird es zum Wasser des Lebens: Jede Ihrer Körperzellen bedient sich, um ihre unzähligen biologischen Aufgaben damit zu erfüllen.

Als die Diskussion über die Bedeutung von Wasser und Gesundheit vor einigen Jahren besonders hitzig geführt wurde, unterschätzten auch wir als erfahrene Therapeuten der Naturheilverfahren dieses Thema noch bei weitem. Berichte, denen zufolge viele Krankheitsbilder bei ausreichendem Wassergenuss teilweise oder ganz verschwinden würden, erschienen uns übertrieben. Dann sammelten wir gemeinsam mit einigen experimentierfreudigen Patientinnen und Patienten neue Erfahrungen.

▶ Zu unserer größten Überraschung besserten sich die folgenden Krankheitsbilder ausschließlich durch veränderten Wassergenuss dramatisch:

Schmerzzustände (besonders Kopfschmerzen)

Beschwerden am Bewegungsapparat

Funktionelle Herz-Kreislauf-Beschwerden

Blutdruckschwankungen

Stoffwechselprobleme

Infektionsanfälligkeit

Nervosität, Unruhe, Reizbarkeit

Stimmungsschwankungen

Müdigkeit, Gedächtnis- und Konzentrationsprobleme

Grund genug, meinen wir, dem Wasser in Ihrem Gesundheitsplan einen ganz besonderen Stellenwert einzuräumen.

Verschiedene moderne Wissenschaftler haben Lösungen zum Thema Wasser erarbeitet. Inzwischen besteht Einigkeit darüber, was ein gutes Trinkwasser auszeichnet:

• Das Wasser sollte so rein wie irgend möglich sein.

• Das Wasser sollte frei sein von störenden Informationen.

• Das Wasser sollte »entclustert« sein, d. h., in möglichst kleinen Molekülverbänden aufgeschlüsselt.

So haben Sie die Gewissheit, dass Ihr Trinkwasser

1. den für Ihren Körper notwendigen Reinigungsprozess auch wirklich leisten kann,
2. Ihre Zellen mit lebensfördernden Mustern versorgt,
3. so weit aufgeschlüsselt ist, dass es auch wirklich in Ihre Zellen eindringt.

Nun ist es an Ihnen, sich gut zu informieren und sich dann angemessen zu versorgen. Sorgen Sie dafür, zauberhafte, geometrisch geordnete Kristalle in sich zu erschaffen. So wird sich die ganze Kostbarkeit Ihrer göttlichen Herkunft in Ihrem Leben ausbreiten und Sie und Ihre Umgebung erfreuen und bereichern. Im Energiestrom des Lebens werden Sie Ihr ganz persönliches Abenteuer auf dieser Welt mit einem neuen Bewusstsein wach genießen können!

Und: Wählen Sie das Beste, was Sie bekommen können, in Wertschätzung sich selbst gegenüber!

Wir sprachen bereits darüber, dass Wasser Informationen speichert. Vermutlich geschieht dies mit Hilfe von Wasserstoffbindungsbrücken in der kristallinen Ordnung des Wassers. Ordnung und Information – das hatten wir doch schon einmal? Genau! Hier geht es um Licht. Lichtquanten imprägnieren das Wasser in seiner kristallinen Struktur, so dass es als Informationsspeicher dient.

»Und wie steht es mit Ihnen selbst? Mindestens drei Viertel Ihres körperlichen Seins bestehen aus einem »wässrigen Informationsspeicher«, der über Lichtquanten mit allen Informationen dieser Welt in Kontakt steht. Welche Informationen führen Sie sich zu? Welche Medien (Zeitschriften, Zeitungen, Fernsehsender, Filme…) nutzen Sie? Wie füllen

Sie – bewusst oder unbewusst – den großen Informations-Speicherraum, der Sie selbst sind? Welche Geschichten, Botschaften, Informationen verbreiten Sie in Ihrem Freundeskreis? Welchen Informationen setzen Sie Ihre Kinder aus?«

Auch wenn dieser Gedankengang Sie in seinen Ausmaßen irritiert und erschreckt: Der äußerst bewusste Umgang mit Informationen lohnt sich! Jede unbedacht verbreitete Horrornachricht, jeder (auch freundlich gemeinte) Klatsch nistet sich als Informationsmuster tatsächlich in Ihren Körperzellen ein.

In-Form-ation: in die Form gebrachte Botschaft

Fleisch (Materie) gewordenes Licht aus Ihren Worten und Gedanken. Und je mehr beunruhigende, Angst erzeugende Informationen Sie in sich sammeln, umso schwerer ist Ihr Lebensgefühl. Nicht ohne Grund werden die Medien manchmal als »vierte Macht im Staat« bezeichnet. Die gezielt oder unbedacht eingesetzte Überschwemmung mit Informationsmaterial beeinflusst unser individuelles wie auch das kollektive Leben auf vermutlich ungeahnte Weise.

»Sie wünschen sich mehr Glück, Leichtigkeit und Gesundheit für sich und Ihre Lieben? Dann laden wir Sie dazu ein, Verantwortung zu übernehmen. Setzen Sie sich nur **den** Informationen aus, die Sie wirklich gerne auf Dauer in Ihrem Speicher tragen möchten. Sie wünschen sich mehr Liebe und Frieden in Ihrem Leben? Dann konsumieren Sie nur die Informationen, mit denen Sie sich heiter, entspannt, inspiriert und gut genährt fühlen. Trinken Sie Wasser aus reinster Quelle. Besorgen Sie sich für Ihr Heim und für Ihren Arbeitsplatz Wasseraufbereitungsanlagen (die kleinsten, gut durchdachten und sorgfältig produzierten Geräte sind schon für etwa 150 Euro zu bekommen). Essen Sie liebevoll, achtsam gezogene Lebensmittel. Jedes davon füttert Sie und Ihre Zellen mit der Information, die es während seines eigenen Lebens und während seines Verarbeitungsprozesses aufnehmen konnte oder musste.«

> **Auch Pflanzen und Tiere bestehen zu großen Teilen aus Wasser. Ihre Nahrung speichert Informationen, die Sie beim Verzehr übernehmen.**

Zum Glück ist es in den letzten 20 Jahren viel einfacher geworden, sich als Verbraucher bewusst zu versorgen. Durchstöbern Sie doch einfach einmal die Supermarktregale Ihrer Stadt. Fast jedes Lebensmittelgeschäft bietet seinen Kunden heute mindestens eine Ecke mit ökologisch sorgfältig produzierten Waren an. Wo das nicht der Fall ist, könnten Sie ja einmal darauf hinweisen? Alle großen Firmen berücksichtigen (wenn sie klug geführt werden…) Verbraucherwünsche. Da auch die großen Supermarktketten ihre Kunden halten und zufrieden stellen wollen, finden wir dort heutzutage Angebote, die noch vor 20 Jahren ausschließlich bei einigen, damals oft übel verspotteten Einzelkämpfern zu haben waren (Ein Hoch auf euch alle! Es ist wundervoll, was ihr in Bewegung gebracht habt…). *Ganz nebenbei beweist diese Entwicklung unsere tatsächlich große Macht als Konsumenten.*

> **Lassen Sie uns nicht auf den Irrtum hereinfallen, dass wir machtlos schlucken müssten, was uns angeboten und serviert wird!**

Fassen wir noch einmal zusammen, warum Wasser so bedeutsam ist:

- Wasser bildet den größten Anteil unseres menschlichen Körpers.
- Auch die meisten Lebensmittel enthalten viel Wasser.
- Wasser ist ein bedeutsamer Informationsspeicher und Informationsüberträger.
- Durch Wasser versorgen wir unsere Zellen und unser Sein auf direktestem Wege mit Information. Diese Information sollte hochwertig und lebensförderlich sein.
- Harmonisch geordnete, kristalline Wasserstrukturen helfen unserem Körper, selbst eine harmonische Ordnung aufzubauen.
- Ein hoher Ordnungsgrad bietet Speicherplatz für viel Licht. Dieses lebendige Licht stützt unsere Gesundheit.

So ist Wasser dasjenige Element, das direkt und grundsätzlich zu unserer Gesundheit beiträgt. Wasser – Information – Ordnung – Licht – Zellnahrung – Gesundheit – Lebendigkeit: Unser blauer Planet schenkt uns den Stoff des Lebens, den wir behüten, schützen und nutzen dürfen.

GESUNDHEIT UND SPIRITUALITÄT – ALLES IST EINS!

Wenn Sie uns auf unserer Reise bis hierhin gefolgt sind, dürfte Ihnen die Aussage von der Einheit allen Seins schon ein wenig vertrauter geworden sein. Lichtquanten erschaffen die Materie. Alles, was ist, besteht aus komprimierter, lichtvoller Energie. Sie selbst sind Licht. Ihre Nahrung und Ihr Wasser tragen und spenden Ihnen Licht. So, wie alle Lebewesen senden Sie Licht aus. Über Lichtquanten stehen Sie in Verbindung mit dem gesamten Universum. Ihr eigenes Leben gestaltet sich innerhalb Ihrer persönlichen Lichtmatrix. Die gesamte Menschheit lebt in einer kollektiven Lichtmatrix, an die jedes Individuum angeschlossen ist. Diese Matrix speichert alle Informationen aus allen Zeiten. Und all dies ist unser Sein! Alles dies steht uns zur Verfügung. Ahnen Sie, wie wundervoll die Schöpfung ist? Ahnen Sie, wie wundervoll Sie selbst sind?

Wenn Sie mögen, können Sie sich jetzt zwei Minuten Ihrer Zeit gönnen, um all dies auch wirklich körperlich, seelisch zu spüren.

■ ÜBUNG

ICH BIN LICHT

Bitte entspannen Sie sich und stellen Sie sich vor, Sie würden aus einer großen, rasch beweglichen Lichtwolke bestehen – reine Liebesenergie strömt in Ihnen und um Sie herum; Ihre Moleküle tanzen in rascher Geschwindigkeit und nehmen viel Raum ein. Jetzt wird es ein bisschen kühler. Ihre Moleküle werden langsamer und rücken näher zusammen; aus der Wolke gestaltet sich eine Form. Noch ein wenig mehr Dichte, und Materie tritt in die Erscheinung. Hier sind Sie: lichtvolle Energie in Menschengestalt! Je mehr Lichtpartikelchen Sie aufnehmen, umso glücklicher, leichter, entspannter und auch gesünder fühlen Sie sich. Denn umso näher sind Sie verbunden mit der unerschöpflichen Quelle heiligster Kraft. Und umso besser können Sie alle die herrlichen Schätze Ihres persönlichen Erbes nutzen. Das Wort HEILUNG bedeutet GANZ WERDEN in diesem heiligenden Sinne.

»Spiritus« heißt Geist. Spirituell sind wir, wenn wir uns bewusst mit den geistigen Ebenen unseres Seins verbinden. Das Licht des Geistes lebt nicht nur in uns, wir bestehen daraus!

Um »erleuchtet« zu sein, brauchen wir diese Tatsache nur dauerhaft in unsere Aufmerksamkeit zu nehmen.

Wo Ihre Aufmerksamkeit liegt, ist Ihre Energie.
Was Sie mit Energie versorgen, wächst.

Und niemals zuvor war spirituelles Wachstum so leicht zugänglich wie heute.

Als Menschheit durchleben wir gerade die Geburt eines neuen Bewusstseins. BEWUSST SEIN – bewusst erkennen, akzeptieren und leben, wer wir wirklich sind – darum geht es. Und seien Sie versichert: Wir alle sind großartiger und wunderbarer, als wir noch vor wenigen Jahren zu träumen wagten.

Die Stunden während der Geburt sind nicht immer einfach. Mut und hingebungsvoller Einsatz sind von allen Beteiligten gefordert; besonders natürlich von Mutter und Kind. Aber eines ist völlig klar: In diesem Moment kann die Zeit nicht angehalten oder zurückgedreht werden. Das Kind wird geboren. Der Einsatz aller Beteiligten entscheidet darüber, wie sanft und rasch dies geschieht. Und falls Sie schon einmal den wirklich göttlichen Moment einer Geburt miterleben durften, wissen Sie auch eines: Das unaussprechlich wunderbare Geschenk der neuen Menschwerdung lässt sofort alle Mühsal in den Hintergrund treten. Dieser Schöpfungsakt ist einfach jeden – auch den größten – Einsatz wert!

Und nun wird unser neues menschliches Bewusstsein geboren! Lassen wir uns ganz auf diesen Prozess ein! Gehen wir mutig und kraftvoll voran in dieser Geburtszeit! Lassen wir uns gemeinsam den bestmöglichen Einsatz geben! Die Belohnungen und Freuden werden diesen Einsatz ohne Zweifel rechtfertigen!

Wirkliche Gesundheit entsteht, wenn wir uns dem Prozess des Lebens in allen seinen Ebenen überlassen. Mens sana in corpore sano – ein gesunder Geist sei in einem gesunden Körper: Millionen von Schulkindern wurden und werden auf dem Hintergrund dieses weisen Spruches aus der griechischen Antike durch den Sportunterricht getrieben; mit mehr oder weniger Feingefühl und mehr oder weniger sinnvollen Ergebnissen. Dabei beinhaltet dieser Satz ursprünglich eine tiefe, grundsätzliche Weisheit mit vielschichtigem Erkenntniswert.

Nur wenn wir Menschen für alle unsere Daseinsebenen gleichermaßen gut sorgen, entwickeln wir uns zu dem Gesamtkunstwerk, als das wir erschaffen wurden.

▌ Folgen Sie diesem Gedanken konsequent, und vor Ihren Augen (bzw. in Ihrem Bewusstsein) wird sich jede Dualität auflösen!

Nichts, aber auch gar nichts, kann aus Ihrem Bewusstsein ausgegrenzt werden, ohne dass Sie die schmerzvolle Konsequenz einer innerlich empfundenen Trennung oder Spaltung erfahren. Immer dann, wenn Sie etwas – egal was – als nicht zu sich zugehörig definieren, sind Sie bereits in illusionären Wirklichkeiten verstrickt.

- »Jetzt will ich erst mal viel Geld verdienen, meine Gesundheit muss da zurückstehen.«
- »Meditation und Spiritualität widme ich mich mal, wenn ich viel Zeit habe.« (Im Rentenalter?)
- »Mein Körper ist nicht so wichtig; ich muss erst mal was für mein seelisches Glcichgewicht tun ...«
- »Für Partnerschaft oder Freundschaft habe ich jetzt keine Zeit ...«
- »Ich gehe schon regelmäßig ins Sportstudio; zu Hause frisch kochen ist mir dann zu aufwendig.«

Wir Menschen unterteilen, bewerten und polarisieren. Und noch immer nicht verstehen wir, wie sehr alles zusammenhängt. Vor 30 Jahren berichtete die Chaosphysik von einer erstaunlichen Tatsache: Wenn in Europa ein Schmetterling in den Himmel hinaufffliegt, kann in China möglicherweise eine Wolke abregnen. Zu unglaublich, um wahr zu sein? Diese Aussage stammt tatsächlich aus naturwissenschaftlich entwickelten Gedankenketten; hier handelt es sich nicht um »esoterischen Wildwuchs"!

Immer wieder unterliegen wir der Illusion räumlicher und zeitlicher Trennung. Wenn in der Südsee Atomversuche durchgeführt werden, kann das durchaus Monate (oder Jahre!) später auf der anderen Seite des Planeten zu Erdbeben führen. Wenn Sie Ihre Gesundheit heute vernachlässigen, kann dies durchaus in 30 Jahren unangenehme und weit reichende Folgen haben. Wenn Sie sich jetzt nicht um den Zustand Ihrer Zähne kümmern, kann das in Zukunft möglicherweise Probleme in Ihren inneren Organen erzeugen (so z. B. Herzklappenentzündungen nach lange bestehenden Zahninfektionen). Wenn Sie sich nie um Ihre traurige Grundstimmung kümmern, ist Ihre Lebendigkeit in Gefahr und

Ihre sozialen Bindungen werden darunter leiden. Wenn wir Menschen unbedenklich große Waldflächen vernichten, könnte unseren Enkeln die Luft zum Atmen fehlen.

»Sie finden es zu kompliziert, so vernetzt zu denken?«
Im Gegenteil: Wenn wir weiterhin nur einzelne Aspekte unseres Seins betrachten würden, ohne uns ums Ganze zu kümmern – dann würde unser Leben bald richtig kompliziert sein!

Glücklicherweise gibt es aber diese nachhaltig sanfte Vibration neuer Energien auf unserer Erde. Wie ein wärmender Wind erreicht sie uns überall: in unserem Wachbewusstsein, in unseren Träumen; in den Lichtmustern aller unserer Körperzellen, in unseren starr gewordenen Strukturen und Gewohnheiten, in unseren Gedanken, in unseren menschlichen Begegnungen, in den Momenten bedeutsamer Entscheidungen – überall! Und wir dürfen sie willkommen heißen und dafür danken. Denn diese Energie ist reinste, liebevollste Heilungskraft. In einigen Jahren werden wir mit ihrer Hilfe völlig neue Bedingungen auf diesem Planeten erschaffen. Dann wird die tiefste Sehnsucht unserer Herzen Wirklichkeit sein: Eine Zeit des Friedens, der Gesundheit und der Chance für Entwicklung ist angebrochen. Gesundheit und Spiritualität gehören eng zusammen. Noch enger als die zwei Seiten einer Münze.

**Denn Gesundheit und spirituelles Leben
sind im Grunde eins.**

▶ Indem Sie wirklich ANERKENNEN, WER SIE SIND, werden Sie beginnen, für sich und Ihr Wohlbefinden, Ihre Gesundheit, zu sorgen. Indem Sie immer öfter und immer mehr zutiefst beglückende, heilsame Erfahrungen wahrer Spiritualität machen, wird Gesundheitspflege SELBST-VERSTÄNDLICH für Sie. Indem Sie die Großartigkeit Ihrer eigenen Schöpfung, Ihres eigenen Lichtpotenzials kennen lernen, und sich wirklich als Anteil des Göttlichen verstehen, werden Sie ganz von selbst das Angemessene, für Sie Passende, wählen und beanspruchen. Aus Ihrem grundsätzlichen Verbundenheitsgefühl heraus werden Sie auch sorgsam und unterstützend auf andere zugehen und das Wohl des Ganzen berücksichtigen.

Und nun noch eine besondere Freude: Tag für Tag befassen sich immer mehr Menschen mit den Phänomenen dieses beschriebenen Bewusstseinswandels. Diese Gruppe erzeugt – auch ohne sich zu kennen – ein energetisches Feld von gro-ßen Möglichkeiten. Schon jetzt gewinnt dieses Feld Anzie-hungskraft auf andere Menschen. Der Schneeball rollt und bringt die Lawine in Bewegung. Erscheint es Ihnen verlo-ckend, ein Teil dieser Bewegung zu sein? Unseren Glück-wunsch, Sie sind schon dabei! Schenken Sie sich und Ihrer Gesundheit Aufmerksamkeit. Nutzen Sie die praktischen Hil-fen modernster Forschung. Und erleben Sie, eingebunden in die gesamte Menschheit, die Geburt einer neuen, für uns alle beglückenden Zeit!

»Können Sie eigentlich gut für sich sorgen? Oder gehören Sie zu den Menschen, bei denen immer die anderen zuerst kommen?« Unsere christliche Tradition hat uns in den letz-ten 2000 Jahren darin angeleitet, demütig in den Hinter-grund zu treten, sich selbst nicht wichtig zu nehmen und für sich (fast) nichts zu verlangen. Egoismus, Eitelkeit und Gier wurden so sehr verurteilt, dass viele Menschen sich bereits vor ihren eigenen Emotionen fürchten. Dabei ist es ein ganz natürlicher, biologisch notwendiger Impuls, für sich zu sorgen. Und wenn wir uns als göttliche Kinder betrachten dürfen: Welche göttliche Mutter, welcher göttliche Vater würde denn seinen Kindern die Befriedigung ihrer Bedürfnisse verweigern?

Zugegeben: Es ist eine heikle Angelegenheit, Gott interpretieren zu wollen. Wenn wir uns aber in der Stille einfinden und nach innen lauschen, können wir eine unermessliche – buchstäblich niemals messbare – Liebe spüren, die unsere Herzen mit den lichtvollen Dimensionen des Universums verbindet. Wie könnte diese Liebe hart sein?

> **Das Göttliche schenkt uns allergrößte Liebe, vollkommene Sanftheit und Zärtlichkeit, die Bereitschaft, uns zu geben, was wir brauchen (nicht unbedingt immer das, was wir uns wünschen!), und Weisheit ohne Ende.**

Lassen wir uns einhüllen und bergen in diesem Gefühl. Akzeptieren wir es als unsere Heimat!

In unserer menschlichen Sozialisation geht es um gut oder schlecht, richtig oder falsch. Hier müssen wir bestimmte Dinge einhalten oder unterlassen, um Anerkennung und Wertschätzung zu bekommen. Hier finden täglich Angriffe auf unser SELBST-BEWUSST-SEIN statt; oft sogar aus bester Absicht. Ist Ihnen schon aufgefallen, dass seit einigen Jahren Bewegung in gegensätzliche Strömungen kommt? Scheinbar Unvereinbares begegnet sich. Neue, komplexere Ansätze werden gefunden. Es gilt nicht mehr ausschließlich Entweder-oder.

Dies ist das Zeitalter der Synthese. Die neue Energie auf unserem Planeten leitet uns dazu an, die innere Einheit aller Dinge auf neue Art zu erfahren.

Und dieser aufregende Prozess schließt an das ursprüngliche überlieferte Christuswort an: Liebe deinen Nächsten wie dich selbst!

Eines geht nur gleichzeitig mit dem anderen. Eines ist ohne das andere nicht vorstellbar. Wenn die göttliche Energie – oder für die mehr naturwissenschaftlich Interessierten die freie universelle Energie – in uns allen lebt, wenn wir in ihr leben, dann ist jede Trennung als Illusion enttarnt.

Unser Verstand wurde darauf trainiert, die Welt dualistisch wahrzunehmen. Für ihn gibt es:

hier und dort
außen und innen
früher – heute – später
Körper – Seele – Geist
ich – du

Gleichzeitig weiß unser Menschenherz genau, dass zwischen allen diesen Kategorien zumindest fließende Übergänge existieren. Und wir alle kennen die glücklichen Momente der Auflösung, in denen alles »stimmt«. Dann ist die Einschätzung des Verstandes nicht mehr wichtig. Tief aus unserem Innersten spricht die Quelle, und wir sind im Gleichgewicht.

▶ Wir alle dürfen uns schon jetzt auf die Entwicklungen in der neuen Energie freuen. Welche Erleichterung wird es sein, wenn wir mit mehr Verständnis und Güte im Leben stehen. Wie wunderbar wird es sich anfühlen, wirkliche Anerkennung und Wertschätzung für unser Menschsein zu spüren. Berge der Last werden von uns fallen, wenn wir aufhören zu urteilen und zu werten.

Können Sie die Segnungen dieses neuen Lebensgefühls schon ein wenig spüren? Bald gibt's mehr davon!

Wirklich gut für sich zu sorgen setzt wirkliches SELBST-BE-WUSST-SEIN voraus. Wer sind Sie denn tatsächlich? In der Tradition des Zen wird diese Schlüsselfrage unzählige Male gestellt und beantwortet. So lange, bis alle Meinungen, Vorurteile, Glaubenssätze über den eigenen Standort zusammenbrechen. Nackt, ohne Attribute, ohne äußere Hüllen steht der Mensch dann im Licht seiner eigenen Göttlichkeit. Ein atemberaubender, heiliger Moment voller Glückseligkeit. Das nennen wir ErLEUCHTung! Und je öfter und dauerhafter Sie sich in diesem Zustand befinden, umso klarer werden Sie erkennen, dass es wirklich unverzichtbar ist, gut für sich zu sorgen und das jeweils am besten Passende für sich zu wählen.

Selbstsucht und Egoismus deuten auf innere Leere. Wer seine wirkliche Größe erkennt und akzeptiert, wird sich still daran erfreuen. Dies sind die Menschen, die sich gern dem Dienst an anderen widmen. Der spontane Impuls, freundlich, unterstützend und gütig durchs Leben zu gehen, wird dann zur Selbstverständlichkeit.

Viele Menschen sind in dieser Weise bereits unterwegs und haben die Bedeutung von Dienst im Miteinander verstanden. Ob Sie dabei auch schon genügend für sich selbst sorgen, erkennen Sie an Ihrem eigenen Energievorrat. »Fühlen Sie sich erschöpft oder ausgelaugt?« Dann ist Ihre Waage des Gebens und Nehmens im Ungleichgewicht. Gut für sich zu sorgen bedeutet Verschiedenes:

- Beobachten Sie Ihren Energiezustand.
- Erkennen und anerkennen Sie Ihre Bedürfnisse.
- Sorgen Sie für sich in allen Ihren Daseinsebenen: körperlich, seelisch und mental – geistig.

Im Grunde ist es ganz einfach: Stellen Sie sich vor, Sie wären Mutter oder Vater eines wirklich wunderbaren Kindes. Ist es da nicht selbstverständlich, dieses Kind zu fördern, zu behüten, zu beschenken und zu unterstützen in allen Aspekten seines Seins? Und nun stellen Sie sich vor, Sie selbst seien – sind – dieses Kind! Beginnen Sie am besten gleich damit, eine Liste Ihrer unerfüllten Bedürfnisse aufzustellen und Wege für die Verwirklichung zu entdecken. Und tun Sie das für alle Ebenen Ihres Lebens. Werden Sie sich klar darüber, wie allumfassend und grundsätzlich bedeutsam Sie und Ihre Gesundheit sind! Handeln Sie entsprechend. Dies ist gelebte Spiritualität!

Wie lange wollen Sie eigentlich leben? Schon wieder so eine provozierende Frage … Als ob wir Menschen uns das aussuchen könnten … Schicksalhaftigkeit, der wir scheinbar hilflos ausgeliefert sind, gehört zu den Paradigmen früherer Zeitalter. Heutzutage wird immer deutlicher, wie sehr wir tatsächlich an unserer Wirklichkeit mitgestalten. Moderne neuropsychologische Forschungsansätze gehen sogar noch weiter: Sie zeigen auf, dass unser gesamtes Leben ein Produkt unserer Überzeugungen und Glaubenssätze ist. Wenn das stimmt, besitzen wir die Möglichkeit, unser Schicksal zu verändern. Veränderte Glaubenssätze und Voreinstellungen würden uns dann zu neuem Verhalten anregen. Und dieses neue Verhalten – unser neues Verhalten – würde unsere eigene neue Wirklichkeit erschaffen. Klingt plausibel? Aber wie können Sie Ihre einschränkenden Glaubenssätze als solche erkennen? Schließlich gehen Sie ja davon aus, es mit unumstößlichen Wahrheiten zu tun zu haben! Vielleicht mögen Sie sich noch einmal dem zweiten Teil dieses Buches widmen, um das Inventar Ihrer Glaubenssätze erkennen, überprüfen und erneuern zu können?

Im Zusammenhang mit Medizin und Gesundheit ist es besonders wichtig, die eigenen Überzeugungen und Glaubensmuster zu erforschen. Denn unglücklicherweise gehört es zum Weltbild der Medizin, viele Dinge als unveränderlich zu betrachten. Unserer Meinung nach hat das mit der Komplexität menschlicher Phänomene zu tun: Unendlich ist die Zahl individueller Varianten. Um diese verwirrende Vielfalt zu ordnen, wurden diagnostische Kategoriensysteme entwickelt, die das Erkennen und Handeln vereinfachen sollen. Im Zuge von immer komplexeren Lebenswelten und Therapieansätzen ist dieses ursprüngliche Ziel schon lange nur noch schwer erreichbar. Statistische Häufigkeiten sollen nun weiterhelfen: Welcher Krankheitsverlauf kommt in Ihrem Fall häufig vor und ist somit wahrscheinlich? Aber WahrSCHEINlichkeiten sind SCHEINhilfen: Auch wenn alle Frauen in Ihrer Verwandtschaft osteoporosekrank waren – wer sagt Ihnen denn, dass eben Sie nicht das Glück haben könnten, eine Ausnahme von dieser Regel zu erfahren?

Eine amerikanische Stiftung befasst sich schon seit vielen Jahren mit »wunderbaren«, d. h. unerwarteten Heilungserlebnissen. Diese Dokumente erlauben nur einen Schluss: Zum Thema Krankheit, Heilung und Gesundheit gibt es buchstäblich nichts, was nicht schon einmal vorgekommen wäre.

▶ Also: Wenn Sie gesund bleiben oder werden wollen, ist es wichtig, dass Sie sich zumindest teilweise von traditionellen medizinischen Denkgewohnheiten lösen. Immer dann, wenn Ihnen etwas unveränderlich erscheint, haben Sie die Chance, durch eine Bewusstseinsveränderung an neuen Erfahrungen mitzugestalten. Glauben Sie an sich und Ihre unendlichen Möglichkeiten ... Und falls Ihnen dies schwerfallen sollte, gibt es wunderbare, kompetente Helfer, die Sie ein Stück des Weges begleiten; so lange, bis Sie sich wohl und sicher fühlen.

Zurück zum Thema **Lebensalter**: Kaum ein Begriff des menschlichen Lebens ist so vielfältig gespickt und beladen mit Grundüberzeugungen. Die eine oder andere davon mag vielleicht sogar hilfreich sein. Die meisten aber erweisen sich als Eigentor oder Selbstfalle. »Was denken Sie selbst denn so zum Thema ›Alter‹? Vielleicht mögen Sie jetzt Ihre persönliche Liste (scheinbar) unumstößlicher Wahrheiten aufstellen?« Hier sind ein paar Anregungen aus dem täglichen Leben:

• Im Alter lässt das Gedächtnis nach.
• Im Alter mehren sich die Krankheiten.
• Ich ende bestimmt wie meine Mutter/mein Vater.
• Bei uns in der Familie haben alle ... das trifft mich bestimmt auch.
• Im Alter wird man immer unbeweglicher, damit muss man sich abfinden.
• Ich werde bestimmt nicht älter als ...
• Alt sein heißt einsam sein.

▶ Und nun finden Sie bitte zu jeder dieser Aussagen mindestens einen Menschen, der als Gegenbeispiel dazu auftreten kann.

Wer kennt sie nicht, die mobilen, geistig regen und daher auch beliebten, wunderschönen alten Menschen; mit einem Gesicht voll ehrlich verdienter Falten, mit Geschichten aus dem Leben, denen die Jüngeren lauschen ... Die persönliche Lebendigkeit und Herzkraft entscheidet darüber, wie wir im Alter leben werden. Und unsere individuelle Entscheidung gestaltet schon frühzeitig das »Wie« unseres späteren Lebens.

Wissenschaftler gehen davon aus, dass unser erreichbares Lebensalter in den nächsten Jahrzehnten immer mehr nach oben klettern wird. Jetzt schon steigt die statistisch errechnete Lebenserwartung laufend. Die esoterische Literatur stellt uns sogar wiederholt in Aussicht, dass wir nach unserer Transformation in die fünfte Dimension weitgehend unbegrenzt in unserem aktuellen Körper werden leben können. Durch die bewusste Absichtserklärung unseres Geistes dirigieren wir dann die Ausrüstung und den Zustand unserer Körperzellen. Als Geist im Fleisch steuern wir die Eigenschaften unserer eigenen Materie. Körperlich sterben würden wir nur aus bewusster Entscheidung. Wir wechseln erst dann die Ebene, wenn wir andere Aufgaben in anderen Regionen des Universums übernehmen möchten.

Dies alles klingt heute wirklich noch wie eine bestaunenswerte oder – je nach Standpunkt – lächerliche Zukunftsmusik. Im Verborgenen forschen Wissenschaftler aber bereits an Programmen und Techniken der Zellreparatur. Vermutlich wird es gar nicht mehr lange dauern, bis wir den Nutzen neuer Erkenntnisse genießen können. Eines ist dabei jetzt schon klar: Licht spielt eine große Rolle für die regenerativen Erneuerungsprozesse unseres Körpers.

Gesunde Körperzellen informieren sich untereinander auf Lichtquantenebene. Prof. Dr. Fritz-Albert Popp bezeichnet z. B. Krebs als »eine Kohärenzstörung, die in der Kommunikation über Licht stattfindet«. Und er sagt weiter: »… solange eine Verständigung des Organismus möglich ist, wird es auch keinen Krebs geben.« In einem Interview bestätigt er die Aussage: »Ohne die über die Lichtinformation stattfindende Zellkommunikation geschieht das Wachstum nicht geordnet, in Absprache mit den Nachbarn, sondern wild …« (»Die Botschaft der Nahrung«; Verlag Zweitausendeins).

Verschiedene Forscher beschäftigen sich mit der Auswirkung von Licht auf biologische Prozesse. Der amerikanische Arzt Dr. Todd Ovokaitys entwickelte ein holographisches Laserlicht, das Zellregenerationsprozesse startet. Seine Forschung im Bereich der Tumor- und AIDS-Erkrankungen brachte bereits ermutigende Ergebnisse, die auf einen völlig neuen Abschnitt der Medizingeschichte hoffen lassen. Die Heilung mit Hilfe von Licht ist dabei, den Kinderschuhen zu entwachsen.

Und welche Möglichkeiten haben Sie selbst, um Ihr Licht zu sammeln und in Fülle zu halten? Wie können Sie Gesundheit und Spiritualität in allen Ihren Lebensbereichen zum Wachstum bringen? Grundsätzlich gilt:

Alles, was Ihnen ein gleichzeitig entspanntes und energievolles Gefühl gibt, spendet Ihnen auch Licht.

Meditation und spirituelle Praktiken wurden in allen Kulturen entwickelt, um Licht zu mehren und zu speichern. Bewegung in frischer Luft, erfüllende Sexualität, Atemübungen, inspirierende Begegnungen mit anderen Menschen sind weitere wundervolle Lichtspender. Professor Popp nennt uns Menschen Lichtsäuger. Und von dem Quantenphysiker Erwin Schrödinger stammt der Begriff des »Ordnungsräubers«. Menschen verarbeiten Lichtquanten aus Nahrung, Luft und dem biologischem Austausch mit anderen Lebewesen. Dadurch »rauben« sie die darin enthaltene lichtvolle Ordnung. »Der Kunstgriff, mittels dessen ein Organismus sich stationär auf einer ziemlich hohen Ordnungsstufe ... hält, besteht in Wirklichkeit aus einem fortwährenden Aufsaugen von Ordnung (= Licht!; d.Verf.) aus seiner Umwelt.«

Einen großen Teil unseres Lichtbedarfs allerdings decken wir tatsächlich – meist unbewusst – aus unserer Nahrung. Natürlich gereiftes, frisch gepflücktes Obst, Gemüse oder Getreide sprüht nur so vor Lebenskraft, die unsere Zellen direkt aufsaugen. Das ausgesendete Licht dieser Lebensmittel kann man mit geeigneten Instrumenten sogar messen. Unsere Lebensgewohnheiten haben aber gerade diesen Aspekt zu einem Problem werden lassen: Überdüngte, ausgelaugte Böden bringen nicht mehr genug Energie in die Pflanze. Unreif gepflückt, auf langen Transporten mehr schlecht als recht nachgereift, in Kühlhäusern gelagert, schockgefrostet und schließlich womöglich noch in der Mikrowelle zubereitet, dienen unsere Lebensmittel nicht mehr dem Leben. Sie verwirren unseren Organismus mit unpassenden Informationsmustern und fordern ihm eine Verdauungsleistung ab, ohne ihn gleichzeitig zu nähren. So »verhungern« wir vor vollen Töpfen. Traurige Zahlen berichten über Nährwertverluste unserer Lebensmittel von bis zu 90 % in den letzten 10 Jahren. Als Folge davon stürzen sich viele Menschen auf Süßigkeiten oder andere rasche Energielieferanten. Kurzfristig löst dies zwar das Mangelgefühl. Langfristig erschafft der Kreislauf aus Fehlernährung, Übergewicht und Energiemangel aber neue, noch gravierendere Probleme.

Bis genügend Menschen ein neues Bewusstsein zum Thema Ernährung entwickelt haben, wird vielleicht noch einige Zeit vergehen. Bis wir als Menschheit flächendeckend gesündere Praktiken im Anbau und in der Herstellung von Lebensmitteln entwickelt haben, müssen wir erfinderisch sein, um unsere Lichthungrigen Zellen zu versorgen. Dabei ist es wünschenswert, dass wir alle so schnell wie möglich die Kostbarkeit unseres Lebens erkennen. Parallel dazu wird ein neues Bewusstsein dafür wachsen, unseren so geschundenen, und gleichzeitig so geduldigen, nährenden Heimatplaneten als Teil unseres Lebens angemessen zu pflegen. Während dieser Umbruch geschieht, während in unseren Herzen ein neues, lebensfreundliches Weltbild entsteht, brauchen wir rasche Notlösungen, die uns mit dem Notwendigen versorgen. Leichte, lichtvolle Nahrung und die sorgsame, liebevolle Pflege unseres Seins sind Schritte, um die Not zu wenden.

VERSAUERT IM ANBLICK DES LEBENS?

DIE BEDEUTUNG DES SÄURE-BASEN-
GLEICHGEWICHTES FÜR IHRE GESUNDHEIT

»Neigen Sie dazu, rasch ›sauer‹ und gereizt zu reagieren? Oder gehören Sie eher zu den Menschen, die sich betrübt mit inneren Vorwürfen oder Ängsten zurückziehen?«

In beiden Fällen reagiert Ihr Körper mit Übersäuerung.

Viele unserer alltäglichen Gewohnheiten führen zu körperlicher Übersäuerung: Stress, Hektik, Elektrosmog, mit dem Auto im Stau stehen, als Fußgänger oder Radfahrer in verkehrsreichen Straßen unterwegs sein, aufgestaute Gefühle aushalten, Bewegungsmangel, Arbeit am PC oder an anderen elektronischen Geräten, Reisen mit Bahn oder Flugzeug, ungünstige Atemgewohnheiten und schließlich natürlich unsere Ernährung.

Ihre Säuren und Basen sollten im Gleichgewicht sein. Über Ihre Körperflüssigkeiten können Sie mit entsprechenden Teststreifen herausfinden, ob Sie »sauer« sind. Urin und Speichel eignen sich für diese Untersuchung am besten. Teststreifen bekommen Sie in jeder Apotheke, und auch einige Versandhäuser bieten sie inzwischen an. Aber selbst wenn Ihre Körperflüssigkeiten noch kein auffallendes Ergebnis zeigen sollten, könnten Sie trotzdem unter Übersäuerung leiden. Den Säure-Basen-Status im Inneren Ihrer Zellen und Gewebestrukturen haben Sie mit diesen Tests nämlich nicht erfasst. Außerdem schwankt Ihr Säure-Basen-Verhältnis in Abhängigkeit von allen oben genannten Faktoren.

Nach einer Kaffeepause mit süßen Kuchenteilchen sind Sie vermutlich sauer. Dasselbe gilt, wenn Sie an einer viel befahrenen Straße wohnen, joggen oder Fahrrad fahren. Und egal, wie ausgewogen Ihre Mahlzeit war, wenn Sie sich hinterher fürchterlich über Ihren Chef ärgern, sind Sie im doppelten Sinne sauer. Warum ist all das nun von Bedeutung?

Die naturheilkundlich erfahrene Ärztin Dr. Christiane May-Ropers drückt es so aus: »Mit Säuren können Batterien betrieben werden, nicht aber der lebendige Körper« (in ihrem Buch »Nie wieder sauer« aus dem Herbig Verlag). Das leuchtet ein, nicht wahr? Was die meisten Menschen allerdings nicht ahnen, ist die äußerst geringe Toleranz, die unser Körper gegenüber Abweichungen vom Normalen aufbringt. Im Zusammenhang mit Temperaturen kennen wir dies. Zwischen 36,5 und 37,5 Grad Celsius liegt unsere Körperwärme im gesunden Bereich. Schon ein Grad Abweichung nach oben oder unten ist nicht mehr gesund. Und bei zwei Grad Abweichung nach oben oder unten wird's wirklich ungemütlich. Größere Schwankungen bedeuten das Ende unseres körperlichen Seins.

Übersetzen wir dieses Beispiel auf den Säure-Basen-Haushalt und sein Maß, den pH-Wert, kommt ein weiterer, wichtiger Aspekt hinzu: Diese Messskala ist logarithmisch aufgebaut. Ein pH-Wert von 6,0 ist also zehnmal saurer als der von 7,0. Ein pH-Wert von 5,0 ist bereits 100-mal saurer als der von 7,0. Wie managt unser Körper eigentlich den Umgang mit den extremen Schwankungen, die wir ihm täglich zumuten? Das Geheimnis liegt in den unendlichen Wundern unserer Natur.

Wie eine riesige Fabrik arbeitet jede einzelne Zelle auf Hochtouren, um zu jedem Zeitpunkt Balance zu erschaffen, während wir unseren alltäglichen Weg der Extreme gehen. Verständlich, dass das mehr oder weniger gut klappt. Schätzungen zufolge leben in den Industriestaaten 90 % aller Menschen in chronischer Übersäuerung. Und dieser Faktor ist von großer Bedeutung bei der Entstehung chronischer Krankheiten. Es lohnt sich also, bewusst zu entsäuern, wenn Sie langfristig gesund leben möchten.

Anzeichen für Übersäuerung sind:

- Allergien, Sonnenunverträglichkeit
- Haarausfall, glanzloses, stumpfes Haar, Kopfschuppen
- Bindegewebsschwäche und schlaffe Haut, brüchige Nägel
- Häufige Entzündungen, grippale Infekte
- Ständige Müdigkeit, Schlafstörungen, Konzentrationsprobleme
- Schmerzhafte Verspannungen, Muskelkrämpfe
- Unruhe, Gereiztheit, depressive Verstimmungen
- Magendrücken, Völlegefühl, saures Aufstoßen
- Mund- und Körpergeruch
- Rheumatische Beschwerden

Diese Liste lässt sich fortsetzen, und alle chronischen Krankheiten gehören dazu. Wenn Sie etwas Nützliches für Ihre Säure-Basen-Balance tun möchten, sollten Sie die folgenden

Nahrungsmittel und Substanzen bedacht und rationiert einsetzen:

- Unreife Früchte (das meiste tropische Obst wird unreif gepflückt, bevor es in unser Land verschickt wird)
- Getreideprodukte, Back- und Teigwaren
- Alle tierischen Produkte, Fleisch
- Margarine, gehärtete Fette und Öle
- Süßigkeiten

- Zuckerhaltige Getränke und Fertiggerichte
- Genussgifte (Alkohol, Zigaretten ...)

Außerdem helfen Sie Ihrem Körper, sein Säure-Basen-Gleichgewicht zu halten, wenn Sie die folgenden

Tipps beherzigen:

- Frische Luft und entspanntes Atmen entsäuern Sie über die Abgabe von Kohlendioxid aus den Lungen.

- Bäder, Wickel und Peelings mit Basenpulvern unterstützen Ihre Entsäuerung über die Haut. Beim Kauf von Basenpulver achten Sie am besten darauf, dass die mineralischen Bestandteile chemisch klug gebunden wurden. Die Citratbindung ist z. B. gesundheitsförderlicher als eine Aluminiumbindung. Die entsprechenden Informationen finden Sie auf der Verpackung Ihres Produkts.

- Auch Meersalz- und Kristallbäder unterstützen die Entsäuerung.

- Trinken Sie Basenpulver, Zitronenwasser (siehe S. 122) oder verdünnten Apfelessig (1 Esslöffel auf ein Glas Wasser), um entstandenen Stress wieder auszugleichen. Auch Gemüsewasser hilft gut. Dies ist besonders wichtig:

  - morgens nach dem Erwachen
  - nach einer säuernden Mahlzeit
  - nach und während der Arbeit mit elektronischen Geräten
  - nach Genussmittelkonsum (Katerfrühstück!)
  - während und nach Reisen

- Achten Sie darauf, ausreichend (zwei bis drei Liter) frisches, gut aufbereitetes Wasser zu trinken. Verzichten Sie auf Getränke mit Zucker und/oder Kohlensäure.

- Verzichten Sie nach Möglichkeit auf Genussgifte oder gleichen Sie die dadurch entstehenden »freien Radikale« (hochgiftige, elektrisch geladene Teilchen, die die lebendige Zellfunktion stören) durch Antioxidantien aus. Viele Gemüse und Früchte wirken antioxidativ. Wenn Sie es sich einfach machen möchten, können Sie auch entsprechende Nahrungsergänzungsprodukte nutzen.

- Und last, but not least: Balancieren Sie Ihre Nahrung.

Hier kommt ein Rezept für Ihre Entsäuerung.

✦ REZEPT: BASENTRUNK

Immer wenn Sie Gemüse gekocht haben, können Sie das Kochwasser leicht würzen (Himalajasalz, Pfeffer, Kräuter oder Suppenwürze) und trinken. Allerdings ist dieser Basentrunk nur dann wertvoll für Sie, wenn Sie schadstofffreies Gemüse gekocht hatten.

***

Vielleicht kennen Sie den Begriff der links- oder rechtsdrehenden Säure? Besonders im Zusammenhang mit Milchprodukten und der darin enthaltenen Milchsäure hat dieses Thema in den letzten Jahren an Bedeutung gewonnen. Hierbei geht es um Licht! Genauer gesagt um die Lichtbrechung. Viele Moleküle lenken durch ihre geometrisch kristalline Struktur polarisierte Lichtstrahlen aus ihrer Richtung ab. Die chemische Formel einer Substanz (z. B. »Milchsäure«)

bleibt dieselbe. Qualität und Wirkung der Substanz ändern sich jedoch. So ist die rechtsdrehende Milchsäure für unseren menschlichen Körper besser verdaulich und wertvoller als die linksdrehende. Als Reaktion auf die Informationskampagnen änderten viele Verbraucher in den letzten Jahren ihre Konsumgewohnheiten. Deshalb finden wir inzwischen im Handel viele Milchprodukte mit der hochwertigen rechtsdrehenden Milchsäure.

Die Lichtbrechung an kristallinen Strukturen entscheidet über die Auswirkungen, die unsere Nahrung im Körper entfaltet. Rechtsdrehende (mit dem Uhrzeigersinn drehende) Prozesse bauen Energie auf. Linksdrehende bauen Energie ab. In der Traditionellen Chinesischen Medizin gilt der Linksspin (die Linksdrehung) als kühlend bzw. beruhigend. Der Rechtsspin tonisiert bzw. energetisiert. Dieses Phänomen wird z. B. beim Einbringen von Akupunkturnadeln genutzt. In der Fünf-Elemente-Küche empfiehlt die chinesische Tradition das Rühren im Kochtopf nach diesen Grundsätzen: rechts herum – Energie wird aufgebaut; links herum – Energie wird abgebaut.

Ableitung von Energie wird immer dann gebraucht, wenn es durch mangelnde Bewegung zum Stau gekommen war. Übersäuerung bedeutet immer den Hinweis auf einen energetischen Stau in Ihrem »System«. Deshalb hilft Ihnen alles, was Bewegung in Ihr Leben bringt, wieder ins Säure-Basen-Gleichgewicht zurückzufinden. Im ersten Kapitel dieses Teiles haben wir uns dem Thema Bewegung ausführlich gewidmet. Interessanterweise geht es auch hier wieder um das richtige, ausgewogene Maß: Heftige körperliche Bewegungen, z. B. Leistungssport, erzeugen anflutende Säuren im Gewebe, die mit basischer Nahrung ausgeglichen werden sollten.

Muskelkater ist somit die Folge eines Milchsäureüberschusses im Muskel. Diese Säure schmerzt, weil sie einen Stau im Gewebe erzeugt. Der Körper kann sie nur in kleinen Portionen während einiger Tage wieder abtragen. Ein gemütlicher Spaziergang dagegen bringt Sie in mehrfacher Hinsicht ans Ziel. Dieses Ziel lautet: Ausgleich für Körper, Seele und Geist; materiell stofflich wie auch energetisch.

Unsere Biologie mag keine Extreme!

Teil IV

SPECIALS

DIE »NEUEN KINDER«:
HOCHBEGABT ODER EINFACH NUR »ZU UNRUHIG«?

Jetzt kommen wir in unseren Betrachtungen zu einem besonders schönen Abschnitt, der große Freuden für uns bereithält. In der heutigen Zeit sind sie die Hoffnungsträger für neue Entwicklungen in der Geschichte der Menschheit: Die Kinder dieser neuen Zeit beschenken uns mit ihren besonderen Gaben. Für ihre Familien eine Herausforderung, für unsere Schul- und Ausbildungssysteme ein schwieriges Projekt: Als weise Meister im kindlichen Körper sprengen diese Wesen alle bisher da gewesenen Muster und Strukturen. Und eben dies brauchen wir augenblicklich am dringendsten. Wenn wir uns als Kollektiv der Menschheit in neue Ebenen hineinentwickeln wollen, müssen wir zunächst einmal unsere gewohnten Bahnen verlassen und aufwachen. Erst dann können wir damit beginnen, neue Räume der Möglichkeit zu betreten.

Die neuen Kinder wecken uns auf. Sanft oder heftig; entsprechend ihrer Mentalität und gemäß unserem jeweiligen persönlichen Bedarf. Wenig oder gar nicht anpassungsbereit begegnen sie uns im Vollbesitz ihres Selbst-Bewusst-Seins. Sie wissen einfach, wer sie sind! Verbunden mit ihrer innewohnenden Göttlichkeit, wollen sie selbstbestimmt leben. Keine

Vorschriften oder Regeln bleiben unhinterfragt. Sie akzeptieren ausschließlich das, was ihnen selbst sinnvoll erscheint. Elterliche Autorität per se? Ein Fremdwort! Respekt und Anerkennung dürfen Sie sich erst einmal durch Ihr überzeugendes Sein und Handeln als Mensch verdienen.

Gleichzeitig sind diese faszinierenden Wesen voller Liebe, sozialer Anteilnahme und Feingefühl. Viele von ihnen helfen spontan und gern, wenn Hilfe gebraucht wird. Manche können schon in sehr jungen Jahren mit der Energie ihrer Hände Schmerzen lindern. Andere erzählen von Erinnerungen oder Visionen aus fernen Bereichen des Universums. Einige Tausend fallen weltweit durch so ungewöhnliche Fähigkeiten auf, dass in manchen Ländern besondere Schulen für sie eingerichtet wurden. In China, Russland, Bulgarien, Mexiko bekommen diese Kinder eine realistische Chance, ihre ungewöhnlichen Begabungen und Neigungen zu entfalten. Diese Chance ist eine doppelseitige: Auch ihre Lehrer durchleben echte Abenteuerreisen. Telepathie, Hellsichtigkeit, außergewöhnliche Fähigkeiten im Rechnen, im Erlernen von Fremdsprachen, in der Kunst (Sänger, Maler, Poeten – alles findet sich hier!), Telekinese (das Bewegen von Objekten im Raum durch die Kraft der Gedanken) – diese Kinder zeigen uns, was alles im Bereich unserer menschlichen Möglichkeiten liegt.

Freilich sind nicht alle so auffällig ungewöhnlich. Viele besitzen eine besondere Begabung in einem Schulfach und kommen – wie zum Ausgleich – mit den übrigen Leistungsbereichen unseres Ausbildungssystems schlechter zurecht. In Deutschland trifft diese Kinder und Familien ein schweres Los. Unser Ausbildungssystem lebt durch eine breite Ansammlung von Fächern, die alle gemeistert sein wollen. Sonderbegabungen in bestimmten Disziplinen verkümmern zu leicht wegen mangelhafter persönlicher Förderung. Gleichzeitig leidet das Gesamtleistungsbild unter den weniger guten Ergebnissen in anderen Fächern. So verzweifeln unsere partiell hochbegabten Kinder und Jugendlichen oft an Langeweile, schalten ab und werden zu »begabten Versagern«.

Ein Schlüssel zum Verständnis dieser Kinder liegt in ihren besonderen Wahrnehmungsstrukturen. Im letzten Abschnitt dieses Buches werden wir uns mit der Quantenphysik beschäftigen und die Relativität menschlicher Wahrnehmung betrachten. Wir werden uns der Vorstellung annähern, ohne die bisher übliche Festlegung von Raum und Zeit zu sein. Behutsam werden wir mit unserer Vorstellungskraft erproben, wie sich die Erweiterung unserer bisher vertrauten Dreidimensionalität in komplexere Ebenen anfühlt. Die »neuen Kinder« kommen mit offenen Wahrnehmungspotenzialen auf diese Erde. Mühelos reisen sie im Geiste durch unterschiedlichste Welten. Ohne Schwierigkeit mobilisieren sie in ihrer Vorstellung einen Buchstaben auf dem Papier, lassen ihn aus seiner Zweidimensionalität ausbrechen und verschaffen ihm eine spannende Reise der Verwandlungen. Aus einem einfachen G wird so beispielsweise blitzschnell eine zusammengerollte Katze. Hochkreativ – nur leider unbrauchbar in unseren Schulen.

Alles, was wir Älteren jetzt und in den nächsten Jahren lernen dürfen, bringen unsere »neuen Kinder« bereits als angeborene Fähigkeiten mit. Manche besitzen sogar eine genetische Ausrüstung, die sie immun sein lässt gegen Erkrankungen. Mühelos sprengen sie die Grenzen aller uns bisher vertrauten Glaubenssysteme. Sie wissen einfach, dass Einschränkungen unseres Lebens aus selbst gebastelten Blockaden entstehen. Vielleicht deshalb sind Grenzen und Blockierungen auch genau das, was sie am allerwenigsten akzeptieren. So dürfen wir von ihnen lernen, unsere Starre zu lösen, unsere vermeintlich unveränderlichen Grenzen zu öffnen, und uns mit einer neuen, erweiterten Welt vertraut machen.

Seit vor einigen Jahren die genauere Untersuchung des menschlichen Erbcodes möglich wurde, entdeckten Wissenschaftler, dass einige unserer »neuen Kinder« nicht nur zwei, sondern vier DNA-Stränge in jeder ihrer Zellen besitzen. Vielleicht kennen Sie die Diskussion über eine Erweiterung unserer DNA aus der esoterischen Literatur? In diesem Thema stecken Geheimnisse und Wunder, die wir soeben erst entdecken. Tatsächlich gibt es in jeder menschlichen Körperzelle einige bisher unerklärliche Phänomene: Neben den zwei DNA-Strängen, die dort spiralförmig ineinander verdreht liegen, fanden Forscher schon vor längerer Zeit DNA-Teile, die sozusagen frei in der Zellflüssigkeit »herumschwammen«. Diese DNA-Fragmente wurden als »Junk DNA« bezeichnet. »Junk« bedeutet im Englischen Plunder, Schund, altes Zeug, Mist, Überschüssiges. Niemand konnte sich erklären, wozu sich dieser scheinbare »Müll« in den Zellen befand. Deshalb erhielten die überschüssigen DNA-Fragmente eine so wenig wertschätzende Bezeichnung. Bis man »per Zufall« erkannte, dass es Kinder mit mehr als zwei DNA-Strängen gibt. Und diese Kinder zeigten höchst ungewöhnliche Fähigkeiten und Eigenschaften.

Könnte es also sein, dass sich diese besonderen »meisterlichen« Fähigkeiten auf Genpartikeln befinden, die unsere Forschung bisher als überschüssigen »Junk« ansah? Könnte es sein, dass außergewöhnliche Gaben wie Telepathie, Telekinese, Überwindung von Zeit und Raum bereits als Möglichkeiten in unseren menschlichen Zellen schlummern? Was wäre, wenn sich die »Junk DNA« zu neuen, zusätzlichen DNA-Strängen verbinden und ordnen würde? Könnte es sein, dass wir Älteren dann ähnliche Fähigkeiten in uns entdecken würden, wie die »neuen Kinder« sie uns vorleben? Genau dieses behaupten zahlreiche Channel und Autoren der esoterischen Literatur.

Lichtquanten bringen die überschüssigen, noch ungeordneten DNA-Fragmente in Bewegung. Die DNA selbst kommuniziert über den Austausch von Biophotonen (siehe die Forschung von Prof. Dr. Popp, S. 11). So ist folgendes Szenario denkbar: Aus dem Universum strömen in dieser besonderen Zeit riesige Mengen von zusätzlicher Energie zu uns. Extraportionen aus Licht, die uns die liebende, göttliche Quelle zur Verfügung stellt. Dieses Licht nehmen wir in uns auf. Über unsere Nahrung, die Atmung, durch Meditationen, im Miteinandersein absorbieren und »rauben« (Schrödinger, siehe S. 224) wir Ordnung und Licht aus unserer Umgebung. Unsere lichthungrigen Zellen nutzen diese Energie, um ihre bisher schlummernden Potenziale zu erwecken. DNA-Fragmente beginnen miteinander zu kommunizieren und ordnen sich zu neuen Strukturen. Unsere gesamte Biologie erneuert sich!

Hier finden Sie ein hochmodernes, völlig neues Verständnis zum Thema Anti-Aging. Chemische und chirurgische Verjüngungsprozeduren werden möglicherweise bald der Vergangenheit angehören. Freie Energie des Universums – göttliches Licht in seiner reinsten Form – wird uns erneuern, verjüngen und gesund erhalten!

Erinnern Sie sich an Einsteins Gedanken von der Verbindung aller weltweit (universumsweit!) existierenden Lichtquanten in einem gemeinsamen Feld? Und nun stellen Sie sich bitte einmal vor, wie sich die Lichtquanten Ihrer Zellen mit denen unserer »neuen Kinder« unterhalten. »Wusstest du schon«, sagt die DNA eines dieser Kinder zu Ihrer DNA, »dass du noch viel mehr Möglichkeiten besitzt, als du bisher genutzt hast? Möchtest du auch solche lustigen Abenteuer erleben wie ich? Hier, ich zeig dir, wie's geht...!«

Unsere »neuen Kinder« sind ein bisher noch wenig geachtetes wundervolles Geschenk! Dadurch, dass so plötzlich Hunderttausende von hoch entwickelten Seelen in unserer Gemeinschaft leben, erhalten wir alle riesige Entwicklungschancen. Dieser Prozess verläuft im Stillen. Während viele dieser Kinder unter großen Mühen die begrenzte Enge unserer Schul- und Ausbildungssysteme durchlaufen, schenken sie uns die Gelegenheit, aufzuwachen. Einfach durch ihr Hiersein. In wenigen Jahren werden sie noch mehr für die menschliche Entwicklung tun. Mit ihrer ungebrochenen Willenskraft, mit ihrer Klarheit und Kompromisslosigkeit werden sie die Schlüsselpositionen in Wirtschaft und Politik übernehmen. Einige von ihnen haben ihren Platz sogar bereits eingenommen. Da sie **wissen**, von welch göttlicher Natur der Mensch ist, werden sie neue Ordnungen in die Wege leiten, die dieser Göttlichkeit Raum schaffen. So beginnt dann tatsächlich ein neues, »Goldenes« Zeitalter, das wir alle genießen dürfen.

Bisher allerdings sind die Kinder – unser höchstes Gut – noch unverhältnismäßig großen Belastungen ausgesetzt. Unflexible, unwürdige Ausbildungswege, sozialer Druck, wenig sinnvolle Leistungsanforderungen – an vielen Orten der Welt kämpfen Kinder und Eltern heute ums Überleben in den überholten Strukturen unserer Welt. Ganz zu schweigen von all jenen, die bitterster Armut, Not, Gewalt und Manipulation ausgesetzt sind. Viele dieser »neuen Kinder« sind extrem sensibel. Oft fehlt ihnen auch die gut balancierte Erdung. Zu viele ihrer Seelenanteile spazieren in den zahlreichen, für die meisten von uns noch unsichtbaren Dimensionen. Mit einer gesunden, lichtvollen Ernährung für Körper, Seele und Geist helfen Sie Ihrem Kind ins Gleichgewicht.

Die folgenden Tipps unterstützen Sie dabei, Ihr Kind auf seinem Weg zu begleiten:

- Kochen Sie frische Nahrung aus schadstoffarmem Anbau. Achten Sie darauf, Lebensmittel ohne Zusatz- und Hilfsstoffe zu verwenden. Informieren Sie sich vor dem Einkauf über die Zusammensetzung der Produkte. Die hochsensiblen Kinder reagieren oft mit heftigen Allergien und anderen Krankheiten auf biologisch suspekte Nahrungsstoffe.

- Verzichten Sie nach Möglichkeit auf Fertigprodukte oder bestellen Sie diese bei Herstellern, die sich hohen gesundheitsschützenden Qualitätsstandards unterwerfen. Vor Jahren freuten wir uns sehr über den Kommentar einer jungen Mutter, die ihren drei Kleinkindern jede Mahlzeit frisch kochte. »Dann weiß ich wenigstens, was drinnen ist«, begründete sie ihre hingebungsvolle Mehrarbeit.

- Verzichten Sie auf raffinierten Zucker und raffiniertes Mehl. *Alternativen zum Zucker* sind: *Fruchtzucker* (davon benötigen Sie nur etwa ein Drittel so viel, um gut zu süßen. Darüber hinaus belastet Fruchtzucker den Stoffwechsel deutlich geringer als Rohrzucker); *Stevia* (eine wundervolle Pflanze mit höchster Süßkraft); *Agavendicksaft*; *Fruchtdicksäfte* wie Birnen- oder Apfeldicksaft; *Ahornsirup*; *Honig*, der allerdings wegen einer sonst drohenden giftigen Umwandlung seiner Bestandteile nicht über Körpertemperatur erhitzt werden darf (dies wird in manchen Rezepten außer Acht gelassen, ist aber dennoch sehr wichtig!); *reichlich Nahrung aus dem »Erdelement«*, die viel natürliche Süße besitzt (siehe hierzu unser Buch »Fünf Elemente Ernährung« aus dem Verlag Graefe und Unzer).

- Falls Ihr Kind unter häufigen Infekten oder Verdauungsproblemen leidet, streichen Sie Kuhmilch und die daraus bereiteten Produkte aus Ihrem Speiseplan. Etwa 30 % der Menschen weißer Hautfarbe leben (oft unbemerkt) mit einem Stoffwechsel, der Kuhmilch nicht toleriert. Bei den asiatischen Menschen liegt dieser Prozentsatz noch wesentlich höher. Ebenso ist es mit unseren Kindern der neuen Zeit. Einige Jahre Arbeit in der Hals-Nasen-Ohren-Praxis zeigten uns, dass die Hälfte aller »Dauerverschleimungen« bei Kindern verschwindet, wenn auf Kuhmilch und ihre Produkte verzichtet wird.

- Für Ihre Mahlzeiten gilt: öfter mal eine kleine, leichte Mahlzeit als das klassische Modell der drei großen Essen am Tag. Die Kinder wissen meist sehr präzise, was ihnen gut bekommt. Solange sie nicht eindeutig entwertete Nahrung verlangen, folgen Sie nach Möglichkeit den Wünschen Ihrer Kinder. Auch scheinbar einseitige Vorlieben (wochenlang täglich Nudeln …) können durchaus gesundheitsverträglich sein. Dies belegen zahlreiche Untersuchungen. Am besten verzichten Sie auf jegliches Dogma. Spontaneität und Flexibilität sind wichtige Tugenden unseres neuen Zeitalters!

- Durch ihre enorme Bewegungsfreude, die sie körperlich, seelisch und mental ausagieren, haben die »neuen Kinder« häufig einen extremen Verbrauch an Mineralien und Vitaminen. Urplötzlich ausbrechende Gereiztheit, Unruhe und schlechte Laune können z. B. an einem spontanen Magnesiummangel liegen. Klug gewählte Nahrungsergänzungsstoffe helfen hier gut weiter. Auch Blau-Grün-Algen bilden ein nützliches »Zusatzfutter« (siehe hierzu »Das Indigophänomen« von Carolina Hehenkamp, erschienen im Schirner Verlag).

- Achten Sie auf die Balance in den Grundfunktionen des Lebens (siehe Teil III, die ersten beiden Absätze). Gemeinsam mit Ihrem Kind können Sie einüben, was wir alle in dieser Zeit der Transformation dringend brauchen. So werden die Bedürfnisse der Kinder zur Chance für uns alle.

- Die »neuen Kinder« bestehen darauf, in ihrer Würde respektiert zu werden. Entdecken Sie Ihre eigene Würde und kommunizieren Sie von dort aus partnerschaftlich mit Ihrem Kind. Unsere »neuen Kinder« benötigen dringend Anleitung und Grenzen. Diese sollten aber im Klima der Freundschaft durchgesetzt werden. Autoritäres (das heißt würdeloses!) Verhalten führt zur Eskalation von Streit. Die »neuen Kinder« akzeptieren es überhaupt nicht. Entdecken Sie Ihre natürliche, entspannte Autorität und nutzen Sie diese Gelegenheit, sich mit Ihrer innewohnenden tiefsten Weisheit zu verbünden.

- Informieren Sie sich komplex und vielschichtig (suchen Sie mehr als eine Beraterin bzw. einen Berater auf!) zum Thema Impfungen. Nicht nur der Impfstoff selbst bedeutet einen heftigen Angriff auf das kindliche Immunsystem.

Impfstoffe enthalten zusätzlich höchst problematische Konservierungs- und Hilfsstoffe. Aluminium z. B. wird medizinisch für neurologische Störungsmuster verantwortlich gemacht. Die so genannte »hyperaktive« Unruhe vieler Kinder könnte durchaus auf Irritationen ihres hochsensiblen Nervensystems zurückzuführen sein.

DIE »NEUEN« KRANKHEITEN:
ADS, DEMENZ, CHRONIC FATIQUE SYNDROME –
ALLES EINE FRAGE DES BEWUSSTSEINS?

Die Geschichte der medizinischen Forschung besteht zu großen Teilen aus der Suche nach Krankheitsursachen. Dabei gab und gibt es Phasen, in denen der jeweilige Fokus auf einer ganz bestimmten Ursachengruppe liegt. Seit immer bessere Technologien das Erkennen kleinster Materieteilchen erlauben, finden wir diese Entwicklung in der medizinischen Diagnostik gespiegelt.

Als es möglich wurde, Bakterien und Einzeller unter dem Mikroskop zu beobachten, wurden diese Kleinstorganismen rasch zu Hauptverdächtigen der Krankheitsentstehung. Die Ära der antibiotischen Behandlungsstrategien begann. Dennoch musste man im Laufe der Zeit feststellen, dass es nicht weniger Kranke gab. Offenbar existierten also noch weitere Krankheitsursachen. Feinere Optiken ermöglichten bald die Entdeckung von Viren und Viroiden (noch winzigere potenzielle Krankheitserreger). Diesmal stellten sich mögliche »Vernichtungsstrategien« für diese Erreger als große Herausforderung dar. Denn Viren bestehen nur aus einer Kette von Erbinformationen. Um sich zu vermehren, bedient sich ein Virus der Zellinhalte, die sein Wirt bietet.

Da man die menschlichen Zellen, die das Virus als Wirt nutzt, nicht direkt angreifen kann, sind Viren schwer zu fassen. Wie ein gut getarnter »Maulwurf« leben sie im System und nutzen es zu ihren Gunsten. Manche funktionieren das System sogar so um, dass der Mensch (ihr Wirt) sein Ende findet. Wie unbedachte Schmarotzer sägen sie den Ast ab, auf dem sie sitzen. Pharmakologisch grenzt man ihr Wachstum ein. Außerdem wird an der Entwicklung von Impfstoffen gearbeitet, die den Körper immunisieren sollen. Wie eine gut geschulte Organisation würde er »Maulwürfe« sofort erkennen und gar nicht erst einstellen. Allerdings sind auch die Widersacher geschickt: Blitzschnell entwickeln sie eine neue Tarnung.

Andere Forschungszweige befassen sich mit biochemischen Strukturen, die Krankheiten hervorrufen könnten. »Glauben Sie denn wirklich, dass ich gesund werden kann?«, fragte einmal eine Patientin mit der Diagnose »Depression und Angstneurose«. Solche Zweifel gehören als Symptom zu diesem Gesundheitsprojekt – ähnlich wie das Fieber zum grippalen Infekt. Darüber hinaus erschwerten dieser Frau aber auch medizinische Verursachungshypothesen das Vertrauen in die Möglichkeit ihrer Genesung.

Seit Jahrzehnten werden neurologische Botenstoffe erforscht, die bei psychischen Problemen zu reichlich oder zu geringfügig im Körper anwesend sein könnten. Ziel dieser Forschung ist natürlich die Entwicklung einer pharmakologischen Hilfe. Wüsste man sicher, dass man nur einen chemischen Stoff unterdrücken oder zufüttern müsste, um die Krankheit zu stoppen, so wäre das ein eleganter Behandlungsweg.

Leider wurde aber auch hier noch kein »Stein des Weisen« gefunden. So scheint die Frage berechtigt, ob man mit diesen

Forschungsansätzen vielleicht ohnehin am falschen Ort sucht. Wie in diesem Witz: Jemand sucht etwas im Dunkeln unter einer Straßenlaterne. Ein hilfreicher Mensch tritt hinzu und fragt, was der andere denn verloren hätte. »Meine Schlüssel«, lautet die Antwort. »Sind Sie denn sicher, dass Sie sie hier verloren haben?«, fragt der Helfer. »Nein, wahrscheinlich habe ich sie dort hinten verloren. Aber hier ist wenigstens Licht«, antwortet wieder der Suchende. Diese Strategie ist uns Menschen vertraut. Weil sie meist unbewusst abläuft, bemerken wir unseren Grundsatzirrtum gar nicht.

Im zergliedernden Weltbild moderner Wissenschaften liegt es nahe, kleinste verursachende Faktoren zu untersuchen. Solange man noch nicht erfolgreich war, vermutet man immer kleinere, bisher unentdeckte Auslöser. Was aber wäre, wenn neben dem von der Laterne erleuchteten Gebiet die eigentliche Wahrheit verborgen läge? Was wäre, wenn nicht die kleinsten, sondern im Gegenteil große, grundsätzliche Aspekte krankheitsverursachend wirkten? Wenn unser mehr oder weniger flexibles Bewusstsein die Hauptrolle in diesem Theaterstück spielte?

»Die Mikrobe ist nichts. Das Terrain ist alles«, sagte der große Mikrobiologe Louis Pasteur. Und der wusste es sicher besonders gut … Was meinte Pasteur mit dieser Grundsatzaussage? Worin sah er das verursachende Terrain? Welcher von uns Menschen selbst verursachte Nährboden lockt Keime an, die anschließend gleichzeitig (nicht verursachend!?) mit einem Krankheitsbild gefunden werden? Welche Handlung (Gewohnheit, Haltung, …) verändert uns so, dass wir eine veränderte biochemische Situation in unserem Organismus erzeugen? Und viel wichtiger: Wie können wir uns als »Terrain« so balancieren, dass Krankheitskeime die Lust verlieren, uns zu besuchen? Können wir Gesundheit erschaffen aus der Quelle unseres ursprünglichen Seins?

In diesem Kapitel widmen wir uns dem Aufmerksamkeits-defizit-Syndrom (ADS), dem Chronischen Müdigkeitssyn-drom (CFS) und dem mentalen Leistungsabbau älterer Menschen (Demenz und/oder Alzheimersyndrom). Auf den ersten Blick scheinen dies drei voneinander unabhängige Krankheitsbilder zu sein. Die medizinische Forschung sucht (bisher erfolglos) nach eindeutigen Ursachen dieser Beschwerden, und die Bevölkerung kennt angeblich »neue« Krankheiten, die es zu fürchten gilt. Kennen Sie Menschen mit einem dieser Diagnoselabel? Wenn wir uns fragen, was diese Erkrankungen gemeinsam haben könnten, stoßen wir auf das Phänomen Bewusstsein.

»ADS-Kinder« (seit einigen Jahren tragen auch manche Erwachsene dieses Label . . .) sind mit ihrem Bewusstsein an vielen Orten gleichzeitig anwesend, was sie unaufmerksam erscheinen lässt. CFS-Kranke fühlen sich dauernd schlapp und können sich nicht richtig (kon)zentrieren. Das bedeutet, auch ihr Bewusstsein ist zerstreut und abgelenkt. Demenzleidende und Alzheimerpatienten befinden sich mit ihrer Aufmerksamkeit meist im »Hier und Jetzt« und wissen schon drei Minuten später nichts mehr davon. Ihnen fehlt die Kontinuität des bewussten Seins. Was könnte alle diese Menschen veranlassen, mit ihrem Bewusstsein spazieren zu gehen?

Auch viele unserer im letzten Kapitel betrachteten »neuen Kinder« tragen das Label ADS. Die besonderen Kinder dieser Zeit gelten als unkonzentriert, schwer motivierbar, unangepasst oder mit Teilleistungsstörungen belastet. Bisher kamen erst wenige Fachleute auf die Idee, hierin einen Hinweis auf außergewöhnliche Begabungen zu vermuten. Allzu lange haben wir uns darin geübt, das scheinbar Fehlende zu untersuchen. In der Annahme, hier sei »wenigstens Licht«, haben wir die Laternenumgebung erforscht. Ein paar Meter weiter spielt das Orchester wachsender Bewusst-Seins-Welten. Hier sind unsere »neuen Kinder« so sehr gelangweilt, dass sie schnell mal eine andere Dimension aufsuchen, während sie eigentlich ihre Hausaufgaben machen sollten.

Auch die chronisch ermüdeten, energiearmen Erwachsenen sind mit ihrem Bewusstsein unterwegs. Freilich findet man häufig ganz spezifische Keimfraktionen in ihrem Körper: abgelaufene Leberentzündungen (Hepatitis B, C); Epstein-Barr-Viren und Ähnliches. Aber: siehe Pasteur – wer beweist uns denn, dass diese Keime sich hier nicht nur wegen eines veränderten Terrains tummeln? Vielleicht war die oder der Erkrankte bereits in einer ermüdenden Lebensstagnation verstrickt, bevor sie oder er chronisch krank wurde? Vielleicht hatte sie oder er schon länger gar keinen Spaß mehr daran, bewusst und präsent im Augenblick zu leben? Viele Gespräche mit Betroffenen lassen diese Hypothesen nicht ganz unwahrscheinlich klingen ...

Und wie steht's mit den »dementen« älteren Herrschaften? Falls Sie Gelegenheit hatten oder haben, Ihre persönlichen Eindrücke zu diesem Thema zu sammeln, laden wir Sie ein, sich etwas differenzierter mit der Biographie eines entsprechend erkrankten Menschen zu befassen. Unserer Einschätzung nach findet im Leben dieser Menschen oft ein sehr sanfter, stiller Rückzug aus dem brodelnden, täglich neuen Alltag statt. Dies geschieht oft schon mehr als 10 Jahre bevor die Krankheitsdiagnose gestellt wird.

Medizinische Berichte möchten uns gerne glauben lassen, dass ein organischer Abbau von Nervenzellen im Gehirn für die Symptome der Demenz verantwortlich zeichnet. Jeder gut informierte Mediziner kennt aber die extrem verwirrten älteren Herrschaften ohne jeden neurologischen Befund. Umgekehrt findet man manchmal anlässlich anderer Diagnostikschritte »zufällig« dramatische neurologische Veränderungen bei diesbezüglich völlig unauffälligen Menschen. Da, wo sich tatsächlich ein Abbau neurologischer Strukturen findet, könnte die Erklärung auch anders herum lauten: So, wie der untätige Sportler nach einiger Zeit einen deutlich messbaren Muskelabbau erleidet, könnte auch der hirnorganische Abbau eine Folge zu wenig genutzter Funktionen sein. »Funktion determiniert (steuert) die Struktur«, sagen neuropsychologische Forscher. »Form follows function« heißt es bei den *Rolfern*. Ungenutzte Potenziale führen zum Verkümmern von materieller Substanz.

Der neurologische Zustand eines Menschen spiegelt nicht unbedingt seine tatsächlichen Fähigkeiten oder Defizite. In diesem Betrachtungsansatz liegt eine große Chance für uns alle; besonders für diejenigen von uns, die sich Sorgen um ihre Fitness im Alter machen. Zunächst einmal dürfen wir alle unsere sorgenvollen, einschränkenden Glaubenssätze auflösen. Statt ängstlich zu grübeln, sollten wir uns darin üben, so viel und so oft wie möglich konzentriert und bewusst im jeweiligen Augenblick präsent zu sein.

Bewusstes Sein, hier, jetzt, fördert unsere Gesundheit!

Nun sollten wir aber rasch noch den Bezug zu unserem Gesamtthema anfügen. *Was hat dies alles mit Licht und Nahrung zu tun?*

▶ Je mehr Lichtquanten wir absorbieren, desto mehr innere Ordnung und Präsenz können wir in uns erschaffen. Je lichtvoller unsere Zellen, desto lebendiger und beweglicher sind wir. Bewusstsein lebt in jeder unserer Myriaden Körperzellen. Wertvollste Nahrung und reinstes Wasser bringen dieses Bewusstsein zum Leuchten und uns zur gut verankerten Gesundheit.

Im Zusammenhang mit den beschriebenen Diagnosebildern ADS, CFS und Alzheimer wurde das Thema Nahrung bereits von verschiedenen Seiten untersucht. Die unruhigen Kinder können sich zum Beispiel besser konzentrieren, wenn man sie ohne Schokolade, Industriezucker, Kuhmilchprodukte und Würstchen ernährt. Alle diese Nahrungsmittel stärken die Tendenz, vegetativ und motorisch unruhig zu sein.

Die so genannte Altersdemenz und die Alzheimererkrankung werden im Hinblick auf neurologisch störende Spuren von Aluminium in Nahrung, Trinkwasser oder (neuerdings) Medikamentenrückständen diskutiert. Auch bestimmte Nahrungszusätze, die sich in vielen Produkten finden, stören unser Nervensystem.

Wussten Sie zum Beispiel, dass die so genannten »Geschmacksverstärker« (chemisch Glutamat oder Glutaminsäure) durch die Stimulation unserer Geschmacksnerven wirken? Hier wird Ihre Wahrnehmungsfähigkeit verstärkt, nicht der Geschmack der Speise! Ihre Hirnzellen werden manipuliert, damit Sie »mehr schmecken«. Der betreffende Wirkmechanismus ähnelt dem von Drogen. Bitte lesen Sie vor dem Einkauf genau, welche Inhaltsstoffe das von Ihnen gewünschte Produkt trägt, um sich nicht unfreiwillig solchen Effekten auszusetzen.

Den an chronischer Müdigkeit Erkrankten fehlen oft wertvolle Nährstoffe wie Vitamine, Mineralien, Spurenelemente. Diese Stoffe wurden entweder nicht in ausreichender Menge aus der Nahrung aufgenommen oder die bzw. der Betreffende hat einen erhöhten ungedeckten Bedarf als Folge besonderer Lebensumstände (siehe hierzu auch den nächsten Abschnitt über Probleme unseres Lebensraumes). Schlafmangel, Stress, Reisetätigkeit, biologisch störende, elektromagnetische Felder im Lebensraum, Genussgifte, psychische Belastungen – dies sind nur einige der möglichen Ursachen, die unseren Körper so sehr fordern, dass er überdurchschnittlich viele Nährstoffe benötigt, um seine Leistungen erbringen zu können.

Alle Nährstoffe müssen unserem Körper in angemessener, für ihn »leserlichen« Form angeboten werden. Zahlreiche Vitaminprodukte sind beispielsweise nur chemisch mit den vom Organismus benötigten Stoffen identisch. Als Information tragen sie aber nichts zur wirklichen Ernährung bei. Erinnern Sie sich an die Forschungsergebnisse von Professor Fritz-Albert Popp? Erst die ausreichende Anzahl vitaler Biophotonen befriedigt die Bedürfnisse unseres Körpers wirklich. Biophotonen füttern uns mit lebenswichtigen Informationen, die unsere Zellen für ihre Arbeitsleistung benötigen. Eine ausschließlich chemisch produzierte ähnliche Struktur wird höchstens geringfügig verwertet oder gleich als »Sondermüll« aussortiert.

Die moderne Nahrungsmittelforschung fand heraus, dass viele Vitamine, Spurenelemente und Mineralien vom menschlichen Körper nur im klug zusammengestellten »Päckchen« genutzt werden können. Isoliert angebotene Strukturen können wir meist gar nicht verwenden. Ganz bestimmte Stoffe müssen mit anderen Substanzen gemeinsam angeboten werden, um verstoffwechselt zu werden. Die meisten Menschen wissen heute, dass einige Tropfen Öl (Fett) notwendig sind, damit unser Körper den vollen Nutzen aus einem Glas frisch gepresstem Karottensaft ziehen kann. Erst mit ein wenig Fett können wir die Vitaminvorstufen in für uns nützliche Stoffe verwandeln. Ähnliches gilt für die Kombination anderer notwendiger Nährstoffe.

Und nun raten Sie mal, wer uns die perfekt zusammengestellten »Nahrungs-Päckchen« anbietet? Unsere wundervolle, gütige Natur hält genau das für uns bereit, was wir brauchen. Jede Frucht, jedes Korn, jedes Gemüse, ist so zusammengesetzt, dass die darin enthaltenen Nährstoffe perfekt zueinander passen und unseren körperlichen Bedarf zufrieden stellen. Kein einziges chemisch entwickeltes Produkt kann diese Vollkommenheit nachahmen. Deshalb sind sorgfältige Hersteller von Nahrungsergänzungsprodukten heute dazu übergegangen, vollständige Früchte, Gemüse oder Pflanzen für ihr Sortiment zu verarbeiten. Auch diese Verarbeitung sollte bestimmte wichtige Aspekte berücksichtigen. Fein zerrieben und bei höchstens körperwarmer Temperatur langsam getrocknet, bleiben die wichtigen Inhaltsstoffe der Pflanzen erhalten. Hitze, Druck und chemische Zusätze haben in dieser Produktion nichts zu suchen. Erst diese Sorgfalt stellt sicher, dass unser Körper wirklich die Menge an Biophotonen erhält, die er braucht. Am besten erkundigen Sie sich nach diesen Qualitätskriterien, wenn Ihnen ein Produkt empfohlen oder verordnet wird.

Vitale, frische, sorgsam angebaute Nahrung ist lichtvoll. Sie versorgt jede Ihrer Körperzellen mit Lichtquanten. Viele Lichtquanten unterstützen Sie darin, bewusst und gut geerdet im Leben zu stehen. Ihre bewusste Präsenz ist eine Folge lichtvoller Ordnung in Ihnen. Unser Konzept Leichtnahrung unterstützt Sie darin, leichte, lichtvolle Gesundheit zu genießen. Hier, jetzt und auf Dauer!

DIE »NEUEN« PROBLEME DES LEBENSRAUMES:

ELEKTRONISCHE TECHNOLOGIEN, ELEKTRO-MAGNETISCHE FELDER, LUFTVERSCHMUTZUNG, NAHRUNGSSCHADSTOFFE – REICHT UNSERE ANPASSUNGSFÄHIGKEIT AUS, UM ALL DIES ZU INTEGRIEREN?

Alles wird scheinbar immer einfacher. Fast überall auf der Welt können wir inzwischen Mobiltelefone nutzen. Stromanschlüsse erlauben uns den Gebrauch moderner Geräte, die unsere tägliche Arbeit erleichtern. Ein weltweites Transportnetz versorgt uns mit Erdbeeren im Schnee oder mit Frischfisch im Landesinneren. Wir könnten uns über diesen Fortschritt freuen. Seinen hohen Preis bemerken wir nur indirekt. Und weil viele Interessengruppen die offene Diskussion hierüber scheuen, schlafen wir den Dornröschenschlaf bis zu unserem späten Erwachen.

Bereits 1991 warnte zum Beispiel der damalige EU-Kommissar für Ernährung, K. van Miert, vor dem Gebrauch von Mikrowellenöfen. Wussten Sie eigentlich, dass die ersten

Mikrowellenherde während des Zweiten Weltkrieges an der Berliner Humboldt Universität entwickelt wurden? Zweck dieser Forschung war es, den Soldaten auf einfache Art warme Nahrung servieren zu können. Bereits damals zeigten sich die Gefahren dieser Technologie, so dass diese Forschung eingestellt wurde. Nun glauben Sie vielleicht, dass man diese Gefahren in der heutigen Zeit längst überwunden hätte? Irrtum! In den 90er Jahren entwickelten russische Forscher neue technische Möglichkeiten zum selben Thema. Das daraus entstandene Gerät wurde wegen seiner Strahlungsgefahr nicht für die Bevölkerung freigegeben.

Die westliche Entwicklung verlief diesbezüglich allerdings etwas großzügiger. In unseren Landen hilft man sich mit dem Herstellerhinweis auf die begrenzte Lebensdauer der Geräteabdichtung. Besitzen Sie einen Mikrowellenherd? Vielleicht lesen Sie dann einmal genau nach, für welchen Zeitraum Ihnen die ausreichende Strahlungsabdichtung garantiert wird. Dieser Zeitraum liegt meist nur bei einigen Monaten. Danach würden Sie theoretisch eine neue Abdichtung oder ein neues Gerät brauchen. Aber wer weiß das schon, und wer handelt entsprechend?

Vielleicht widmen wir uns für einige Momente dem Arbeitsprinzip der Mikrowellenherde, um zu verstehen, wo weitere Schwierigkeiten liegen. Mikrowellen erhitzen die bestrahlte Materie von innen nach außen. Haben Sie sich schon einmal den Mund verbrannt, weil Ihr mikrowellenerwärmtes Essen oder Ihre Milch am Rand und an der Oberfläche lauwarm erschien, während das Innere bereits kochte? Genau so arbeitet dieses Gerät. Für unsere Biologie ist dieser Vorgang unnatürlich verdreht. Alle lebenden Strukturen erwärmen sich durch Feuer, Heizung oder Sonnenstrahlen – und zwar von außen nach innen. Das Muster der Kernerwärmung taucht in unserem Erinnerungsspeicher nicht auf. Es ist im wörtlichen Sinne unnatürlich.

Erwärmung erzeugt die Mikrowelle durch eine extrem rasche Umpolung (2,5 Milliarden Mal pro Sekunde!) der zu erhitzenden Stoffe und Substanzen, Ihrer Nahrung also. So entsteht Reibungswärme. Gleichzeitig werden die natürlichen, biologischen Strukturen aber völlig deformiert. Harmonie und Ordnung sollte uns unsere Nahrung bieten, damit wir diese in unsere Zellen integrieren können. Mikrowellenerhitzte Nahrung gibt uns das Gegenteil. Die veränderte, deformierte Molekularstruktur stört unseren Körper. Seine Erkennungsdetektoren beurteilen sie als Gift bzw. »Fremdstoffe«. So reagiert der Körper mit Abwehr auf diese Nahrung. Dies alles lässt sich messen. Nach mikrowellenerwärmten Mahlzeiten:

- steigt die Anzahl der weißen Blutkörperchen (Leukozyten), was eine erhöhte immunologische Reaktion anzeigt.
- fällt der Hämoglobinwert (der rote Blutfarbstoff, Träger des für uns lebensnotwendigen Sauerstoffs; das heißt, wir drohen auf Zellebene zu »ersticken«).
- steigt der Hämatokritwert (was die Tendenz zur Verklumpung von Blutzellen anzeigt; dies bedeutet Emboliegefahr!).

(Quelle: »The World Foundation for Natural Science«;
www.naturalscience.org)

Die direkte Mikrowellenbestrahlung kann tödlich sein. Deshalb muss jedes Küchengerät vom Hersteller gut abgeschirmt werden. Wie oben berichtet, verbraucht sich diese Abschirmung durch den Gerätegebrauch. Allerdings können sogar äußerst sorgfältig gebaute Abschirmungen die Strahlung nicht zu 100 % abdichten. Daher hat der Gesetzgeber Grenzwerte für die so genannte »Leckstrahlung« bestimmt. Glauben Sie daran, dass uns diese Gesetze ausreichend schützen? Denken Sie, »ein bisschen Schaden« wäre nicht so schlimm? Dann möchten wir Sie daran erinnern, dass dauerhafter geringer Schaden eines Tages zwangsläufig zum großen Schaden wird!

Neben den messbaren körperlichen Veränderungen nach dem Genuss von mikrowellenbestrahlter Nahrung lassen sich die schädigenden Spuren dieser Erwärmungsmethode auch in den erhitzten Lebensmitteln selbst nachweisen:

- Nährstoffe wie Fette, Eiweiße, Kohlehydrate, Vitamine, Mineralien zeigen eine signifikant geringere Bioverfügbarkeit (das heißt, unser Körper muss sie größtenteils als »Sondermüll« ausscheiden; anstatt genährt zu werden, leistet er zusätzliche Arbeit).
- Bis zu 90 % der ursprünglichen Vitalenergie (denken Sie an den Hunger unserer Zellen auf Lichtquanten!) verschwinden aus dieser Nahrung.
- Das Säure-Basen-Gleichgewicht kippt; die Nahrung ist sauer; dadurch zerfällt und verdirbt sie schneller. Auf diese Weise bildet sie rasch einen Tummelplatz für Krankheitskeime. Lange bevor man diese Keime sehen kann, sind sie schon anwesend und biologisch aktiv.

Dornröschen erwacht und findet ihren Magen gefüllt mit leblosem, schädlichem Ballast.

Vermutlich haben Sie schon davon gehört, dass auch viele Funkwellen im Mikrowellenbereich strahlen. Ihr Handy erwärmt und stört die Zellfunktionen Ihres Gehirns und aller im Kopf liegenden Drüsen. Nicht einmal als Mediziner kann man heute einschätzen, wie dramatisch dieser Einfluss wirklich ist. Weil die Medizin aber immer erst die wiederholten Ergebnisse großer statistischer Untersuchungen abwartet, ehe sie sich zu grundsätzlichen Stellungnahmen entscheidet, werden wir alle noch einige Jahre weiterschlafen dürfen, bis wir erfahren, wie gesundheitsschädlich diese Strahlung wirklich ist.

Wussten Sie eigentlich, dass bereits vor vielen Jahren Mobiltelefone ohne diese schädliche Strahlung entwickelt wurden? Das entsprechende Patent wurde von einflussreicher Stelle sehr rasch aufgekauft, und seitdem hört man nur noch selten davon. Niemand scheint sich wirklich für den Schutz unserer Gesundheit zu interessieren. Vielleicht warten wir nicht länger auf den Prinzenkuss, sondern erwachen selbstständig?

Vor vielen Jahren weckte uns einmal ein Flughafenbeamter (Dank sei ihm!) aus unserem eigenen kleinen Dämmerschläfchen. Bis dahin hatten wir nie wirklich über die Existenz und die Folgen von Höhenstrahlungen auf Flugreisen für unseren menschlichen Körper nachgedacht. Unsere homöopathische Hausapotheke hatten wir sorgfältig mit Bleiplatten abgeschirmt, um sie während der Röntgenkontrolle am Check-in zu schützen. Das führte natürlich auf jeder Reise zu Extrakontrollen. Regelmäßig wurden wir herausgewinkt, durften unser Apothekentäschchen öffnen und die Kontrollbeamten über den Inhalt informieren. Bei dieser Gelegenheit lachte einmal einer von ihnen. »Das bisschen Strahlung hier in unseren Apparaten ist doch gar nichts gegen das, was Sie gleich da oben abbekommen …« Dieser Satz machte uns für lange Zeit sehr nachdenklich …

Später erzählte uns einmal ein Flugkapitän anlässlich einer Beratung in unserer Praxis, dass das fliegende Personal eigentlich Strahlenmessgeräte am Körper tragen müsste; ähnlich wie medizinisches Personal in den betreffenden Abteilungen. Die Strahlenbelastung auf Höhenflügen sei so groß, dass jeder »Dauerflieger« eigentlich nach einiger Zeit eine Flugpause einlegen müsste. Leider gab es (abgesehen von einigen leider erfolglosen Personalvertretern) bis heute noch keine entsprechende Initiative, die aus diesen Gedanken schützende Konsequenzen für das Flugpersonal gezogen hätte. Das Flugpersonal sollte seine Rechte also vielleicht nachhaltiger einfordern. Als durchschnittliche Flugreisende müssen wir selbst auf uns achten. Vielleicht denken Sie bei Ihren nächsten Höhenflügen daran, Ihren Körper besonders zu schützen?

▶ Viel frisches, reinstes Wasser, eine Extraportion Antioxidantien (Nahrungsergänzungsstoffe, die die so genannten »freien Radikale«, geladene Teilchen, im Körper abfangen und unschädlich machen), vorübergehender Verzicht auf Sonderbelastungen wie Alkohol, Fett, schwere Speisen, ein Spaziergang an frischer Luft nach der Reise, ausreichend Schlaf – so schenken Sie Ihrem Körper die Balance, die er während Ihrer Reise verliert. Alle diese Gedanken sind übrigens auch nach Zugreisen wichtig. Hier erleiden Sie zwar keine Höhenstrahlung. Aber das Magnetfeld, welches die Starkstromleitungen der Bahn umgibt, stört alle vegetativen Funktionen bis auf Zellebene.

Einigen Untersuchungen zufolge ist das fahrende Personal der Bahn vermutlich einem statistisch erhöhten Risiko ausgesetzt, an bestimmten sehr ernsten Krankheiten zu leiden. Auch lange Autofahrten belasten unseren Körper. Schlechte Luft, Bewegungsmangel, monotone Reize, die gleichzeitig allerhöchste Konzentration erfordern, leblose Nahrung in Autoraststätten – es verlangt unsere bewusste Entscheidung, gut für uns zu sorgen, damit wir dies alles gesund überstehen.

Dies ist kein heiteres Kapitel. Wir haben sogar noch mehr unangenehme Informationen für Sie auf Lager. Aber schließlich hatten wir uns ja zum Durchleuchten und Aufräumen unserer Lagerhallen entschieden. Wir alle stehen zwar auf der Türschwelle eines wundervollen neuen Abschnittes in unserer Menschheitsgeschichte. Aber zunächst müssen wir noch ein wenig arbeiten, um uns die Eintrittskarte leisten zu können. Lassen Sie uns also das nächste Lagerhallen-Paket inspizieren. Ausnahmslos alle technischen Geräte besitzen eine Schwingungsfrequenz, die biologische Prozesse stört oder sogar schädigt. Unsere menschliche DNA arbeitet wie eine Antenne, die genau diese Frequenz auffängt und verstärkt in den Körper weiterleitet. Niemand weiß genau, wie es dazu kommen konnte, dass der Strom so exakt »unpassend« gemacht wurde. Aber seien wir ehrlich: Klingt das nach »Zufall«? Zumindest statistisch erscheint dieser Zusammenhang jenseits aller Zufallswahrscheinlichkeit zu stehen.

Unser Haushaltsstrom und alle damit arbeitenden Geräte stören unsere Lebendigkeit! Die Ordnungsmuster unserer Lichtquanten werden zerrissen oder zerstreut. Innerhalb der letzten 100 Jahre stieg die Belastung biologischer Strukturen um 300 bis 400 %! Der weltweit ständig steigende Stromverbrauch führt dazu, dass sich ein flächendeckendes elektromagnetisches Gitter über fast den gesamten Planeten spannt. Lediglich im Amazonasgebiet, fernab von aller so genannten Zivilisation, existieren noch diesbezüglich unbelastete Areale. Jede Stromleitung (auch die zu Hause in Ihrer Wand!) ist von einem Magnetfeld umgeben. Unsere Körperenergie lässt sich im Schwachstrombereich messen. Jedes Lebewesen besitzt sein eigenes Magnetfeld. Und dieses biologische Feld wird von der gesamten Technologie unseres Lebensraumes beeinflusst.

Noch etwas zum Thema fragwürdige Zufälle: Wenn Ihr Fernseher sein Bild aufbaut, läuft die Information der kleinsten Bildeinheiten von oben nach unten und abwechselnd von links nach rechts und wieder zurück. Ihr Fernsehbild baut sich unterhalb Ihrer Wahrnehmungsschwelle blitzschnell auf und vollzieht dabei Bewegungsmuster wie ein Pendel. Was geschieht, wenn Sie auf ein bewegtes Pendel starren? Genau: Sie erreichen einen hypnotischen Zustand. Dieses Phänomen wurde gemessen. Sowie Sie mit dem Fernsehen beginnen, schaltet Ihr Gehirn auf einen ruhigen Rhythmus um, den die Hirnforscher mit Alpha-Rhythmus bezeichnen. In genau diesem Hirnwellenmuster sind Sie aber am aufnahmefähigsten! Ganz sanft und jenseits Ihrer bewussten Wahrnehmung rutschen alle Informationen in Ihre Erinnerungsspeicher, um dort Wurzeln zu schlagen. Kinofilme werden über einen anderen technischen Ablauf vorgeführt und haben eine entsprechend andere Wirkung. Der inzwischen schon alltäglich und oft stundenlang genutzte Fernseher bedient uns nach den Regeln derer, die diese Effekte in uns willkommen heißen.

Bereits nach Ende des Zweiten Weltkrieges entdeckte der deutsche Arzt Ernst Hartmann die damals sicher noch weniger umfangreichen Strukturen des planetaren, elektromagnetischen Gitternetzes. Ihm zu Ehren bezeichnet man die Linien dieses Netzes als Hartmannlinien. Diese Linien sind etwa 22 Zentimeter breit. Sie verlaufen von Süd nach Nord im Abstand von etwa 1,80 und von West nach Ost im Abstand von etwa 2,40 Metern. Bei Vollmond verbreitern sich die Linien bis auf das Dreifache. An fast jedem Ort der Erde existieren also »Planquadrate« von etwa zwei mal zwei Metern Fläche. Wie in einem riesigen Schachbrett leben wir zwischen unsichtbaren Gitterwänden, deren Höhe Fachleute auf bis zu 9000 Metern schätzen. Ein echtes Wunder, dass unsere Biologie unter diesen Bedingungen überlebt ... und kein Wunder, dass bestimmte Krankheiten immer häufiger auftreten.

Aber für jede Not gibt es auch mindestens ein Licht der Hoffnung. Der amerikanische Physiker und Kunstschmied Slim Spurling zum Beispiel widmet sein Leben bereits seit Jahrzehnten der Balancierung dieser und anderer biologisch störenden Phänomene (Näheres darüber findet sich in dem Buch »Die Ringe des Lebens« von Cal Garrison, Edition Tara). Um lebendige Strukturen zu schützen, bedient sich Spurling der seit Jahrtausenden bekannten Gesetze der »Heiligen Geometrie«. Hochstehende Kulturen unserer Vergangenheit kannten den Nutzen bestimmter, kosmisch förderlicher Maßeinheiten. Noch heute kann man beispielsweise mit den Maßen der großen Pyramide von Gizeh (Ägypten) erstaunliche Dinge beobachten. Kleine Nachbauten dieser Pyramide konservieren Obst und Gemüse, das darunter gelegt wird. Auch Menschen und Tiere erfahren einen besonderen gesundheitlichen Nutzen, wenn sie mit diesen kleinen Pyramiden in Kontakt kommen.

Slim Spurling entwickelt Ringe und andere Metallskulpturen, mit deren Hilfe verschmutztes Wasser und smogbelastete Luft gereinigt werden können. Diese Geräte arbeiten ausschließlich mit freier Energie des Universums. Durch ihre besondere Bauart und die Maße der Heiligen Geometrie versammeln sie Lichtquanten in sich, die sie den biologischen Organismen und Strukturen in gebündelter Form zur Verfügung stellen. Zusammen mit anderen Forschern zeigte Slim Spurling vor einigen Jahren, dass die Luft der am meisten belasteten Großstadt der USA, Denver, Colorado, mit einigen seiner »Tools« in wenigen Tagen klar wurde. Auch »umgekippte« Gewässer regenerieren sich, wenn man beispielsweise einen nach der Heiligen Geometrie gebauten Ring hineinlegt. Diese Tatsache kam auch einigen japanischen Algenbauern zugute, deren Gewässer wegen starker Verschmutzung nicht mehr für ihren »Broterwerb« genutzt werden konnten. Fachleute schätzen, dass allein mit den Tools von Spurling etwa 80 % aller Umweltschäden in eine heilsame Regeneration überführt werden können. Wir müssen sie nur einsetzen!

Auch das Hartmanngitter lässt sich auf einfache Art entstören. Besorgen Sie sich Kupferschweißdraht aus dem Baumarkt und folgen Sie den Anweisungen, die Cal Garrison aus ihrer Arbeit mit Slim Spurling in ihrem Buch »Ringe des Lebens« beschreibt. Einige Stunden Ihrer Zeit und eine überschaubare Summe Geldes bringen Ihr Leben in eine neue harmonische Balance. Unsere eigenen Erfahrungen und die zahlreichen Berichte unserer Beratungsklienten ermutigen uns zu dieser Aussage. Ihre gesamte Existenz wurde aus verdichtetem Licht komponiert. Ihr Lebensraum bildet das Reservoir, aus dem sich Ihre unterschiedlichen Seinsebenen mit neuer Energie versorgen. Je mehr harmonisch fließende Energie Sie um sich herum versammeln, umso gesünder und leichter entfaltet sich Ihr Leben!

Erinnern Sie sich an Professor Popps Ausführungen zum Thema Krebs: Gesunde Zellen sind lichterfüllt, und kommunizieren untereinander durch Lichtquanten. Kranke Zellen haben die Fähigkeit zur vernetzten Kommunikation verloren. Ihre Lichtmuster sind chaotisch. Dadurch ist die ursprüngliche zelleigene Fähigkeit zur »Selbstreparatur« gestört.

Krankhafte Veränderungen »nisten sich ein«. Das Zellsystem fällt aus seiner natürlichen Ordnung. Stagnation tritt an die Stelle von fließender, beweglicher Lebendigkeit.

Können Sie sich vorstellen, welche riesige Anpassungsleistung unsere Biologie bisher bereits erbrachte, um die Schäden unseres »Fortschritts« auszugleichen? Haben Sie eine Idee davon, um wie vieles leichter unser Leben sein könnte, wenn wir schaffen würden, diese und andere schädigende Umwelteinflüsse zu beenden? Können Sie sich überhaupt noch eine Welt vorstellen, in der wir an jedem Ort:

- saubere Luft atmen?
- unbelastetes, energievolles Wasser trinken?
- lichtvolle, quicklebendige Nahrung essen?
- feinste beglückende Energie in uns aufnehmen?

Ihr Leben – unser aller Leben – hängt davon ab, dass wir eben diese Vorstellung jetzt sofort in einem ersten Schritt in uns erschaffen. Lassen Sie uns bitte hier und jetzt gemeinsam einen **Raum der Möglichkeiten** aufbauen, damit unsere Seele und unser Geist aufatmen und diese Vision lieben lernen. Lassen Sie uns ablehnende Glaubensmuster auflösen, die behaupten möchten, all dies ließe sich nicht mehr ändern. Lassen Sie uns schöpferisch sein und die Vision einer gesunden, lebenswerten Welt in die Tat umsetzen!

Licht ist die Hauptperson dieses Buches. Aus unterschiedlichen Perspektiven beschäftigen wir uns mit den Aufgaben, Funktionen und Wirkungen von Licht. Dabei haben wir gesehen, dass die gesamte Schöpfung eine verdichtete Komposition aus Licht darstellt. Um gesund zu leben, benötigen wir höchst lebendige Lichtquanten in großer Menge. Solange wir noch an der frischen Luft arbeiteten, konnten wir diese Licht-quanten als einen ständig fließenden Strom aus dem Universum in uns aufnehmen. Inzwischen leben aber die meisten Menschen auf diesem Planeten in gut abgeschirmten Häusern. Um Wärme zu sparen, wurden hoch dichtende Fenster entwickelt. Dummerweise sperren diese technischen Wunder nun auch den größten Teil unseres Tageslichtspektrums aus.

Vielleicht haben Sie schon einmal davon gehört, dass in den Ländern der Polarkreise (Skandinavien, Kanada, Grönland …) eine besonders hohe Anzahl von depressiv erkrankten Menschen lebt? Auch aus medizinischer Sicht wird dies unter anderem mit dem Mangel an ausreichend Sonnen- bzw. Tageslicht erklärt. So gibt es in Skandinavien Kliniken, die ihre Patienten mit entsprechendem Licht versorgen und gute Therapieerfolge vorweisen können. In anderen Regionen des Planeten leiden wir an Lichtmangel, weil unsere Fenster nur noch Bruchteile der Tageslichtfrequenzen hindurchlassen.

Um gut zu funktionieren, benötigt unsere Biologie das gesamte Farbspektrum des Regenbogens, das sich im scheinbar weißen Tageslicht verbirgt. Gereiztheit, Depression, Angst und Unruhe können die psychischen Folgen von Lichtmangel sein. Körperliche Folgen entstehen schleichend und zeigen sich meist erst nach Jahren. Unser Körper arbeitet geduldig daran, ins Gleichgewicht zu bringen, was wir zu wenig berücksichtigen. Allerdings kostet uns diese Leistung Energie; möglicherweise ein Grund für chronische Müdigkeit und mangelnde Lebensfreude. Möchten Sie Ihren Mangel an Tageslichtfrequenzen ausgleichen? Glücklicherweise gibt es wirklich für jede Not die passende Hilfe: Tageslichtlampen mit dem Gesamtfrequenzspektrum des Lichtes sind im Handel erhältlich. Preisvergleiche lohnen sich ebenso wie der

Vergleich der Produktqualität. Manche Lampen arbeiten nach dem Energiesparprinzip. Holen Sie sich Ihr Licht ins Haus und versorgen Sie sich mit dem besten!

Noch einige wenige Worte zum Thema Wasser: In den letzten zwanzig Jahren wurde viel darüber geforscht und gearbeitet. Auch im dritten Teil dieses Buches finden Sie interessante Hinweise hierzu. Da wir uns an dieser Stelle mit dem Aufräumen unserer Lagerhallen befassen, möchten wir Sie noch einmal einladen, sich ausreichend mit gutem Wasser zu versorgen. Hierfür gilt der Spruch *»Wenn Sie keinen Filter besitzen, sind Sie selbst der Filter«!*

▶ Wir wollen unsere inneren und äußeren »Lagerhallen« aufräumen und sie von überschüssigen Lasten befreien. Dazu benötigen wir mehrere Schritte:

Licht, Licht und immer noch mehr Licht, das wir in dieser Zeit glücklicherweise reichlich zur Verfügung gestellt bekommen. Lichtvolle Nahrung für Körper, Seele und Geist – Leichtnahrung!

Den Mut, bestehende Missstände zu erkennen, und die unbeugsame Entscheidung, hinzuschauen bzw. uns zu konfrontieren.

Den Mut und das Vertrauen, dass wir Menschen für jedes Problem eine Lösung finden, wenn wir das wirklich wollen. Viele beglückende, erstaunliche Lösungen wurden in den letzten Jahren bereits von großen Dienern der Menschheit entdeckt. 90 % aller Umweltprobleme lassen sich jetzt sofort mit geringem Aufwand lösen, wenn wir wirklich damit beginnen. Lesen Sie hierzu den Anhang auf S. 331.

Die Bereitschaft, Hilfe anzunehmen, die in dieser Zeit aus allen Seinsebenen vermehrt in unser Leben tritt.

Die Bereitschaft, unsere einschränkenden Überzeugungen und Zweifel für immer zu beenden und Wunder für möglich zu halten.

Die Entscheidung, uns nicht mehr manipulieren zu lassen. Lassen Sie uns selbstverantwortlich auf unsere Interessen und Bedürfnisse achten. Beenden wir das Warten auf Prinzenküsse und erwachen wir jetzt!

Die Bereitschaft, flexibel, länderübergreifend, und nicht urteilend zusammenzuarbeiten. Wir alle sind Teil einer großen Familie. Wir alle leben im selben Lichtquantenfeld. Lassen Sie uns Konkurrenz und Egoismus beenden. Entdecken wir die Vorteile eines lockeren Netzwerkes, in dem wir alle Platz finden für unsere individuelle Entwicklung, weil unser Geben und Nehmen im Gleichgewicht fließt.

Vieles wurde bereits geschrieben über die Bedrohung unseres Lebensraumes. Luft- und Wasserverschmutzung, die Belastung von Nahrungsmitteln mit Schadstoffen, Veränderungen unseres Klimas – bekannte Themen, die noch immer auf unser erlösendes Handeln warten. Wir alle wissen, was zu tun ist. Und wir sind unendlich kreative, wundervolle Geschöpfe, die wirkliche Wunder erschaffen können. Täglich werden wir nun von immer feinerem lebendigem Licht durchströmt. Alles, was wir brauchen, um unsere verstaubten Lagerhallen in lichtvolle, blühende Lebensräume zu verwandeln, steht hier und jetzt zu unserer Verfügung. Wir müssen nur noch beginnen!

DIE »NEUEN« SEUCHENERKRANKUNGEN –
WIE GEFÄHRLICH SIND SIE WIRKLICH?

Wenn Sie die beiden vorangegangenen Kapitel gelesen haben, können Sie jetzt die Frage unserer Überschrift schon weitgehend beantworten. Dennoch wollen wir gerne einige kurze gemeinsame Betrachtungen mit Ihnen anstellen. Ist Ihnen aufgefallen, dass mindestens einmal im Jahr Berichte über angeblich höchst gefährliche, mysteriöse neue Seuchen oder Grippeerkrankungen die Medien füllen?

Diese Tatsache führt zu verschiedenen Konsequenzen:

- Die Medien erfreuen sich steigender Auflagenzahlen.
- Arztpraxen, Apotheken und andere Gesundheitsunternehmen schreiben gute Umsätze.
- Politiker nutzen die Gelegenheit, um sich mit mehr oder weniger klugen Statements ins Bewusstsein der Öffentlichkeit zu bringen.
- Wissenschaftler erhalten Forschungsaufträge und -gelder.
- Wissenschaftliche Veröffentlichungen zum Thema erschaffen für manche ein paar neue Karrieresprossen.
- Die Bevölkerung reagiert mit Angst und ist dadurch vielleicht (?) besser lenkbar.
- Neue Medikamente oder Impfstoffe werden entwickelt und erprobt.

Wenn Sie mögen, halten Sie bitte einmal Rückschau über die letzten Jahre. An wie viele Ereignisse dieser Art können Sie sich erinnern? Wie sieht die abschließende Bilanz zu den jeweiligen Themen einige Jahre später aus? Wer hat profitiert? Wer wurde irritiert? Erinnern Sie sich an die angeblich so gefährliche Vogelgrippenseuche Anfang 2006? Diese Episode kostete unsere Staatskasse (unser aller Geld!) enorme Summen. Millionen von Menschen beobachteten das Geschehen ängstlich. Millionen von Nutztieren wurden getötet. Zahlreiche Existenzen von Kleinunternehmern wurden vernichtet oder empfindlich gestört. Haben Sie sich jemals darüber gewundert, wie rasch und plötzlich niemand mehr davon sprach? Was war da los?

Gerüchten zufolge hatte im Februar 2006 eine Schweizer Bank einen hohen Geldpreis ausgesetzt für denjenigen Forscher, der die exakte biologische Struktur des Vogelgrippenvirus vorzeigen würde. Bereits Wochen vorher hatten Wissenschaftler behauptet, diese Struktur entdeckt zu haben. Also ging man selbstverständlich davon aus, rasch einen glücklichen Preisgewinner ehren zu können. Als sich kein Anwärter meldete, wurde das ausgelobte Preisgeld sogar verdoppelt. Daraufhin hörte man ganz plötzlich nichts mehr von der Vogelgrippe. Bereitgestellte Impfstoffe wurden eingelagert, die Medien schwiegen zur Vogelgrippe und widmeten sich wieder anderen Schreckensnachrichten. Macht Sie das nachdenklich? Herzlichen Glückwunsch! Dies ist eine gesunde Nachdenklichkeit!

Leichte Lichtnahrung für Körper, Seele und Geist haben wir Ihnen versprochen. Außer vielen leckeren Rezepten und Küchentipps benötigt aber auch Ihr (unser aller) Denken neues Futter. Wir kommen nicht mehr umhin, selbstständig (selbst und ständig!) und selbstverantwortlich zu leben. Anfangs mag Ihnen dies mühsam und irritierend erscheinen. Jahrtausendelang waren wir klaren Autoritätsstrukturen ausgesetzt, die uns darüber aufklärten, was »richtig und falsch« sei. Wir ließen unser Leben verwalten. Religiöse und politische Gesetze und Regeln prägten unser Sein. Regelübertretungen waren von Strafe gefolgt. Gefängnisse oder sogar Tod im Diesseits, die »ewige Hölle« im Jenseits …

Am Beginn dieses neuen Zeitalters erreichen uns täglich Neuigkeiten, die verwirrend erscheinen. Politiker, Wirtschaftsbosse, Religionsführer zeigen sich als begrenzte Menschen, müssen Fehler, Irrtümer, Korruption eingestehen, Strafen hinnehmen, ihren Posten abgeben. Das Licht wurde eingeschaltet! Staunend beobachten wir, wie vertraute Strukturen zusammenbrechen. Was unumstößlich richtig zu sein schien, stellt sich als Irrtum heraus. Manche denken, diese Zeit sei besonders korrupt. In Wahrheit ist es heller geworden in unserer Welt. So können wir Missstände und Korruption leichter erkennen.

Was also bleibt uns übrig, um neue Gewissheit für ein gesundes, geborgenes Leben zu finden? Diesmal ist es keine neue »Heilslehre«, keine politische oder religiöse Doktrin, die uns aus der Klemme hilft. Diesmal sind wir selbst – jede und jeder Einzelne von uns – aufgerufen, Stellung zu beziehen. Der Weg zu unserer Meisterschaft liegt offen und hell beleuchtet vor uns. Bewusst oder unbewusst haben wir ihn bereits betreten. Die Zeichen der »gekrümmten« Zeit stehen günstiger denn je.

▶ Jetzt braucht es nur noch unser aller – Ihr – O. K.! Unser »Ich bin einverstanden. Ich melde mich zu den Aufräumarbeiten. Ich überprüfe Vorgegebenes, informiere mich selbstständig und entscheide selbstverantwortlich über die Dinge meines Lebens. Ich versorge mich und meine Liebsten mit Licht in allen Ebenen. In Entscheidungsmomenten wähle ich das jeweils Beste; das, was unser Leben und unsere Gesundheit schützt. Ich verwalte liebevoll und sorgfältig die Ressourcen, die mir anvertraut sind. Ich beende dualistisches Schubladendenken und erkenne das göttliche Licht in allem, was ist. Ich schließe mich an und nutze diese große Entwicklungschance. Ich bin bereit!«

GEIST IM FLEISCH –
VON DER URSACHE ALLEN ÜBELS

Was könnte überhaupt »von Übel« sein in einer nicht dualistischen Welt? Zugegeben: Wenn wir uns im erleuchteten, vollständig ausgeglichenen Zustand befinden, ist jede Polarität erlöst. Gut und Böse haben sich zu einer Einheit verschmolzen, die nicht mehr bewertet oder urteilt. Der Geist ist sich darüber bewusst, in jeder materiellen (fleischlichen) Struktur präsent zu sein. Die Materie (das Fleisch) liebt den Geist und versteht sich als »von derselben Art«. Nur, wie erreichen wir diesen Zustand? Wie gelingt es uns, so lange und so oft wie möglich darin zu verweilen? Welche Brücke trägt uns über die Abgründe alltäglicher Ärgernisse, Schrecken, Ängste, Zweifel hinüber in dieses erleuchtete Land?

Der Geist, der göttlich weise Kern unseres Seins, wohnt in uns. Jede unserer Zellen, die Räume unseres Denkens, Fühlens und Handelns, ist erfüllt davon. Wir müssen ihn nur zum Zuge kommen lassen. Dem Geist bewusst gestatten, in uns zu wohnen. Dem göttlichen Licht erlauben, uns zu lenken. Polaritäten erlösen und Einheit genießen.

Falls es überhaupt jemals ein »Übel« gab (und dies ist ausschließlich eine Frage der Betrachtung!), so lag es in der Illusion von Trennung. In dem Irrtum, verloren zu sein im Universum; losgelöst von der göttlichen Liebe und Gnade; zu dicht (zu fleischlich) zu sein, um vor das göttliche Antlitz treten zu dürfen. In der Illusion, dass sich irgendetwas außerhalb des göttlichen Feldes aus Licht und Liebe befinden könnte. In dem Irrtum und der daraus folgenden Verzweiflung, scheinbar nicht dazuzugehören.

Dies ist das Zeitalter der Synthese. Alles, was getrennt schien, bewegt sich aufeinander zu. Scheinbar unüberwindliche Widersprüche zeigen sich in ihrer Ähnlichkeit. Begegnung erschafft Frieden. Wir alle gehören zusammen. Wir alle sind von derselben Art. Wir alle gehören dazu! Um die großen wundervollen Chancen dieser Zeit zu nutzen, müssen wir unser Denken und Fühlen mit neuen Programmen ausstatten.

▶ Gedanken bilden die Wurzeln unserer Taten. Durch Gedanken erschaffen wir unsere Welt. Wir nehmen wahr, was wir für wahr erachten. Neue Wahrheiten entstehen aus einer veränderten Geisteshaltung.

Dieses Buch bietet Ihnen eine Fülle von Informationen und praktischen Hinweisen. Während Sie diese in sich aufnehmen, kommentiert Ihr Verstand das Gelesene. Jeder dieser Kommentare ist ein Produkt Ihrer aktuellen »Software«. Sie halten Handys für nicht so problematisch? Wenn Sie noch lange gesund leben möchten, sollten Sie diese Software überarbeiten. Sie glauben, dass man gegen die eingefahrenen Machtstrukturen dieser Welt sowieso nichts ausrichten kann? Am besten füttern Sie Ihr Denken mit neuen Glaubenssätzen. Sonst könnten Sie sich diese Einschätzung durch Ihr eigenes Handeln noch eine Zeit lang selbst bestätigen. Nicht der in uns wohnende göttliche Geist bewirkt die Übel dieser Welt. Unser Denken erschafft Realitäten, die später zum Problem werden können.

▶ Deshalb steht eine kluge Neuordnung innerer Denkpro-
gramme am Beginn jeder Veränderung. Wenn Sie sich mit
gesunder, lichtvoller, leicht machender Nahrung versorgen möchten, lohnt es sich, die Bedeutung von Nahrung
und Licht erst einmal anzuerkennen. Als Nächstes folgt
Ihre bewusste Entscheidung, die neue Handlungen in Ihr
Leben und in die Welt bringt.

Jeder Nahrungshersteller lebt in genau demselben Prozess.
Auch hier bewirken Gedanken die folgenden Taten. Wer
nicht wirklich überzeugt ist von der Kostbarkeit allen Lebens,
bringt es gedankenlos (manchmal vielleicht sogar bewusst?)
in Gefahr. Wer die Menschenwürde nicht achtet, mutet seinen Angestellten frustrierende und ungesunde Arbeitsbedin-
gungen zu. Die Frustration, Übermüdung, Gereiztheit dieser
Menschen erschafft ein Quantenfeld, das sich auf die Nahrung auswirkt. Als bewusster Kunde oder bewusste Kundin
»schmecken« Sie das!

Falls Ihr Verstand jetzt nörgeln und das Gesagte anzweifeln
sollte: Diese Phänomene lassen sich inzwischen nachweisen.
Die Forschungsergebnisse von Herrn Emoto beweisen es:
Nicht nur Wasser, sondern die gesamte Materie reagiert auf
die Impulse unseres Geistes!

**Die Qualität unserer Gedankenfelder
beeinflusst die Qualität unserer Welt!**

Herr Emoto berichtet übrigens noch von zahlreichen weiteren Experimenten, die diese Aussage belegen. Einige davon
können Sie auch selbst einmal nachprüfen.

▶ Überzeugen Sie Ihren Verstand von neuen Erkenntnissen, damit er Sie in Ihren Absichten maximal unterstützt!

Einmal leitete Herr Emoto Schulkinder zu folgender Übung an: Sie sollten den Inhalt eines Reistopfes auf zwei Schraubgläser verteilen und beide in den Kühlschrank stellen. Täglich sollten sie nach der Schule den Kühlschrank öffnen. Zu dem einen Glas sollten sie sagen (und fühlen!): »Ich liebe dich.« Dem anderen Glas sollten sie Schimpfwörter zurufen. Das Ergebnis dieser Untersuchung erscheint wirklich fast unglaublich. Der »geliebte Reis« fermentierte nach einiger Zeit, wurde golden, duftend und nahrhaft. Der »beschimpfte Reis« verfaulte nach wenigen Tagen, bis er ganz schwarz war. Mit dieser Beobachtung besitzen wir einen weiteren Riesenscheinwerfer in unserer Lagerhalle. Er wirft Licht auf Erkenntnisse von unendlicher Tragweite. So mächtig sind wir mit der Kraft unserer Gedanken?! Lassen Sie uns das Beste daraus machen!

▶ Fragen Sie Ihren klugen Bauch, welche Lebensmittel ihn wirklich froh machen. Spüren Sie in sich hinein, um die größte Menge an Licht und Leichtigkeit in den angebotenen Produkten zu erkennen. Lassen Sie sich beim Einkauf Ihrer Nahrung von Ihrem »Unihippili« (siehe S. 324) beraten. Die Weisheit liegt in Ihnen! Sehnsüchtig wartet sie darauf, von Ihnen genutzt zu werden. Bitten Sie sie (vielleicht auch Ihre Schutzengel und weitere himmlische Helfer?), Ihnen Ihre Entscheidungen zu erleichtern. Bekennen Sie Farbe (auch das ist eine Form von Lichtfrequenzen!) und stellen Sie sich kompromisslos auf die Seite Ihrer wirklichen Bedürfnisse. Folgen Sie Ihrem »gesunden« (innerlich weisen) Appetit. Stimmen Sie mit den Füßen ab. So verändern wir Menschen unsere Welt.

VERSTRICKUNGEN LÖSEN AUF SANFTE ART

▶ Nach diesen vielen Überlegungen sind Ihnen jetzt vielleicht einige Baustellen Ihres Lebens ins Bewusstsein getreten. Haben Sie das Scheinwerferlicht Ihres Geistes schon darauf gerichtet? Im zweiten Teil dieses Buches haben Sie bereits viele Tipps und Hinweise für Ihre Aufräumarbeiten erhalten. Um Polaritäten zu vermeiden, möchten wir Sie jetzt noch einmal daran erinnern, dass Sie wundervoll und vollkommen sind! Hier – jetzt!

Wenn es um Veränderungen geht, sprechen wir davon, dass auf uns alle – die gesamte Menschengemeinschaft – noch viel mehr Glück, Wohlstand, Leichtigkeit, Lebensfreude und Gesundheit im göttlichen Potenzial der Möglichkeiten wartet. Unsere inneren Glaubensmuster werden vielleicht noch einige Jahre lang das Gegenteil behaupten. Aber wir selbst sind Meisterinnen und Meister im eigenen Haus. Nur wir haben die Macht und die Berechtigung, diese Gedankenwelt »auf Urlaub« zu schicken oder neu zu programmieren. Lassen Sie uns jetzt sofort damit beginnen.

Unsere Ausbildungen in systemischer Familientherapie haben uns gezeigt, dass die so genannten »bösen Taten« ebenso wie Fehler und Irrtümer aus persönlichen Verstrickungen entstehen. Zumeist tief unbewusst stehen wir in Verbindung mit mehreren Generationen unserer Vorfahren. Auch die Familienmitglieder (und besonders diese!), von denen nie die Rede war; die vergessene Tante in der Psychiatrie, der aus Kummer verschwiegene, früh verstorbene Bruder, die wegen angeblich schändlicher Schwangerschaft aus dem Haus gejagte Tochter, der verschwiegene erste Mann der Mutter – sie alle bewohnen die Räume unserer innersten Seele und beeinflussen unser Leben. Sie alle beanspruchen ihren Platz, weil sie wissen, dass sie dazugehören. Alles, was sie »angestellt«, erlebt und durchlitten haben, lebt als Information in unserem Zellgedächtnis weiter. Das Quantenfeld vergisst nichts … Unsere liebende Seele möchte Ausgleich schaffen. Durch unsere Gewohnheiten und Taten machen wir unbewusst aufmerksam auf vergangenes Unrecht und Leid.

In dieser neuen Zeit dürfen wir alles das ans Licht bringen und erlösen. Unsere persönliche Lebensmatrix und die kollektive Matrix der Menschheitsgeschichte erfahren das Geschenk der Reinigung und Neuordnung im kosmisch schöpferischen Licht. Leichte, lichtvolle Nahrung für Körper, Seele und Geist hilft uns allen in diesem Prozess. Wie können Sie darüber hinaus Ihre unbewussten Verstrickungen lösen? Manche Konflikte müssen erst ins Bewusstsein treten, ehe sie sich in neue Ebenen bewegen können. Klassische Psychotherapien arbeiten auf dem Hintergrund dieser Erkenntnis. Therapeut und Klient erforschen gemeinsam die tiefen Schichten des Bewusstseins und heben miteinander ans Licht, was sich nach liebevoller Betrachtung sehnt.

In der neuen Energie dieser Zeit und mit Hilfe des vermehrt einströmenden Lichtes lässt sich aber auch manch ein seelischer Konflikt »under cover« lösen. Das bedeutet, dass Sie nicht mehr alle Einzelheiten davon in Ihr Bewusstsein heben müssen. Ihre innere Weisheit arbeitet für Sie, gemäß Ihrer Anweisung. Ihre Bitte und Ihre Bereitschaft genügen, um die Prozesse der Heilung in Bewegung zu setzen. In den vorangegangenen Kapiteln haben wir Ihnen schon einige Übungen und Tipps gegeben, mit deren Hilfe Sie diese Schritte konkret tun können. Hier folgt eine sehr wirksame Übung, mit der Sie gleich auf allen Ebenen Ihres Seins Erleichterung finden. Um dies zu erreichen, sollten Sie allerdings mehrmals täglich üben. Dies ist recht einfach, denn Sie benötigen nur eine Minute Zeit und Aufmerksamkeit dafür.

Mit Leichtigkeit zu mehr Leichtigkeit!

■ ÜBUNG

HEILUNG DURCH DIE KRAFT DER VIOLETTEN FLAMME

Die Violette Flamme wird als Heilmittel des Aufgestiegenen Meisters Saint Germain in verschiedenen esoterischen Büchern empfohlen. Die angegebenen Übungen variieren ein wenig. Wir stellen Ihnen hier vor, wie die Violette Flamme uns selbst und unseren Klienten schon seit Jahren wundervolle Dienste leistet.

Nehmen Sie sich einen Moment der Muße und versammeln Sie sich in Ihrer Mitte. Atmen Sie einige Male bewusst und ruhig ein und aus. Freuen Sie sich am mühelosen selbsttätigen Strömen Ihres Atems. Stellen Sie sich nun vor, wie aus dem Mittelpunkt der Erde ein wunderschöner violetter Strahl emporschießt. Sie selbst stehen mitten in diesem sanften Licht und dürfen sich darin wie in einem Springbrunnen erfrischen und baden. Das Violette Licht durchströmt alle Ihre Seinsebenen. Es flutet Ihr Denken und Fühlen mit reinster, heilsamer Energie. Jede Ihrer Körperzellen wird von dieser wundervollen Kraft gereinigt und genährt. Sie spüren, wie sich Ihr Herzraum erweitert. Ihnen wird warm und leicht ums Herz. Nun reinigt und klärt die Violette Flamme auch die Blaupause Ihres Lebens. Diesen Schritt können Sie unterstützen, indem Sie um Heilung bitten. Zum Beispiel so:

»Violette Flamme, ich danke dir für deine Arbeit mit mir. Bitte löse aus meinen Energiefeldern vollständig alle Impulse von Neid, Hass, Konkurrenzdenken, Existenzangst, Sorge, Besitzdenken ... (und was immer Sie gerne auflösen möchten). Reinige und befreie mich von allen Glaubenssystemen und Grundüberzeugungen, die mein Leben einschränken. Aus tiefster Seele danke ich dir für diese Befreiung und Erleichterung!« In diesem Dank liegt ein Geheimnis verborgen: Wenn Sie wirklich aus tiefster Seele danken und dies auch so empfinden, erfüllt sich Ihr Wunsch zum schnellstmöglichen Zeitpunkt in der Wirklichkeit.

Bitte wählen Sie Ihre eigenen Worte. Sie können auch bei jedem Übungsdurchgang immer wieder neue Formulierungen finden. Lassen Sie sich einfach von Ihrer Intuition leiten. Nach einiger Zeit der Übung ist Ihr gesamtes Energiefeld bereits mit dem Ablauf vertraut. Dann kann eine »Kurzversion« der Übung ausreichen. So als würden Sie einen Arbeitsprozess nur kurz anklicken, um das Programm zu starten, reagiert Ihre innerste Weisheit und arbeitet selbstständig für Sie.

Spüren Sie das reinigende Licht der Violetten Flamme überall um Sie herum und in allen Ihren Zellen. Spüren Sie sanft klärende Energiewellen wie eine angenehme Dusche innen und außen. Denken Sie dabei: »Alle Behinderungen und Einschränkungen meines Lebens lösen sich jetzt vollständig auf.« In diesem Stadium Ihrer Übung werden Sie sofortige Wirkungen der Erleichterung bemerken. Unser Tipp: Kombinieren Sie diese Übung mit dem Lächeln (siehe S. 198), um noch mehr Kraft daraus zu ziehen!

Vielleicht mögen Sie auch Ihre Nahrung in die reinigende Kraft der Violetten Flamme stellen und so Ihre eigene Form des Nahrungssegens erschaffen?

Professor Popp berichtet, dass violettes Licht optimal dazu geeignet ist, Zellreparaturprozesse in Bewegung zu setzen. Das ultraviolette (für unser Auge unsichtbare) Licht bestimmter Frequenzbreiten besitzt direkt heilsame Wirkung. Mit dieser Erkenntnis wurde ein weiterer Meilenstein erreicht in der Begegnung moderner Forschungsansätze mit traditionellen spirituell weisen Lehren.

Teil V

BEWUSSTES SEIN IM NEUEN JAHRTAUSEND

EINE NEUE ENERGIE IM UNIVERSUM?
REINIGUNG – TRANSFORMATION – REGENERATION

Wussten Sie schon, dass unser menschlicher Körper äußerst präzise auf die Energiemuster unseres Planeten abgestimmt ist? Professor Dr. Schumann, Physiker an der Technischen Universität München, ließ 1952 von seinen Doktoranden den »Pulsschlag der Erde« messen. Die nach ihm benannte Schumannfrequenz entsteht als pulsierende Welle zwischen Erdoberfläche und Stratosphäre und betrug bis 1987 kontinuierlich Werte zwischen 7,83 und 12,5 Hertz. Der menschliche Körper zeigt in seinen Gewebestrukturen exakt dieselben Muster und Frequenzen.

Am 17. und 18. August 1987 befanden sich die sechs größten Planeten unseres Sonnensystems von der Erde aus gesehen alle hinter der Sonne. Dadurch war unser Planet der 16-fachen Magnetwirkung einer Vollmondnacht ausgesetzt, was alle molekularen Strukturen organischer Systeme und die Schumanwelle erheblich beeinflusste. Dieses Ereignis nannte man »Harmonische Konvergenz«. Was Sie vielleicht aus der esoterischen Literatur kennen (z. B. von Channelings des Engelwesens Kryon, das Lee Carroll und einige andere Medien übermitteln), ist also tatsächlich ein physikalisch messbares, astronomisches Phänomen. Es scheint, als habe diese ungewöhnliche, im Universum extrem seltene Planetenkonstellation einen Startschuss für Veränderung geliefert. Seit diesem Datum beschleunigen sich die Schumannfrequenzen kontinuierlich. Und natürlich unterliegt dabei unser menschlicher Körper der permanenten Herausforderung, sich diesem Prozess anzupassen. Jede Körperzelle, jede Gewebestruktur, jedes Organ beschleunigt seine Eigenfrequenz im Zuge dieser Entwicklung. Ein weiteres kosmisches Ereignis ähnlicher Art fand am 8. und 9. November im Jahr 2003 statt. Auch diese »Kosmische Konkordanz« beschleunigt die natürlichen Frequenzen allen Lebens auf unserem Planeten.

»Fühlen Sie sich in den letzten Jahren manchmal so, als würde Ihre Zeit nicht ausreichen? Kennen Sie das Gefühl, dass die Zeit immer knapper wird?«

Keine Sorge: Dies liegt weder an Ihrem Älterwerden noch daran, dass Sie vielleicht weniger leistungsfähig wären. Zeit ist einerseits ein quantitativ messbares Geschehen. Wir besitzen Uhren und Kalender, um uns darin zurechtzufinden. Wir alle kennen aber auch den qualitativen Aspekt der Zeit: In glücklichen Momenten scheint die Zeit stillzustehen. Bei unangenehmen Aufgaben oder wenn wir uns ein Ereignis herbeisehnen, »vergeht« die Zeit scheinbar nicht. Unser subjektives Erleben und die persönlichen Vorlieben und Abneigungen beeinflussen unsere Zeitwahrnehmung.

■ ÜBUNG

Zu dieser Übung regte uns das Konzept »Magic Words« der Hamburger Psychologin Cora Besser-Siegmund an (siehe Cora Besser-Siegmund: »Magic Words«, Econ Verlag, 1994).

DIE MAGIE DER ZEIT

Genehmigen Sie sich einige Minuten der Stille und machen Sie es sich gemütlich. Vielleicht mögen Sie sich auch eine Kerze anzünden und leise, entspannende Musik hören? Sorgen Sie dafür, dass Sie nicht gestört werden. Für die Übung brauchen Sie einige Blätter Papier und ein paar bunte Farbstifte. Zum Einstieg atmen Sie einige Male sehr ruhig ein und aus. Erleben Sie, wie wohltuend es ist, dem Körper das Atmen zu überlassen. Alles geschieht mühelos von selbst und Sie müssen nichts tun. Legen Sie nun das erste Blatt Papier vor sich hin.

Lauschen Sie nach innen und lassen Sie sich von Ihrer innersten Weisheit zeigen, wie Sie ZEIT gestalten könnten. Schreiben Sie das Wort ZEIT in großen Buchstaben auf Ihr Blatt Papier. Gestalten Sie die Buchstaben so, dass diese Ihr Gefühl für ZEIT ausdrücken. Zeichnen oder malen Sie jetzt eine Umgebung für Ihr Wort. Setzen Sie die ZEIT in einen Rahmen aus Landschaft, Figuren, Farben, Mustern. Lassen Sie all dies aus sich herausfließen. Gestalten Sie Ihr inneres Bild von ZEIT. Nehmen Sie sich dafür viel ZEIT und Muße. Falls Sie nicht zeichnen oder malen möchten, erschaffen Sie vielleicht eine Collage aus alten Zeitungsausschnitten?

Nach einer kleinen Pause widmen Sie sich jetzt Ihrem zweiten Blatt Papier. Nun lassen Sie mit Hilfe Ihrer innersten Weisheit ein Bild entstehen, auf dem sich Ihr tiefster Wunsch zum Begriff der ZEIT ausdrückt. Wieder stehen hier die Buchstaben des Wortes ZEIT. Aber vielleicht haben diese Buchstaben jetzt eine andere Farbe? Vielleicht betten Sie Ihren ZEIT-Begriff in einen sympathischen Untergrund? Gestalten Sie dieses Bild so anziehend und schön, wie Sie nur können. Dies ist Ihre innere Repräsentation von angenehmer ZEIT. Dieses Bild zeigt auf, wie wundervoll entspannt ZEIT sein kann.

▶ Worte werden in unserem Gehirn mit Erfahrungen verknüpft. Jedes Wort ruft Assoziationen, Erinnerungen, Gefühle und sinnliche Wahrnehmungen in Ihnen hervor. Sie kennen das: »Was geschieht, wenn Sie jetzt an das Wort Bratkartoffel denken? Spüren Sie den appetitlich kräftigen Geruch frisch gebratener Kartoffeln? Läuft Ihnen schon ein wenig Speichel im Mund zusammen?« Unser Gehirn unterscheidet nicht zwischen Fiktion, Vision, Traum und Wirklichkeit. Ein Wort kann eine ganze Fülle sinnlicher Wahrnehmungen in Ihnen auslösen, obwohl das Wort an sich ja abstrakt ist. Jemand, der keine Bratkartoffeln kennt, würde diese Reaktionen auch nicht produzieren können. Ihre persönliche Erfahrung steuert das Geschehen.

▶ Ihr Gehirn speichert riesige Informationsmengen, in denen Ihre subjektiven Erfahrungen mit den Wörtern Ihres Sprachgebrauchs verknüpft sind. Die Magic-words-Methode nutzt diese Erkenntnis. Indem Sie einem Wort neue angenehme Bilder und Sinneseindrücke hinzufügen, verankern Sie in sich neue heilsame Werte. Cora Besser-Siegmund konnte zeigen, dass sich manch ein quälendes Beschwerdebild buchstäblich in Wohlgefallen auflöst, wenn man dem Gehirn angenehme Bilder zu den entsprechenden Worten anbietet. Entdecken Sie die Kraft der Wortgestaltung mit dem Begriff ZEIT! Wenn Ihnen diese Übung gefällt, können Sie sie mit jedem anderen »Problemwort« Ihres Lebens durchführen. Ein Beispiel: Einer unserer Klienten veränderte seinen »Kopfschmerz«, indem er in seiner Vorstellung das »m« von einem Luftballon wegtragen ließ und das Wort so neu gestaltete. Die neue Wortschöpfung »Kopfscherz« ließ ihn schmunzeln. Mit dieser winzigen Übung war er nach kurzer Zeit in der Lage, seine Kopfschmerzattacken im Beginn zu stoppen.

Seit der Harmonischen Konvergenz scheint unsere Zeit rascher zu vergehen. Physiker sprechen von einer »Krümmung« der Zeit. Albert Einstein berechnete dieses jetzt stattfindende Phänomen zusammen mit seinen Kollegen Rosen und Podolski bereits 1930 (ERP-Postulat). Für ihre Arbeit erhielten diese Wissenschaftler 1936 den Nobelpreis für Physik.

Obwohl seitdem nun mehr als 70 Jahre vergangen sind, bleibt diese Tatsache für unseren denkenden Verstand immer noch schwer vorstellbar. Obwohl wir die Bestätigung des ERP-Postulates seit 1987 Jahr für Jahr vermehrt nachweisen können, bedeutet diese grundsätzliche Veränderung unserer nun seit Jahrtausenden vertrauten Lebensbedingungen einen harten Brocken für unser Verständnis von der Welt. Tatsache ist: Die quantitative und die qualitative Zeitachse nähern sich einander an. Weil dies alles in unserem Bewusstsein stattfindet, könnte es sein, dass wir dann keinen Unterschied zwischen qualitativer und quantitativer Zeit mehr erleben. In unserem Bewusstsein wäre alles eins und gleichermaßen wichtig. Unsere Aufmerksamkeit wäre gebündelt und fokussiert: JETZT in jedem Augenblick; so, wie es die großen »erleuchteten« Meister der Menschheitsgeschichte als tatsächliche Wirklichkeit hinter den Illusionen unserer Wahrnehmung beschreiben. Möglicherweise fallen die Zeitachsen irgendwann in den nächsten Jahren in einem Punkt zusammen. Der Moment dieser Zeitenwende wird für die Tage zwischen dem 22. 12. 2012 und dem 07. 01. 2013 vorausgesagt – jenem Datum, an dem der über 3000 Jahre alte Mayakalender endet.

Die spannende Frage ist, was genau in dieser Zeit enden könnte. Befürworter der Katastrophen- und Endzeittheorien möchten uns glauben machen, dass dann der endgültige Big Bang für unsere menschliche (Un)Kultur eingeläutet würde. Viel wahrscheinlicher ist es aber seit den Veränderungen der letzten Jahre, dass wir tatsächlich die riesige Chance einer evolutionären Transformation durchleben dürfen. Ganz offensichtlich interessieren sich immer mehr Menschen für das Thema Bewusstsein und Bewusstseinswandel. Der amerikanische Dokumentarfilm »Bleep« (»What the Bleep do we (k)now?«; deutscher Untertitel: »Ich weiß, dass ich nichts weiß« – erhältlich auf DVD und als Buch) erreichte und begeisterte zur Überraschung aller beteiligten »Macher« ein vielfaches Millionenpublikum weltweit. Nicht genug damit, regten die Gedanken dieser Filmarbeit in großem Umfang Diskussionen und Austauschprozesse in der interessierten Menschheit an. Es liegt etwas in der Luft – es tut sich etwas! Und das hat zu tun mit Bewusstwerdung.

Was bedeutet es also für die Menschheit, wenn sich – wie von Einstein, Rosen und Podolski errechnet – die quantitative und die qualitative Zeitachse immer mehr annähern, um schließlich ineinander überzugehen? Wie gesagt: Zunächst einmal würde unsere Wahrnehmung für Vergangenheit, Gegenwart und Zukunft in einem Punkt zusammenfallen. So, wie viele »erleuchtete Meister« (mit Licht erfüllte Menschen!) es beschreiben, würden wir mit unserer Wahrnehmung ausschließlich im JETZT ruhen. Möglicherweise würde sich auch die widersprüchlich erscheinende Polarität von Energie und Materie auflösen. Alles wäre im selben Augenblick EINS. Jeder unserer Gedanken würde sofort Form annehmen (Achtung!).

Erinnern Sie sich an einige der zahlreichen Philosophen oder Religionslehrer, die uns Menschen – egal zu welchem Zeitabschnitt oder in welcher Kultur – dazu aufrufen, uns der Macht unserer Gedanken bewusst zu werden? Viele Meditationspraxen unterschiedlichster Herkunft leiten zur Gedankenkontrolle an. Die Zeit wird kommen, in der wir diese Fähigkeiten dringend benötigen! »Erleuchtete« Menschen manifestieren hier und jetzt ihr Sein. Was wäre, wenn wir alle in wenigen Jahren diese Meisterschaft erreichen könnten? Eine für unser bisheriges Verständnis unendlich gesteigerte Macht stünde uns zur Verfügung. Vermehrte Aufmerksamkeit, Bewusstheit und Verantwortlichkeit sind die unverzichtbaren Anforderungen an uns, wenn wir dieses Potenzial auf friedvolle Weise annehmen und nutzen wollen.

Reinigung – Transformation – Regeneration lauten die Stichworte dieser Kapitelüberschrift. Alle diese Prozesse geschehen im direkten Zusammenspiel mit dem Licht in uns, unseren »Biophotonen«, und dem göttlich universellen Licht, das wir absorbieren und in uns verarbeiten. Lichtvolle Nahrung für Körper, Seele und Geist führt uns zur Anreicherung unseres Körpers mit Lichtquanten. Unser Organismus nutzt diese Energiewellen, um sich zu reinigen. Alle überholten, lebensuntauglichen Muster, Gewebe, Glaubenssätze, Gefühlsenergien, Verstrickungen werden in immer mehr Licht getaucht. Die wachsende Beschleunigung der Schumannwelle beschleunigt auch uns, so dass wir wie ein rotierender Kreisel manchen Herausforderungen begegnen. So, wie der Kreisel, sollten wir für unseren sicheren Stand sorgen (Erdung! Siehe hierzu auch Teil III, Abschnitt 1: »Bewegung und Gleichgewicht: von der Meisterschaft des Seins«). Um uns herum und in uns entsteht ein Wirbel, der andere mitreißen kann. Oft werden auch wir selbst durch andere mitbewegt. Alles gerät in Bewegung! Eine neue Zeit hat begonnen.

■ ÜBUNG

Wir möchten Ihnen jetzt eine kleine Meditation anbieten, die sich in jedem auch noch so strapaziösen Zeitplan unterbringen lässt. Dazu laden wir Sie ein, sich selbst täglich kleine Zeitgeschenke zu machen. Wann immer Sie Ihre Aufmerksamkeit gerade nicht für andere Zwecke benötigen, können Sie sich dieser Meditation widmen. Dafür brauchen Sie keine bestimmte Körperhaltung einzunehmen. Nach ein paar Wiederholungen können Sie diese Übung sogar mit offenen Augen durchführen.

ICH FÜLLE MICH MIT LICHT!

Atmen Sie sanft ein und stellen Sie sich dabei vor, dass ein heller Funkenregen aus leuchtenden Lichtpartikeln in Sie hineinströmt. Atmen Sie aus und geben Sie dabei alle verbrauchte Energie ab. Jedes Mal, wenn Sie einatmen, strömen wieder unzählige Lichtfunken in Ihren Körper. Dort innen verteilen sie sich und füttern jede Ihrer Körperzellen mit Licht. Beim Ausatmen entspannen Sie sich mehr und mehr. Das Licht in Ihren Zellen wird heller und heller. Sie fühlen sich leicht und energievoll. Sie genießen Ihr Sein in dankbarer Freude. Diese Kraftquelle lebt in Ihnen und Sie können Sie jederzeit nutzen!

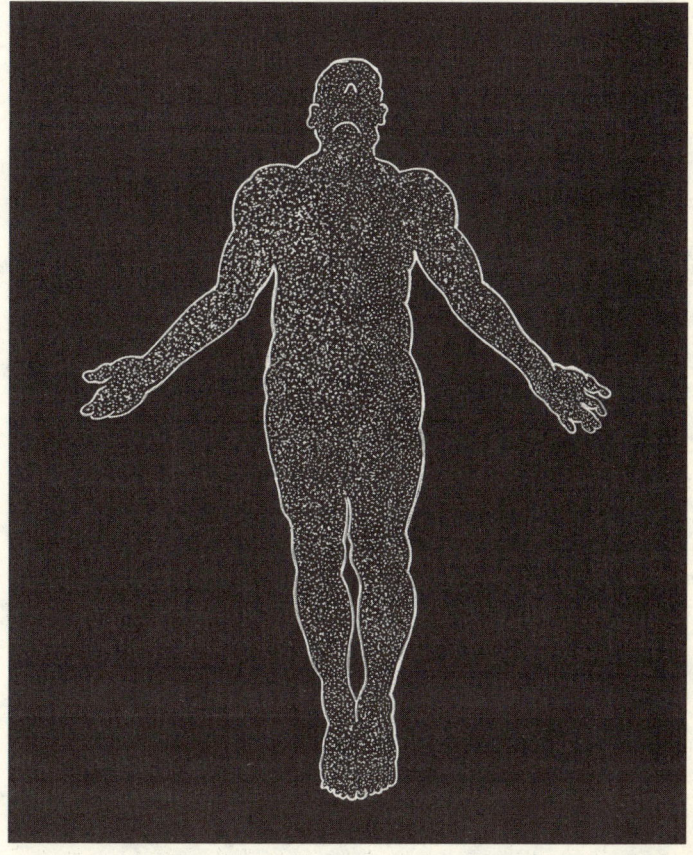

Klar, dass wir für unser »Abenteuer ›neue Zeit‹« viel Energie benötigen. Und wie auf einer Abenteuerreise sollten wir wirklich nur das nötigste Gepäck bei uns tragen. Lichte Leichtigkeit ermöglicht es uns, den vielleicht aufregendsten Zeitabschnitt unserer menschlichen Evolution gesund und glücklich zu genießen. In den folgenden Kapiteln finden Sie praktische Anregungen, mit denen Sie diesen lichtvollen Schwung nutzen und Ihr Leben mit mehr Freude erfüllen können.

Vielleicht mögen Sie eine kleine Pause einlegen und sich mit einem lichtvollen leichten Sprossensalat erfrischen? Samenkörner und Sprossengemüse (ausgekeimte Samenkörner) besitzen ein besonders hohes Potenzial an Lichtquanten. Außerdem sind sie sehr vitamin- und mineralreich. Nach der atomaren Katastrophe in Tschernobyl 1986 ernährten sich gut informierte Menschen monatelang von frisch gekeimten Sprossen, um ihre Zellen mit dem besten zu versorgen, das es gab. Wer unverstrahlte Samenkörner besaß, konnte sich durch neu ausgekeimte Sprossen eine atomar unbelastete Mahlzeit zubereiten. Viele Regenerations- und Heilungsdiäten, z. B. während einer biologischen Krebstherapie, beinhalten lichtvolle Mahlzeiten aus frisch gekeimten Sprossen.

✦ UNSER SPROSSENREZEPT FÜR SIE:
 LICHTQUANTENSALAT AUS LINSENSPROSSEN –
 AVOCADO-MANGO-SALAT MIT TOMATEN, ZWIEBELN,
 KORIANDER UND LINSENSPROSSEN (siehe S. 64)

MENSCHLICHE EVOLUTION ZU BEGINN DES NEUEN JAHRTAUSENDS

Alle Erscheinungen dieser Welt lassen sich aus verschiedenen Blickwinkeln heraus betrachten. Noch leben wir im Bewusstsein der Dreidimensionalität. Im nun anbrechenden neuen

Zeitalter werden wir vermutlich den Sprung in weitere Dimensionen tun dürfen. Unsere Erde transformiert sich mit allen hier lebenden Existenzen in die fünfte Dimension. Zur Erinnerung: Eine Dimension ist symbolisiert im Punkt. Zwei Dimensionen haben Sie gerade mit den Schriftzeichen jeder Buchseite vor sich. Die dritte Dimension erschafft mit Höhe, Länge und Breite den Raum. Die vierte Dimension bildet das Raum-Zeit-Kontinuum (Einstein). In der fünften Dimension sind alle diese Begrenzungen aufgelöst.

Augenblicklich bedeutet dieses Konzept für unseren denkenden Verstand noch eine riesige Herausforderung. Die Möglichkeit einer Existenz jenseits von Raum und Zeit scheint unsere Vorstellungskraft zu sprengen. Aber denken wir einmal an die kindliche Entwicklung, die wir alle durchliefen: Monatelang lagen wir auf dem Rücken und betrachteten und entdeckten die Welt fast ausschließlich aus diesem Blickwinkel. Ab und zu wurden wir aufgehoben und getragen – damit eröffneten sich uns neue Perspektiven. In dem Moment, wo wir zu krabbeln lernten, breitete sich plötzlich eine scheinbar völlig neue Welt vor uns aus. Aus der Zweidimensionalität wurde 3-D. Unser Gehirn verarbeitete diese Eindrücke und erschuf eine gänzlich neue »Software« damit, die uns bald in die Lage versetzte, uns in dieser neuen Welt zurechtzufinden. Ähnlich könnte es beim Übergang von der dritten in die fünfte Dimension geschehen.

▪ ÜBUNG

»Vielleicht mögen Sie sich mit Hilfe Ihrer Vorstellungskraft schon jetzt ein wenig in der fünften Dimension aufhalten? Hier ist eine kleine Übung für Sie:«

Ein Ausflug in neue Dimensionen

Stellen Sie sich vor, dass es keine Uhren und Zeitpläne in Ihrem Leben gibt. Ganz selbstverständlich nutzen Sie Fähigkeiten, die Sie früher nur aus Science-Fiction-Filmen kannten. Ähnlich wie in einem Traum bewegen Sie sich mit der Kraft Ihrer Gedanken von Ort zu Ort. Sie wissen immer, wann Sie gerade an einem bestimmten Platz gebraucht werden oder sein möchten. Deshalb benötigen Sie keine Planung. Weil Sie mit allen anderen Menschen in telepathischem Kontakt stehen, entfallen auch langwierige Verabredungen. Sie ernähren sich von Licht. Ihr Kopf ist frei von Überlegungen, was Sie wann essen könnten. Da Sie sich erschaffen können, was Sie zum Leben brauchen, gehören auch Existenzängste in Ihre schon weit zurückliegende Vergangenheit. Wie alle Menschen bedienen Sie sich aus der freien Energie des Universums. Dadurch sind Sie in Ihren wichtigsten Lebensbedürfnissen vollständig unabhängig. Ihr Leben ist um vieles einfacher geworden als zu den Zeiten der Dreidimensionalität. Ihre Aufmerksamkeit gehört den lebendigen Prozessen. Es bereitet Ihnen viel Freude, sich an der kreativen Unterstützung von Wachstumsprozessen zu beteiligen. Liebe, Lebensfreude, bereichernde menschliche Begegnungen, spirituelle Entwicklung – das sind die Inhalte Ihres Seins.

»Zu schön, um wahr zu sein«, sagen Sie? Dann laden wir Sie ein, diesen Traum öfter zu träumen und ihn sogar noch viel bunter und für Sie persönlich passender auszuschmücken. Vor einigen Jahren wurde in den USA eine große soziologische Studie durchgeführt, die die Berufserfolge von Hochschulabgängern zum Thema hatte. Welche ehemaligen Studenten waren in ihrem späteren Leben beruflich erfolgreich geworden? Mit statistisch hoher Sicherheit zeigte diese Studie Zusammenhänge zwischen einst erträumten Lebensplänen und der dann entstandenen Wirklichkeit. Wer gewagt hatte zu träumen, wurde mit realistischen Erfolgen belohnt. Lassen Sie uns daraus lernen. Lassen Sie uns unser Traumleben in die Wirklichkeit bringen!

Augenblicklich strukturieren Raum und Zeit unser Denken und Fühlen noch. Gewohnheitsmäßig bewerten wir alles, was uns begegnet. Hübsch oder hässlich? Gut oder schlecht? Wohlschmeckend oder unangenehm? Gesund oder ungesund? Richtig oder falsch?

Was, denken Sie, würde eine Versammlung von Lichtquanten – göttlich universellen Schöpfungsfunken – zu diesem Thema sagen? Auch wir wissen natürlich nicht, zu welcher Einschätzung sie kämen. Aber wir vermuten, dass sich eine gewisse Verwunderung unter ihnen ausbreiten würde. Lichtquanten bestehen aus reiner Energie. Manche von ihnen tragen unterschiedliche Ladungen. Diese kennen natürlich den Zustand von Plus und Minus. Aber wahrscheinlich sind sie weit entfernt davon, ihn mit »gut« oder »schlecht« in Verbindung zu bringen. Die polaren Zustände von Plus und Minus **sind** einfach. Nur wir Menschen der Dreidimensionalität können auf die Idee kommen, diese Seinszustände zu bewerten.

■ ÜBUNG

Können Sie sich vorstellen, wie entspannend sich ein dauerhafter Zustand des Eins-Seins anfühlt?

EINE WELT OHNE BEWERTUNGEN

Wir laden Sie jetzt ein, einen Moment innezuhalten. Bitte gönnen Sie sich zwei Minuten des ruhigen Atmens. Atmen Sie aus, entspannen Sie sich und kommen Sie an – bei sich selbst. Und nun stellen Sie sich eine Welt ohne Bewertungen vor. In dieser Welt gibt es zwar die Beobachtung von Verschiedenartigkeit. Aber alles wird als gleichermaßen anerkannt und seinsberechtigt verstanden. Nun stellen Sie sich bitte vor, dass auch Sie selbst anerkannt und seinsberechtigt sind – ganz egal, was Sie leisten oder tun. Tief innen wissen Sie sich geliebt und im Universum geborgen. (Falls Ihnen diese Vorstellung Mühe bereitet, finden Sie im 2. und 3. Abschnitt dieses Buches Hinweise zu neuen Wegen . . .) Wie fühlen Sie sich? Spüren Sie, wie viele Pakete aus Druck und Lasten gerade von Ihren Schultern fallen? Merken Sie, dass Sie in diesem Zustand ganz mühelos und selbstverständlich bereit sind, andere auf ihrem Weg zu unterstützen und Leid oder Schmerz zu vermeiden?

Mögen Sie sich noch zwei weitere Minuten der Besinnung gönnen? Dann tauchen Sie noch einmal tief entspannt in das Gefühl ein, sich ganz ohne Forderung oder Bewertung geliebt zu wissen. Genießen Sie diese Gewissheit. Und nun erweitern Sie Ihr Bild: Stellen Sie sich vor, dass auch Ihre Mitmenschen so selbstverständlich in sich ruhen. Beobachten Sie, wie Impulse des Streitens, Kämpfens und Konkurrierens sich auflösen. Erkennen Sie, dass sich Freundlichkeit und Fairness unter den Menschen verbreiten. Alles dies geschieht kontinuierlich, sanft und fast unbemerkt. Vorausgesetzt, die Bewertungen aller Dinge und Zustände sind beendet.

Lassen Sie uns noch einmal bei unserer Versammlung von Lichtquanten vorbeischauen. Die wundern sich noch immer über die augenblicklich vorherrschende menschliche Gewohnheit, alles in Bewertungskategorien einzuteilen. Lichtquanten leben im Bewusstsein (manche Physiker stellen sogar die Hypothese auf, dass Lichtquanten das Bewusstsein selbst sind!), Teil einer unendlich großen Gemeinschaft zu sein. Mit Hilfe ihrer Energiewellen und -muster informieren sie sich außerhalb der Zeit (das heißt gleichzeitig!) über wichtige Vorkommnisse. Alle, die möchten, sind auf demselben Informationsstand. Keiner kann den anderen durch vermehrte Kenntnisse übervorteilen. Vermutlich würde sich auch niemand von ihnen dafür interessieren.

Wozu sollte man auch etwas für sich alleine wollen, wenn der gemeinsame Nutzen aller jeden vollständig zufrieden stellt? Lichtquanten »wissen«, dass sie Teil eines gemeinsamen Feldes sind. Daher würde es für sie gar keinen Sinn machen, besser, schneller oder was auch immer zu sein als andere. Viel mehr Spaß haben sie dabei (wenn wir das so menschlich ausdrücken dürfen … na ja, warum sollten wir das eigentlich nicht tun dürfen? Schließlich bestehen wir selbst ja auch aus Lichtquanten …), gemeinsam eine spannende Aktion zu erschaffen. Wie Kinder, die in den Ferien, ohne Schulnoten oder Anweisungen, selbstvergessen ihr Spiel genießen und dabei die Welt entdecken. Das göttliche, universelle Licht nimmt Form an und wird zur Materie. In der Materie spiegelt sich die Energie. Plus und Minus erschaffen eine neue Ebene des Seins. So »funktioniert« unser Universum.

Auch Sie, liebe Leserin, und Sie, lieber Leser, sind die Form gewordene, verdichtete Ansammlung göttlich universeller Lichtquanten. Während Ihre Lichtquantenversammlung sich an ihrer Lebendigkeit erfreut, tragen Sie in Ihrem Gedankenfeld eine Art Sortiermaschine bei sich. Diese beschäftigt sich permanent damit, Ihre eigentlich gleichwertigen Photonen in unterschiedliche Räume zu entsenden. Diejenigen, die den Speckgürtel um Ihre Taille herum erschaffen, landen in der Kammer mit der Aufschrift »ungeliebt, hässlich«. Die Lichtquanten Ihrer hübschen Augen, die Sie so gerne mögen, dürfen in die Kammer mit der Aufschrift »geliebt« gehen.

Vermutlich nehmen Ihre Lichtquanten diesen Sortierprozess sogar klaglos hin. Wissen sie sich doch sowieso permanent ganz eng verbunden mit allem, was ist. Nur Sie selbst fühlen sich wahrscheinlich ein wenig unter Stress. Was können Sie tun mit Ihren ungeliebten Speckröllchen am Bauch? Ungeliebtes muss entfernt, beklagt oder geleugnet werden. Oder lohnt es sich vielleicht doch, etwas mehr von der nicht wertenden Haltung Ihrer weisen Photonen anzunehmen, um mit sich selbst im Einklang zu leben?

Na endlich! Jetzt haben wir wieder Anschluss an die Überschrift dieses Kapitels. Dabei geht es um unsere menschliche Evolution in dieser jetzt gerade stattfindenden besonderen Zeit. Betrachten wir einmal die verschiedenen Blickwinkel, unter denen dies Thema in den letzten Jahren diskutiert wird:

- Zunächst gibt es da die »Endzeitpropheten« und »Entwicklungspessimisten«. Zugegeben: Wenn man die aktuellen Krisenherde unserer Welt betrachtet, könnte man ins Zweifeln geraten, ob es so etwas wie Weisheit und Liebe überhaupt in unserer Gattung gibt. Aber Vorsicht: Alles, was Angst oder Stress erzeugt, verdient eine kühle Untersuchung. Wer berichtet uns denn von den vielen Missständen auf diesem

Planeten? Wer verzichtet gleichzeitig darauf, über die vielen Leben schützenden Projekte zu berichten, die gerade in diesem Augenblick Weisheit, Liebe und Fürsorge in der Menschheit installieren? Noch gibt es lebensfeindliche Aktionen ebenso wie Leben schützende. Wir alle sind eingeladen, Stellung zu beziehen, welchen Tendenzen wir unsere Aufmerksamkeit widmen möchten. Sie wissen ja: **Wo Ihre Aufmerksamkeit liegt, ist Ihre Energie!** Mit Ihrer Energie »füttern« Sie das, was Sie wählen; egal, ob bewusst oder unbewusst. Was Sie füttern, wird stark und wächst!

• Als Nächstes finden sich die liebevollen Idealisten. Immer zur Hilfe bereit (»Jeden Tag eine gute Tat!«), bringen sie viel Licht in diese Welt. Sie selbst verströmen sich dabei allerdings oft zu grundsätzlich. Einen sehr wichtigen Beitrag leisten sie aber in jedem Fall: Optimistisch und unverdrossen halten sie die Fahne einer möglichen Veränderung hoch. Sie glauben daran, dass wir Menschen hier und jetzt eine lebenswerte Zukunft auf unserem Heimatplaneten erschaffen können. Und sie tun viel dafür.

• Schließlich finden wir die Aussagen uralter philosophischer Traditionen. Direkt daneben stehen die mathematischen, physikalischen, astronomischen Berechnungen, die diese Zeit als einzigartig markieren. Inhalte von Channelings, die vor Jahren bei großen Teilen der Bevölkerung nur Spott und Hohn ernteten, werden inzwischen Zug um Zug aus der Richtung »seriöser« Wissenschaft bestätigt. Was geschieht hier?

Ganz klar können wir inzwischen feststellen, dass unendlich viele einst starre Strukturen in Bewegung geraten sind. Viele Entwicklungsschritte der letzten dreißig Jahre tragen dazu bei. Vor den Zeiten der weltweiten Internetnutzung (und die liegen gerade mal eine Generation zurück!) konnte ein Ansinnen wie das der Genmanipulation still und heimlich in die Tat umgesetzt werden. Inzwischen wächst dagegen ein weltweiter Druck der Bevölkerung, die sich untereinander informiert und Stellung bezieht. Kriegerische Machenschaften der unterschiedlichen Nationen finden unter Beobachtung der Weltöffentlichkeit statt. Der psychische Schaden (mal abgesehen vom körperlichen) heimkehrender Soldaten wird öffentlich diskutiert. Eine Stiftung macht es sich zur Aufgabe, hochwertige Internetsoftware kostenlos zur Verfügung zu stellen. Ihre Mitarbeiter koordinieren Zigtausende von freiwilligen Helfern, die das Material für diese Produkte als Dienst an der Gemeinschaft kostenlos erarbeiten. Sie alle haben verstanden, dass es sich lohnt, unsere menschlichen Ressourcen, Fähigkeiten und Kenntnisse miteinander zu teilen. Die gesamte Menschheit genießt dadurch einen mehrfach gesteigerten Nutzen. Halten Sie für denkbar, dass all dies einen Bewusstseinswandel einläutet?

Kommen wir zurück zu den astronomisch energetischen Besonderheiten dieser Zeit. Besondere Planetenkonstellationen öffnen Sternentore, durch die extrem hohe Lichtfrequenzen zu uns strömen. Wie Wale, die durch ein Planktonfeld schwimmen, müssen wir nur noch den Mund öffnen, um uns davon zu ernähren. Und was, glauben Sie, erzeugen diese unzähligen zusätzlichen Lichtquanten in unseren menschlichen Zellen, Gewebestrukturen und in unserem Bewusstsein? Genau! Sie erleuchten uns! Und sie lassen uns Teil haben an ihrer Lichtquantenrealität.

Sie zeigen uns, dass wir alle untrennbar miteinander verbunden sind. Behutsam helfen sie uns, die Kammern unserer Gedankenwelt zu öffnen und zu verbinden. Sie zeigen uns, dass unsere typisch menschlichen Bewertungen kontextabhängig und damit nicht absolut sind. Sie helfen uns dabei, uns selbst Liebe zu schenken. Natürlich fällt es uns dann leichter, auch untereinander friedliche, faire Begegnungen zu pflegen. Wünschen Sie sich mehr Lichtquanten für Ihre Entwicklung? Dann laden wir Sie zu einem weiteren Spaziergang ein!

■ ÜBUNG

FRIEDLICH AUSGEWOGEN IM DENKEN UND FÜHLEN

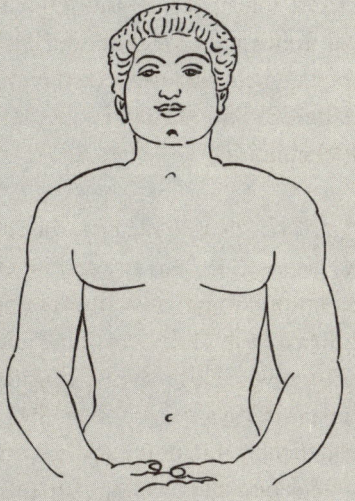

Haben Sie schon einmal vom Jin Shin Jyutsu gehört? Diese japanische Tradition wurde vor mehr als 100 Jahren durch den weisen Arzt Jiro Murai erforscht und weitergegeben. Jin Shin Jyutsu zeigt Ihnen, wie Sie die Heilkraft

Ihrer eigenen Hände nutzen können (siehe auch unsere beiden Taschenbücher aus dem Knaur Verlag: »Jin Shin Jyutsu« und »Die Heilkraft Ihrer Hände«). Jeder Ihrer Finger steht mit einem Energiesystem in Verbindung. Indem Sie Ihre Finger halten, bringen Sie Ihr Denken und Fühlen in Balance ebenso wie manch ein vegetativ (nervlich) verursachtes Beschwerdebild. Wann immer Sie Ihre Finger nicht für andere Zwecke brauchen, lohnt es sich, sie zu halten. Umschließen Sie einfach nacheinander jeden Finger mit Ihrer zweiten Hand – abwechselnd rechts und links. Üben Sie dabei bitte keinen Druck aus. Nach einigen Minuten bemerken Sie bereits eine angenehm entspannende Balance. Aufgestaute Gefühle, kreisende Gedanken, Verspannungen lösen sich auf. So einfach können Sie sich helfen – kostenlos und wo auch immer Sie sich befinden!

Die Zuordnungen Ihrer Finger zu bestimmten Funktionen Ihres Seins sind wie folgt:

DAUMEN: Sorge, Grübeln, Funktionen des Oberbauches
ZEIGEFINGER: Angst, Panik, Funktionen der Harnwege
MITTELFINGER: Wut, Gereiztheit, Funktionen des Leber-Galle-Systems
RINGFINGER: Trauer, Kummer, Funktionen der Atemwege
KLEINER FINGER: Übermäßige Anpassung, Selbstvernachlässigung, Funktionen des Herz-Kreislauf-Systems

Indem Sie Ihre Finger halten, sorgen Sie für den energetischen Ausgleich in diesem Funktionsbereich. Auch wenn Sie körperlich krank sind oder einen medizinisch verordneten Therapieplan durchlaufen, unterstützt das Halten Ihrer Finger Sie auf dem Wege zur Gesundheit.

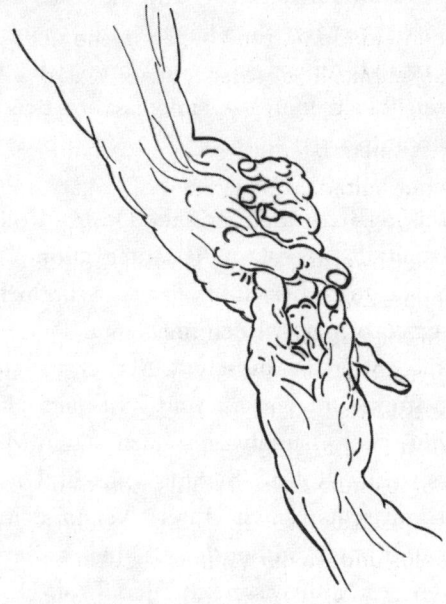

LEBENDIGE ANPASSUNG
ODER STARRE BEHARRLICHKEIT?

In den Turbulenzen dieser Zeit kann es schon einmal vorkommen, dass man sich müde und lustlos fühlt. Während wir die vielen zusätzlich zur Verfügung gestellten Lichtquanten bewusst oder unbewusst in uns aufnehmen, durchlaufen wir alle enorme Transformations- und Wachstumsprozesse. Jede unserer Körperzellen reinigt und regeneriert sich im Licht dieser neuen Zeit. Alle Gedanken und Gefühle kommen ins Bewusstsein, um sich neu zu ordnen. Lassen Sie uns ein kleines Gedankenexperiment starten:

Stellen Sie sich vor, dass Raum und Zeit keine oder nur noch eine sehr geringe Bedeutung haben in Ihrem Leben. Sie fließen mit dem Strom der Zeit. Ihre Intuition sagt Ihnen, was wann zu tun ist. Alle Menschen leben so und es funktioniert. Falls Ihr Verstand Ihnen gerade erklären will, dass dies unmöglich sei, folgen hier zwei interessante Beispiele, mit denen Sie ihm antworten können.

In Rolfer-Kreisen (Behandler der nach Dr. Ida Rolf benannten Körperarbeit, der »Strukturellen Integration«) weiß man von einem Kollegen zu berichten, der als Schafhirte in Australien lebt. Er verbringt viel Zeit mit seinen Tieren draußen in der unendlich weiten Landschaft. Manchmal steht er einem inneren Impuls folgend auf und geht nach Hause. Gerade dann findet sich – unabgesprochen! – ein Mensch bei ihm ein, der sich eine Rolfing-Sitzung wünscht. Unglaublich, sagen Sie? Dann schenken Sie Ihrem Verstand mehr ähnliches Futter und besorgen Sie sich das bereits berühmt gewordene Buch des Naturwissenschaftlers Prof. Dr. Ruppert Sheldrake: »Sieben Experimente, die die Welt verändern könnten« (Goldmann TB). Darin finden Sie einfach nachzumachende Experimente zum Staunen!

Unser zweites Beispiel kennen Sie möglicherweise aus Ihrem eigenen Erleben. Haustiere (besonders Hunde; Katzen sind etwas eigenwilliger und weniger stark auf den Menschen orientiert) begeben sich oft in Vorfreude auf ein heimkommendes Familienmitglied an die Haustür, noch lange bevor dieser Mensch in Hör-, Sicht- oder Riechweite ist. Als Kinder konnten wir diese Beobachtung übrigens wiederholt mit unserem kleinen Hamster machen. Woher wissen die Tiere, was in den nächsten Minuten geschehen wird? Woher wussten Ende 2004 die wilden Tiere Südostasiens, dass eine Bedrohung ihres Lebensraumes bevorstand? Dokumenten zufolge kamen keine wilden Tiere zu Schaden. Bereits ein bis zwei

Tage vor dem Tsunami waren sie in höhere Regionen geflohen. Manche hatten sogar versucht, die weniger hellhörigen Menschen zu warnen. Woher weiß ein Schafhirte, dass er in seinem »Zweitberuf« als Rolfer gebraucht wird?

Wenn Raum und Zeit an Bedeutung verlieren, befinden wir uns im Quantenfeld des Hier und Jetzt. »Vielleicht kennen Sie diesen Zustand aus Momenten des Gebetes, der Meditation, einer tief erholsamen Urlaubszeit? Können Sie sich vorstellen, auf Dauer so im Hier und Jetzt zu leben? Ahnen Sie schon, wie viel Stress, Anspannung, Hektik und Druck dann aus Ihrem Leben verschwindet?«

■ ÜBUNG

ICH – HIER – JETZT!

Der Zustand von Präsenz wirkt wie eine Fahrkarte in erleuchtete Dimensionen Ihres Seins. Deshalb lohnt es sich, ihn geduldig und nachhaltig einzuüben. Dies geht sehr einfach: Erinnern Sie sich an jedem Tag zwischendurch immer wieder daran, Ihre aktuelle Situation sinnlich bewusst wahrzunehmen. Öffnen Sie Ihre Augen und betrachten Sie bewusst, was Sie gerade sehen können. Konzentrieren Sie sich aufs Hören, Riechen und Fühlen. Was nehmen Sie wahr? Was erzählen Ihnen Ihre Sinne? Mit dieser einfachen Übung unterbrechen Sie augenblicklich kreisende Gedankenschleifen oder unangenehme Gefühle. Nehmen Sie sich zum Einstieg diese Formel mit: Ich – Hier – Jetzt. Was sehe, höre, rieche, fühle, schmecke ich gerade?

Zurück zu unserem Gedankenexperiment. Raum und Zeit sind also höchstens noch von sehr geringer Bedeutung in Ihrem Leben. Außerdem haben Sie sich auf wunderbare Weise von Ihren inneren Bewertungssystemen befreit. Das heißt natürlich nicht, dass Sie wahllos oder ohne Standpunkt wären. Im Gegenteil! Mehr und besser denn je wissen Sie, was Ihnen guttut. Sie können es auch ganz einfach bekommen, denn außerhalb von Raum und Zeit realisieren sich Ihre Gedanken sofort und nehmen Form an. Dies ist übrigens vermutlich auch das Geheimnis großer weiser Meister, die Gegenstände materialisieren: Sie arbeiten für bestimmte Momente außerhalb von Raum und Zeit und lassen sich das Paket dann in der dritten Dimension ihres alltäglichen Lebens ausliefern ...

Wieder möchten wir Sie mit einem Beispiel daran erinnern, dass Sie all dies bereits prinzipiell kennen. Vielleicht wollen Sie gerade gern mit einem lieben Menschen sprechen und genau da ruft er an? Vielleicht brauchen Sie dringend einige Mußestunden zur Erholung. Jemand sagt Ihren gemeinsamen Termin ab und Sie dürfen ausruhen. Oder umgekehrt: Sie haben ein leckeres Abendessen vorbereitet. Ihr Liebster bzw. Ihre Liebste kommt mit strahlenden Augen in die Küche und dankt Ihnen mit den Worten »Toll, dass du ausgerechnet ... gemacht hast! Das wollte ich schon so lange gerne mal wieder essen ...«

Können wir Menschen manifestieren, was wir uns wünschen? Unter bestimmten Bedingungen lautet die Antwort auf diese Frage Ja. Wenn sich etwas materialisieren soll, findet wieder die schon öfter besprochene Verdichtung von Photonen statt. Und warum klappt es manchmal nicht? Warum ist der heiß ersehnte Lottogewinn (Gesundheitszustand, Traumpartner,

…) bisher noch nicht in Ihrem Leben erschienen? Prinzipiell handelt es sich bei den Gesetzen zur Manifestation um universelle Basisgesetze. Diese gelten immer – allerdings jenseits von Raum und Zeit, sozusagen im Quantenfeld. Wenn Sie etwas manifestieren möchten, müssen Sie die höheren Dimensionen dieses Feldes aufsuchen.

Mit alltäglichen Anliegen tun viele Menschen dies ganz selbstverständlich oder sogar unbewusst. Finden Sie immer einen Parkplatz, wenn Sie ihn brauchen? Ist gerade ein Termin beim Zahnarzt frei geworden, den Sie dringend benötigen? Hat Ihre Liebste oder Ihr Liebster genau das für Sie gekocht, was Sie sich heimlich (!) schon länger wünschen? Wenn Sie Ihre alltäglichen Bedürfnisse realisieren können, dann besitzen Sie diese Fähigkeit auch grundsätzlich. Der einzige Unterschied bei den »größeren« Projekten (schon wieder so eine Bewertung!) liegt vermutlich in Ihren Glaubensmustern. Denken Sie vielleicht, dass »größere« Projekte automatisch auch schwieriger zu realisieren sind? Wenn ja: Woher wissen Sie das eigentlich? Könnte es nicht sogar umgekehrt sein?

Solange wir mit unserem Bewusstsein in der Dreidimensionalität verweilen, erkennen wir die Zusammenhänge zwischen unserem Manifestationsimpuls und der Verwirklichung oft gar nicht, weil sie räumlich und zeitlich scheinbar nicht in Verbindung stehen. Außerdem neigen die meisten von uns noch immer dazu, sich in der Kunst des Eigentorschießens zu üben. Kennen Sie das?

Ein Mensch sitzt da und lässt einen Wunsch in sich entstehen. Die Engel sitzen auf einer Wolke und beobachten ihn freundlich, liebevoll. Als der Wunsch im Menschen sichtbar wird, freuen sich die Engel und stehen rasch von ihrer Wolke auf, um die Wunscherfüllung in die Wege zu leiten. In diesem Moment beginnt der Mensch zu zweifeln. »Wahrscheinlich ist mein Wunsch unerfüllbar … und ich verdiene es auch gar nicht, so etwas Schönes zu bekommen … im Leben muss man sich nach der Decke strecken …« usw. Ganz enttäuscht kehren die Engel um und setzen sich wieder auf ihre Wolke. »Dann müssen wir wohl wieder mal abwarten«, sagt einer von ihnen.

Durch Zweifeln, Grübeln, Verneinen (lauter Attribute der Dualität) engen wir unsere Spielräume ein. Bildlich ausgedrückt muss das Universum abwarten, bis wir ihm einen klaren Impuls liefern. »Oder was würden Sie machen, wenn Sie als Gastgeberin bzw. Gastgeber verschiedene Speisen anbieten und Ihr Gast ziert sich beharrlich, zuzugreifen?« Respektvoll werden Sie abwarten. Vielleicht bieten Sie auch eine Kostprobe an, um seine Wahl zu erleichtern. Solange Ihr Gast aber nicht einmal dann zugreift, können Sie nichts weiter für ihn tun. Enttäuschend, oder? Dann geht's Ihnen ähnlich wie den Engeln auf der Wolke.

■ ÜBUNG

EIN PROTOKOLL DER WUNDER

Wenn Sie sich mehr und größere Wunder in Ihrem Leben wünschen, sollten Sie sich zunächst mit voller Aufmerksamkeit auf alle die Wunder konzentrieren, die Sie bereits »unbemerkt nebenher« täglich geschenkt bekommen. Anerkennung und Dankbarkeit wirken nämlich wie Magneten, die weitere Überraschungen in Ihr Leben ziehen. Um Ihre Bewusstheit zu schulen, empfehlen wir Ihnen Folgendes: Führen Sie 21 Tage lang ein Wunderprotokoll. 21 Tage sind eine gute Zeit, weil unser Gehirn mindestens so lange braucht, um einmal eingeübte Grundüberzeugungen neu zu programmieren. Sie können die Übung auch gerne länger durchführen. Sie werden sehen: Es bereitet Vergnügen, sich der täglichen Wunder bewusst zu werden.

Kaufen Sie sich ein hübsches kleines Heft, vielleicht in Ihrer Lieblingsfarbe, und schreiben Sie alle Wunder auf, die Ihnen an einem Tag begegnen. Falls Sie tagsüber nicht dazu gekommen sind, nehmen Sie sich abends einige Minuten Zeit. Erinnern Sie sich, in welchen Momenten dieses Tages Sie sich überrascht und glücklich gefühlt haben. Erinnern Sie sich an all die kleinen und großen Ungewöhnlichkeiten, die Ihnen begegnet sind. Und dann danken Sie! Dankbarkeit ist ein Zauberschlüssel zum Glück. Die Engel lieben unsere menschliche Ausstrahlung, wenn wir glücklich sind, und tun sehr viel, um diesen Zustand aus uns hervorzulocken!

Was wir bisher in diesem Kapitel auf wenigen Seiten skizziert haben, erscheint vom heutigen Standort menschlicher Evolution fast utopisch. Ein entspanntes Leben im Hier und Jetzt, frei von Zwängen, Existenznöten, Ängsten und Stress? So unendlich lange schon bewegen wir Menschen uns nun in den Herausforderungen der Dualität, dass die meisten von uns nicht einmal wagen, über veränderte Lebensbedingungen nachzudenken. »Angenommen, eine Fee würde Ihnen diesen scheinbar utopischen Zustand gerade jetzt mit einer leichten Bewegung ihres Zauberstabes schenken. Würden Sie das Geschenk annehmen? Würden Sie für möglich halten, dass es mehr als nur ›märchenhaft‹ ist?«

Viele Menschen beharren auf dem Status quo, weil ihnen die Prozesse und Stufen der Veränderung Angst machen. »Ich würde schon gerne wollen, wenn nicht ...« lautet diese innere Haltung. Das Leben allerdings gestattet uns keine dauernde Starre.

Wer sich nicht bewegt, wird bewegt.

Energie und Materie sind zwei Erscheinungsformen eines Potenzials; zwei Zustände der einen ursprünglichen göttlichen Kraft. Energie will fließen. Und Sie selbst bestehen aus dieser Energie, die sich Bewegung wünscht. Als materieller Spielpartner Ihrer inneren Energie unterliegen Sie ständiger Veränderung. Ob Sie es nun mögen oder nicht: laufende Anpassung an veränderte Bedingungen – das ist Lebendigkeit pur.

Unsere aktuelle Lebenszeit beinhaltet riesige Chancen, die manch eine und einer auch als große Herausforderung erlebt. Noch nie – oder zumindest seit urlangen Zeiten nicht – war die Chance für einen riesigen evolutionären Wachstumsschritt in der Menschheit so groß wie heute. Für jede Herausforderung in diesem Prozess stehen mindestens ebenso viele Hilfen bereit, wie Menschen auf diesem Planeten leben. Es gibt keinen – wirklich gar keinen! – Grund, Angst zu entwickeln. Lassen Sie uns diese – zumindest für die nächsten Jahrtausende – einmalige Gelegenheit nutzen, uns die vorbereiteten Hilfen schenken und Bewegung erschaffen. Lassen Sie uns gemeinsam auf den Wellen der Transformation

surfen, um wiederzuentdecken, was uns schon immer ge-
hörte: unser erfülltes, kreativ beglückendes Leben in Licht
und Liebe!

ENERGIE WILL FLIESSEN!

Panta Rei – alles im Fluss – nannten es die Philosophen der
griechischen Antike. Leben ist Bewegung – Starre ist Tod.
Sichtbares Licht entsteht, wenn Energieträger mit massehal-
tigen Quanten zusammenstoßen. Durch die Begegnung von
Energie (unsichtbaren Lichtquanten) und Materie (massehal-
tige Energiequanten) entstehen Auf- und Entladungspro-
zesse. Die Entladungen werden in Form von Lichtfunken
sichtbar; ähnlich wie die Spannungsentladung eines Blitzes.
Im selben Augenblick übertragen die Lichtquanten ihre kosmischen Informationseinheiten und Ordnungsmuster auf die
Materie. InFORMieren bedeutet tatsächlich, etwas in die
Form zu bringen. Kosmische Energie imprägniert die Materie mit universeller göttlicher Weisheit. Dieser Prozess erschafft sichtbares Licht – ein göttlich kosmisches Feuerwerk
unaufhörlicher Schöpfung!

In Wechselwirkung mit diesem Geschehen sendet aber auch
die Materie Licht aus. Nachdem die kristallinen, stofflichen
Strukturen durch göttliches universelles Licht mit Information und Ordnung versorgt wurden, beginnt die Materie
lebendig zu leuchten. Der Wissenschaftler Prof. Dr. Fritz-
Albert Popp bezeichnet dieses Leuchten als Biophotonen-
emission. Sie gibt Auskunft über den Grad an Frische, Gesundheit und Lebendigkeit eines Zellorganismus. Popp gelang
der Nachweis, dass wir Menschen tatsächlich von Licht leben
und letztendlich Licht sind.

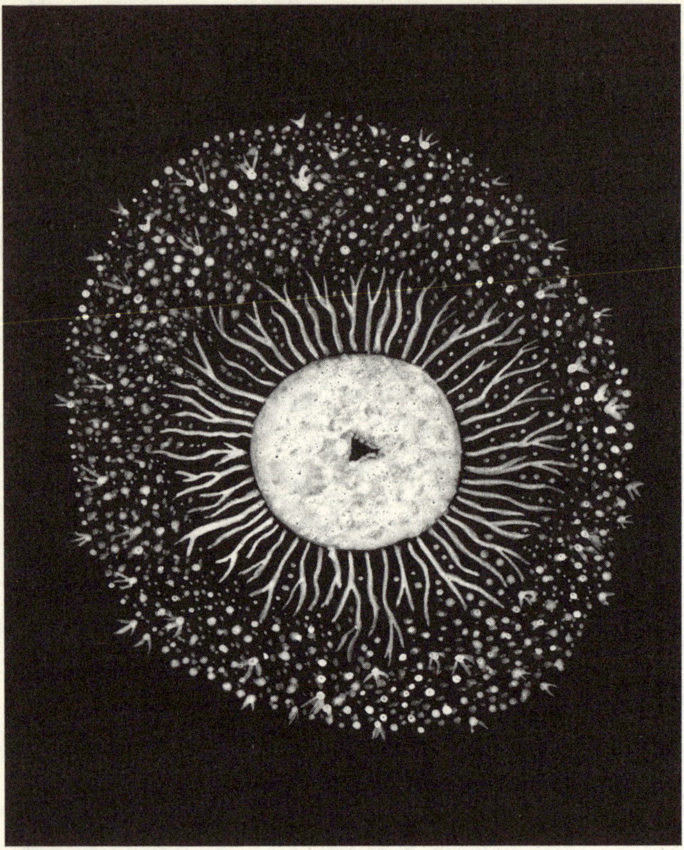

In den 80er Jahren fanden die Arbeiten von Einstein und seinen Kollegen durch den Schweizer Atomphysiker Dr. Carlos
Rubbia eine Fortsetzung. Mit einer mathematisch errechne-
ten Naturkonstante bestätigte dieser Wissenschaftler Einsteins
Aussage, dass Materie verdichtete Energie sei. Rubbia errechnete, dass eine Milliarde Energieträger notwendig sind,
um ein einziges Materieteilchen zu erschaffen. 1984 wurde
ihm für diese Meisterleistung der Nobelpreis verliehen.

»Können Sie sich vorstellen, dass so viel Licht in Ihnen lebt?« Wenn bereits ein einziges Materieteilchen aus der Verdichtung von einer Milliarde Lichtquanten entsteht?

Unzählige Milliarden von Materieteilchen, verdichtet aus unzähligen Milliarden von Lichtenergieträgern – das sind Sie! Unvorstellbare Wunder birgt der Mensch. Unvorstellbare Wunder zeigt das Leben.

Lassen Sie uns von diesen philosophisch-wissenschaftlichen Höhen wieder herabsteigen und in die dichteren, konkreteren Gefilde des Alltags eintauchen. Betrachten wir einmal die Frage, was all das für Ihr persönliches Leben – für das Leben aller Wesen auf diesem Planeten – bedeutet. Energie und Materie leben in einem permanenten Austausch. Lichtquanten strömen aus dem Universum auf unseren Planeten und erschaffen hier dichte Strukturen in stofflicher Form. Diese materiellen Gestalten geben selbst wieder Lichtquanten an das Ganze ab. Licht speichert und transportiert Information in Form von geometrischen Mustern, die über Wellenbewegungen durchs Universum reisen. So leben wir alle – so lebt alles, was ist – im kontinuierlichen Wechselspiel und in enger Verbundenheit miteinander.

Nichts kann aus diesem Universum verschwinden. Wissenschaftlichen Berechnungen zufolge ist die Anzahl der Elektronen im Universum seit dessen Entstehung konstant geblieben. Vermutlich leben auch in Ihnen einige Energiepartikel, die schon Julius Cäsar durch sein Leben trug. Im ständigen Werden und Vergehen geschehen Schöpfung und Evolution.

Und nun stehen wir am Beginn dieses neuen Jahrtausends und erleben die Chance, einen wirklich bedeutsamen Fortschritt in neue Regionen unserer Evolution zu tun. Licht strömt zu uns in großer Menge. Alle diese Lichtquanten rühren an unsere materielle Ausrüstung und fordern uns dazu auf, den Fluss des Lebens zu erneuern. Auch Gedanken und Gefühle beginnen zu fließen. Seit einigen Jahren werden sich viele Menschen ihrer emotionalen und mentalen Strukturen mehr und mehr bewusst. Licht erhellt die »dunkle« Selbstverständlichkeit und Gewohnheit im Denken und Fühlen. Alle dichten Strukturen lockern und befreien sich. Alles gerät in lebendige aktive Bewegungsmuster. Neues Bewusstsein entsteht im Licht der göttlich universellen Schöpfung.

■ ÜBUNG

BALANCE IN ALLEN LEBENSLAGEN

Wenn Sie Geschmack daran finden, Ihren inneren Frieden zu pflegen, und mit Leichtigkeit durch Ihr Leben tanzen möchten, können Sie sich mit Jin Shin Jyutsu (siehe S. 295/296) großartige Unterstützung erschaffen. Ihre Hände wissen, an welchen Körperstellen sie gebraucht werden. Probieren Sie es aus: Spüren Sie in sich hinein und finden Sie den Platz, an dem Ihre Hände gerade friedliche Ausgewogenheit in Ihnen erschaffen können. Überprüfen Sie Ihre Intuition anhand der Tabellen des Jin Shin Jyutsu. Die Wahrscheinlichkeit ist groß, dass Sie ganz von selbst die »richtigen« Stellen entdecken.

Während wir die »absichtslose Kunst des Jin Shin Jyutsu« lernten, beobachteten wir Menschen in der Öffentlichkeit aufmerksamer als sonst. Dabei wurde rasch klar, welch kluge Intuition in uns allen wohnt. In der U-Bahn, in Cafés, in Warteschlangen – sehr häufig nutzen Menschen ihre Hände unbewusst zur Selbsthilfe. Meisterlich sind die Kinder. Bereits wenn sie auf die Welt kommen, unterstützen sie ihre Ankunft hier, indem sie am Daumen lutschen. Der Daumen repräsentiert die Funktionen des Oberbauches, die mit Erdung und Verwurzelung in Verbindung stehen.

Nutzen Sie Ihre Hände für Ihre tägliche Balance. Wählen Sie sich bestimmte Griffe, die Sie beim Einschlafen, Aufwachen und zwischendurch praktizieren. Sorgen Sie für Ihre dauerhafte energetische Balance. Ganz nebenbei unterstützen Sie so Ihre eigene Entwicklung. Gesundheit von Körper, Seele und Geist sind Ihre Belohnung!

»Welche Strukturen Ihres Seins sehnen sich nach dieser Befreiung im Licht? Wo möchte Ihre Lebensenergie noch leichter und harmonischer fließen?«

Stagnation erschafft Schmerz. Überall da, wo Sie sich angespannt, unbehaglich, schmerzbelastet fühlen, wünschen sich Ihre wundervoll leuchtenden Lichtquanten mehr Bewegung. Vielleicht erleben Sie es als Herausforderung, Gewohnheiten in Frage zu stellen? Wir möchten Sie gerne dazu ermutigen, dieses Abenteuer in eigener Sache zu wagen! Grundsätzlich – und in dieser Zeit ganz besonders – gilt: Ihr Mut wird tausendfache Belohnung finden! In den weiteren Kapiteln dieses

Buches entdecken Sie viele praktische Anregungen, mit denen Sie Ihr Projekt »Lebensfluss« in Leichtigkeit und Freude gestalten können.

DER WUNSCH NACH MEHR LEICHTIGKEIT

*»Wer möchte nicht lieber durch Glück dümmer
als durch Schaden klug werden?«*

Salvador Dalí

»Finden Sie nicht auch, dass es schon viel zu lange »schwer« war?« Manchmal scheinen Schwere und Mühsal sogar den Rang einer Kulturleistung zu erreichen. Nur was »mit eigener Hände Arbeit« und »im Schweiße des Angesichts« erworben wurde, gilt als wertvoll. »Hand aufs Herz: Fällt es Ihnen leicht, Geschenke anzunehmen? Auch die immateriellen Geschenke, die das Leben oder liebe Menschen Ihnen überreichen möchten? Können Sie mit Hingabe, Liebe und Dankbarkeit empfangen? Oder fühlen Sie sich nur wohl, wenn Sie eine aktive Rolle einnehmen?«

Die Qualität des Empfangens ist von weiblicher Natur. Wir alle brauchen sie – egal, ob wir als Mann oder als Frau über diese Erde gehen. Nach einigen Jahrtausenden männlich dominierter Geschichte strömt jetzt täglich mehr der weiblich akzentuierten göttlichen Energie zu uns. Unsere weiblichen Qualitäten werden stimuliert, geweckt und ins Bewusstsein gehoben. Überlassen wir uns diesem Fluss, beschenkt uns das Universum mit neuen Lebensqualitäten. Leichtigkeit ist eine davon. Güte, Nachsicht, bedingungslose Liebe, Respekt vor dem Leben, Geborgenheit und Vertrauen sind weitere.

■ ÜBUNG

BALANCIERTE POLARITÄT IN MIR

Körperlich wird die linke Seite den weiblichen Energiequa-
litäten zugeordnet. Die rechte Körperhälfte bringt männliche Schwingungen in die Inkarnation. In einem harmonisch entwickelten Menschen arbeiten beide Körperseiten
ausgewogen zusammen. Menschen, deren eine Körperseite vermehrt zu Beschwerden oder Krankheiten neigt,
dürfen in dem Bereich dieser Polarität noch bewusster
werden.

Finden Sie Ihre Beschwerden meist auf der linken Körperseite lokalisiert? Dann dürfen Sie noch mehr über die wirklichen Qualitäten des Weiblichen entdecken. Vielleicht lernen Sie, weibliche Qualitäten zu achten und zu lieben.
Liegen Ihre Beschwerden häufiger auf Ihrer rechten Seite?
Dann gilt Entsprechendes für die Qualitäten des Männlichen.

Auch unsere beiden Hirnhälften sind entsprechend polar
ausgerichtet. Weil unsere oberste Steuerabteilung, der
Cortex, die jeweils gegenüberliegende Körperhälfte kon-
trolliert, verhalten sich männliche und weibliche Quali-
tätsmuster hier umgekehrt wie im Körper. Die linke Hirnhälfte steuert bei den meisten Rechtshändern die rechte
Körperseite und repräsentiert männliche Grundqualitäten. Bei Linkshändern ist es in der Regel umgekehrt. Zielgerichtetheit, Sprachgewandtheit, logisches Denken, ma-
thematische Begabungen, Ordnungstalent – dies sind für

Rechtshänder die Stärken ihrer linken Hirnhälfte. Die rechte Hirnhälfte steuert bei Rechtshändern die linke Körperseite und repräsentiert weibliche Grundqualitäten. Auch diese Zuordnung präsentiert sich bei Linkshändern umgekehrt. Visionen, Träume, Kreativität, schöpferische Begabungen, analoges In-Beziehung-Setzen, Gefühlszustände der Allverbundenheit – diese Stärken schenkt den Rechtshändern ihre rechte Hirnhälfte.

Falls Sie jetzt entdecken, dass eines Ihrer Grundpotenziale nicht in Balance ist, empfehlen wir Ihnen im Folgenden

verschiedene Hilfestellungen, mit denen Sie zur Ausgewogenheit finden:

- In der Tradition des Ayurveda gibt es wunderschöne Synchronmassagen, die gleichzeitig von zwei Therapeuten ausgeführt werden. Durch die perfekt synchrone Berührung rechts und links lernt Ihr Körper, die unterschiedlichen Grundqualitäten seiner männlichen und weiblichen Potenziale ins Gleichgewicht zu bringen. Ein Genuss, den Sie sich gönnen sollten!

- Verschiedene Formen der Entspannungsmusik sind so ausgerichtet, dass sich Ihre Hirnhälften und damit Ihr gesamtes Sein zwischen den polaren Qualitäten des Männlichen und Weiblichen ausbalancieren. Aufnahmen mit Wal- und Delfingesängen helfen ebenfalls dabei. Manche Musikstücke können Sie sehr leise über Kopfhörer während Ihrer Arbeit hören. So nutzen Sie immer mehr von Ihrem gesamten Potenzial. Siehe hierzu auch die Arbeiten des Psychologen Günther Haffelder (www.hirnforschung.com).

- Kinesiologie und Braingym bieten moderne Möglichkeiten, psychologische und neurologische Forschungsergebnisse zu nutzen. Entsprechend geschulte Behandler zeigen Ihnen einfache Übungen, mit denen Sie sich balancieren können. Meistens spüren Sie eine direkte Erleichterung in allen Lebensebenen, wenn Sie diese eleganten Techniken nutzen.

- Auch eine einfache Atemübung kann Ihnen bei der Balancierung Ihrer polaren Qualitäten helfen: Stellen Sie sich beim Einatmen vor, dass sehr helles Licht aus dem Himmel über Ihnen durch Ihren Kopf (Ihr oberstes Chakra) in Sie einströmt. Dieses Licht fließt weiter und verteilt sich in Ihrem Körper gleichmäßig in der rechten und der linken Seite. Ihr gesamtes Sein wird davon durchströmt und genährt. Durch Ihre Füße strömt das Licht in die Erde und kommt dort allen Ebenen der Schöpfung zugute. Zum Dank versorgt Sie die Erde mit tragenden Kräften, die von unten in Sie einströmen und sich in Ihrem Körper rechts und links gleichmäßig ausbreiten. Gut verwurzelt in den Kräften der Erde und reich beschenkt mit den Lichtströmen des Himmels, genießen Sie Ihr Sein in Leichtigkeit!

Nirgends steht geschrieben, dass wir es uns schwer machen müssten. Sogar die entsprechenden Bibeltexte des Christentums (»Im Schweiße deines Angesichtes sollst du dir dein Brot verdienen … «; »Unter Schmerzen sollst du deine Kinder gebären … «) wurden aus dem Zusammenhang gerissen und möglicherweise zu einseitig übersetzt. »Wem könnte es gefallen oder nützen, wenn Sie es sich schwer machen?«

Das Gefühl von Lebensschwere ist kulturabhängig und durchaus nicht in allen Völkern verwurzelt. Während wir einige Wochen im Urwald von Sri Lanka lebten, befanden wir uns inmitten von wirtschaftlich sehr bedürftigen Menschen, die nichts von unseren westlichen so genannten Kulturgütern besaßen. Stattdessen gehörten ihnen ein Lächeln und eine heitere Ruhe, die man mit keinen Reichtümern dieser Erde hätte aufwiegen können.

Schwere entsteht, wenn wir uns beLASTen. Aber warum tun wir das? Wesen einer intelligenten, vernunftbegabten Gattung, ausgestattet mit unendlichem Reichtum an Kreativität, Intuition und Gefühlsleben, die wir sind? Warum verzichten wir auf die ganze Bandbreite unserer Möglichkeiten und wählen die Schwere?

Während unserer Ausbildung zum Systemischen Therapeuten und Berater verstanden wir plötzlich mehr von den Hintergründen um Schwere und Leichtigkeit. Einmal mehr zeigte sich uns die große Bedeutung unserer kollektiven Verbundenheit als Menschen. Jenseits von Raum und Zeit (in der fünften Dimension) existiert ein »Feld des Wissens«, eine kollektive Matrix. Wir alle stehen damit in engem Kontakt. Besonders hier in Europa kennt und erzählt dieses Feld eine Geschichte von Schrecken und Leid. Kaum ein Mensch lebt hier, dessen Vorfahren nicht die wirklich erdrückende Schwere eines tragischen Schicksals durchlitten hätten. Ältere Menschen erinnern sich sogar noch selbst an die grausamen Zeiten des letzten Jahrhunderts. Die Lichtquanten in uns wissen es einfach. Ganz egal, ob wir durch neue Lebensbedingungen und/oder mangelnde Geschichtskenntnis bewusst damit in Kontakt stehen. Unser inneres Licht – die innerste Weisheit – vergisst nichts und würdigt dadurch alles.

Es scheint, als würde sich die zeitlos liebende Seele in unserer Erinnerung zu Wort melden: »Erinnere dich an deinen Großvater (deine Großmutter, Mutter, Tante, den Vater, Onkel …). Erinnere dich daran, wie schwer er es hatte. Ehre und liebe ihn. Er gehört dazu. Er ist ein Teil von dir und lebt in dir weiter.« So, wie der Dichter Rainer Maria Rilke es ausdrückte:

> *»Niemals bin ich allein.*
> *Viele, die vor mir lebten*
> *und fort von mir strebten,*
> *webten, webten*
> *an meinem Sein.«*

Solange diese Botschaft innerlich unbewusst wirkt, haben wir Menschen die Tendenz, die Schwere aus dem Leben unserer Vorfahren zu wiederholen. Heilung liegt im bewussten Erinnern und Anerkennen, was war. Wo keine Erinnerung möglich oder zugänglich ist, sollte vielleicht eine Art stiller innerer Zwiesprache gewagt werden, damit das innere Bild der ganzen Familie gepflegt werden kann. Erst wenn wir im Bewusstsein der tatsächlichen Verbundenheit leben – so, wie alle »Naturvölker« dieser Erde es schon immer taten und jetzt noch tun –, findet unsere Seele Ruhe und wir:

Die Leichtigkeit!

■ ÜBUNGEN

ICH ÜBERGEBE MEINE LASTEN UND ENTDECKE DIE LEICHTIGKEIT

❱ In der systemischen Familienarbeit gibt es ein sehr schönes, achtsames Ritual, um mehr Leichtigkeit ins Leben zu rufen. Nehmen Sie sich für diese Übung eine halbe Stunde Zeit und Muße. Finden Sie einen stillen Ort und kommen Sie in Ihrer innersten Herzenskammer zur Ruhe. Denken Sie nun an Ihre Ahnen und erinnern Sie sich an die vielen Mühen, die diese in ihrem Leben ertrugen. Dies alles können Sie entweder für einen bestimmten Menschen tun oder Sie widmen sich im Geiste allen Ihren Vorfahren, die es betrifft. Vielleicht betrachten Sie auch noch ein paar alte Fotos dieser Menschen.

Nun sprechen Sie diese Menschen Ihrer Familie an. Sagen Sie ihnen alles, was Ihnen durch den Kopf geht. Achten Sie sie für Ihr Leben und danken Sie für Wohltaten, die aus diesem Leben zu Ihnen geströmt sind. Sprechen Sie Ihre Anteilnahme aus für die Schwere, die dieser Mensch bzw. diese Menschen aushalten mussten. Sprechen Sie aus, wie viel dieser Schwere Sie selbst aus Liebe und Anteilnahme in Ihrem Leben aufgenommen hatten. Dann sprechen Sie den folgenden heilsamen Satz: »Liebe…, lieber…, aus Liebe und Anteilnahme für dich und dein Schicksal habe ich es mir oft ein wenig schwerer gemacht als nötig. Nun möchte ich die Leichtigkeit in mein Leben holen und es mir genussvoll und schön gestalten. Bitte segne mich und schau mir mit Wohlwollen dabei zu, wie ich es mir jetzt leicht mache!«

Bei dieser Übung geht es hauptsächlich um Ihre tief emp-fundene Haltung und um Ihre Botschaft an die Ahnen. Bitte wählen Sie dafür gerne die Worte, die Ihnen am sym-pathischsten erscheinen. Sie können auch symbolisch einen schweren Stein an die Ahnen übergeben. Damit sagen Sie Ihren Vorfahren, dass Sie deren schicksalhafte Schwere respektvoll bei ihnen lassen. Sie dürfen dies tun. Denn Sie haben erkannt, dass jeder Mensch nur sein eige-nes »Päckchen« tragen kann.

Die meisten Vorfahren möchten gar nicht, dass ihre Nachkommen ihnen diese Last abnehmen. Sie empfinden es als fair, wenn jeder seine eigene Verantwortung trägt. Haben Sie Kinder? Würde es Ihnen gefallen, wenn Ihre Kinder Ihr »Gepäck« tragen? Lieber sorgen Sie doch selbst dafür, oder? Die kindliche Seele allerdings unterscheidet meist gar nicht in »ich« und »du«. Sie erfährt die Lasten und Aufgaben des Kollektivs als eins und nimmt sich einen großen Teil davon. Im Herzen sind wir alle diese unendlich liebenden Kinder geblieben. Als Erwachsene dürfen wir uns wieder entlasten, um als reife Seelen un-sere eigenen Aufgaben zu lösen.

▶ Es gibt noch verschiedene andere rituelle Möglichkei-ten, sich von vergangener Schwere (auch der eigenen!) zu lösen. Schreiben Sie alles auf, was Sie einst bedrückte. Verbrennen Sie diesen Zettel an einem sicheren Ort in der Natur und verteilen Sie die Asche ganz bewusst über der Erde. Denken Sie darüber nach, dass sich in diesem Uni-versum alles (auch das von uns nicht Geliebte) in ständi-ger Transformation befindet. Aus Asche entsteht Humus!

So verwandeln sich schwere Erlebnisse in einen Nährboden für neues glückliches Wachstum.

▶ Oder Sie setzen sich an ein fließendes Wasser und geben alle Ihre kränkenden, bedrückenden, schweren Erinnerungen in diesen Fluss. Beobachten Sie, wie Ihre einstige Schwere davonschwimmt. Lassen Sie bewusst gehen, was Sie nicht mehr brauchen. Möglicherweise müssen Sie diese Übungen mehrfach wiederholen, Bitte erinnern Sie sich daran, wie viele Monate, Jahre, Jahrzehnte Ihr gesamtes Nervensystem und alle Ihre Körperzellen schon in diesem alten Muster verbracht haben. Nehmen Sie sich Zeit und Geduld, um ein stabiles neues Muster der Leichtigkeit in Ihr Leben zu integrieren. Wir wünschen Ihnen von Herzen viel Erfolg!

Der Funkenregen göttlich universellen Lichtes, der uns jetzt Jahr um Jahr immer reichhaltiger zur Verfügung steht, bringt alles in Resonanz, was zu uns gehört. Genau genommen bringt er das gesamte Quantenfeld unseres Menschseins in Schwingung. »Wachen Sie in letzter Zeit manchmal mit ungewöhnlichen Träumen auf? Fühlen Sie sich überrollt von Erinnerungen? Erleben Sie Momente, in denen Sie sich verwirrt fühlen, weil plötzlich neue (oder auch scheinbar abgelegte »alte«) Gewohnheiten in Ihr Bewusstsein treten?«

Die große Lichtkraft dieser Zeit erzeugt magnetische Anziehungskraft auf alles, was ist. Weil alle Lichtquanten dieses Universums miteinander in Austausch und Kontakt stehen und weil Sie (wir alle) ausschließlich aus diesen Lichtquanten bestehen, entsteht jetzt Bewegung in jeder und jedem von uns. Göttlich informierte Energiemuster beschleunigen die Schwingung unseres gesamten Seins. Alles, was wir jemals waren, sind oder sein werden, wird davon ergriffen. Die augenblicklich lebenden Menschen bringen auf dem Wege ihrer eigenen Transformation den gesamten Stammbaum ihrer Familie mit ins Licht. Das kann sich schon gelegentlich schwer anfühlen…

Damit auch Ihr Körper viel Freude an den Auswirkungen dieses Buches erfährt, folgt jetzt Ihr Cocktail für mehr Leichtigkeit! Besitzen Sie eigentlich einen Entsafter? Diese Anschaffung lohnt sich! Besonders die langsam arbeitenden Pressen schenken uns höchst wertvolle Extrakte aus frischem Obst und Gemüse. Zahlreiche Fachleute haben erforscht und beschrieben, wie die Inhalte eines behutsam frisch gepressten Saftes auf unseren menschlichen Körper wirken. Pflanzliches Zellwasser, angereichert mit Vitaminen, Mineralien, Enzymen und wundervollen molekularen Nährstoffen bieten unseren Körperzellen optimale Nahrung und jede Menge Lichtquanten.

Der amerikanische Arzt Dr. Norman Walker erreichte ein Lebensalter von 115 Jahren bei allerbester Gesundheit und in vollständiger geistiger Frische. Er schwor auf die heilsame Wirkung frischer Pflanzensäfte selbst bei schwersten Krankheiten. Nach seinen Anleitungen bereiten wir uns ab und zu besondere Frischmacher und finden seine Aussagen bestätigt (siehe das im Goldmann Verlag 1995 erschienene Taschenbuch »Frische Frucht- und Gemüsesäfte« von Dr. Norman W. Walker). Guten Appetit und viel Spaß beim Nachmachen!

Rezept: Ihr Cocktail für mehr Leichtigkeit

Bereiten Sie sich einen frischen Saft aus Gerstengras und Karotte, eventuell mit Apfel. Dazu lassen Sie keimfähige Gerste austreiben (auf der Getreidepackung steht die Information, ob es sich um keimfähiges Saatgut handelt). Die gekeimten Sprossen und das junge Gras enthalten viele sehr wertvolle Nährstoffe. Außerdem besitzen sie einen kräftigen, bitteren Geschmack. Für Ihren Saft brauchen Sie nur eine kleine Handvoll Blättchen und Keimlinge. Zusammen mit drei bis vier frischen, gut gewaschenen Karotten bereiten Sie sich jetzt einen frischen Saft. Falls Sie sich das Ganze ein wenig süßer wünschen, fügen Sie einen halben Apfel hinzu.

***

▶ Dieses Getränk macht nicht nur wach und fit. Gerstengras besitzt so viele lebenswichtige Nährstoffe, dass darüber bereits ein ganzes Buch geschrieben wurde (Barbara Simonsohn: »Gerstengrassaft«; Windpferd Verlag, 2005). Es gibt sogar Untersuchungen, die seinen Nutzen bei der Heilung von Tumorkrankheiten zeigen. Karotten reinigen, heilen und nähren unseren Verdauungsapparat optimal.
Betrachtet man die Zusammensetzung seiner Nährstoffe und seinen Lichtgehalt, so würde dieser Cocktail Sie für einige Stunden ausreichend versorgen. Täglich ein bis zwei Gläser davon und eine reichliche Menge frisches Wasser zusätzlich reichen aus, um den menschlichen Nahrungsgrundbedarf unter normalen Bedingungen wochenlang zu decken.

Menschen, die dieses neue Zeitalter aktiv und bewusst begrüßen und ins Leben rufen, werden in der esoterischen Literatur als »Lichtarbeiter« bezeichnet. Eigentlich könnte man aber derzeit alle Menschen so nennen. Denn wir alle arbeiten mit und im Licht. Wir können gar nicht anders. Aus diesem ganzen Universum und dieser Jetzt-Zeit, aus diesem riesigen Lichtquantenfeld, gibt es kein Entkommen. Wir alle sind Teil davon. Wir alle sind ein Teil der gegenwärtigen Entwicklungsprozesse. Unterschiedlich ist allerdings die Art, wie wir diese Prozesse gestalten und durchleben. Das persönliche Leben eines jeden Menschen entfaltet sich sehr unterschiedlich; je nachdem, ob er die augenblicklich wirkenden Energien bewusst entgegennimmt, ob er sie mehr oder weniger »billigend in Kauf nimmt« oder sogar versucht, dagegen anzukämpfen.

Leichtigkeit liegt in der Hingabe an den Fluss des Lebens.

Schwer ist es, gegen den Strom zu schwimmen. Die gegenwärtige Transformation in neue Lichtdimensionen findet in jedem Falle statt. Wer dies nicht akzeptieren oder zur Kenntnis nehmen will, schwimmt möglicherweise gegen den Strom und macht es sich schwer. Wir alle haben aber täglich die Gelegenheit, uns neu zu entscheiden. Außerdem ist die liebende, behütende Kraft des Universums geneigt, uns allen einen persönlich passenden Weg zu eröffnen. Die großen jetzt einströmenden Lichtenergien werden sich in den nächsten Jahren noch stetig steigern. Lassen wir uns davon reinigen, transformieren und ernähren. Machen wir's uns leicht!

LICHT UND LEICHT
IN ALLEN LEBENSLAGEN

Über einige Seiten und Kapitel haben wir uns nun schon mit der Tatsache beschäftigt, dass alles Licht ist. Wir haben gesehen, dass Licht und Materie unterschiedliche Dichtegrade einer Energie darstellen. Wissenschaftler der Physik, Biologie, Biochemie, Mathematik und Astronomie bestätigen diesen Gedanken. Verschiedene Nobelpreise wurden bereits für Arbeiten zu diesem Thema verliehen. Wenn es also so ist, wenn unser gesamtes Sein aus Licht besteht, warum finden wir dann so viele düstere Orte auf dieser Erde? Wie erklären sich Gewalt, Manipulation, Übervorteilung, Herzlosigkeit im Anblick Leidender in der Menschheit? Woher stammen »düstere« Gefühle und Gedanken in uns?

Psychologen und Verhaltensforscher gehen davon aus, dass wir Menschen maximal 10 % unseres Seins bewusst gestalten. Mindestens 90 % unseres Denkens, Fühlens, Handelns, Entscheidens bestehen aus gänzlich unbewussten Impulsen. Stellen Sie sich das bitte – wenn Sie mögen – für einen Augenblick konkret vor: das »Milliardenunternehmen« Menschheit lebt und agiert auf diesem Planeten. Es verwaltet und nutzt seine Ressourcen. Die einzelnen Abteilungen (Völker) kommunizieren miteinander. Alle Abteilungen wollen nach Möglichkeit auf ihre Kosten kommen und ihre Ziele erreichen. Und die Motive für all dies Treiben und Tun liegen zu 90 % im großen, dunklen Teich des Unbewussten aller Beteiligten. Kein Wunder, dass es da so aussieht, wie es aussieht. Und was könnte in so einer Situation helfen?

Stellen Sie sich eine riesige Lagerhalle vor, voll gestellt mit einem Durcheinander aus verstaubtem Gerümpel. Jedes Teil, das hier abgestellt wurde, hatte oder hat Bedeutung für einen Menschen und seinen Lebensweg. Die Gerümpelbesitzer vergaßen oftmals schon vor langer Zeit, dass hier noch ein Teil von ihnen liegt. Alle diese Teile bestehen aber – so, wie jede Materie – aus verdichteter, kosmischer Energie. Diese Energie sehnt sich nach Bewegung.

Nun kommt eine Gruppe von Leuten, die die Halle aufräumen möchte. Zunächst einmal installieren sie einige große, sehr helle Scheinwerfer. In dem Moment, wo diese eingeschaltet werden, zeigt sich erst das ganze Ausmaß der Unordnung. Sofort gibt's viele offene Fragen: Wem gehören die einzelnen Teile? Was davon wird noch gebraucht? Wie kann man Unbrauchbares schonend und angemessen entsorgen? Wie reinigt man die Gegenstände am besten, ohne etwas zu beschädigen?

Liebe Leserin, lieber Leser: auch in Ihnen existiert so eine Lagerhalle! Sie existiert in jedem Menschen. Im übergeordneten Sinne haben wir auch als Kollektiv der Menschheit eine gemeinsame Lagerhalle. Die Kulturen der Völker, Länder, Kontinente besitzen ihre Halle. Und das Scheinwerferlicht wurde bereits eingeschaltet.

Licht erschafft Bewegung. Bewegung erschafft neue Erfahrungen, neue Einsichten, erweiterte Blickwinkel. So entsteht langsam und stetig ein neues erweitertes Bewusstsein.

■ ÜBUNG

Ich mache es mir leicht und lasse mir
von meiner inneren Weisheit helfen!

In der wundervollen Tradition hawaiianischer Kultur heißt
unsere innerste Weisheit, unsere kluge Intuition, Unihippili. Unihippili ist der große Bauch. Verbunden mit allem,
was ist, kennt dieser Bauch immer die beste Antwort auf
alle Fragen. Außerdem ist sein einziges und größtes
Anliegen, uns auf die vollkommenste Weise zu dienen.
Deshalb übernimmt er gerne jede Aufgabe, die wir ihm
übertragen. Möchten Sie es sich leicht machen? Möchten
Sie ohne eigene Mühe das Beste für sich und Ihre Entwicklung tun? Dann delegieren Sie doch einfach alle Ihre
Fragen, Sorgen oder Nöte zur Lösung an Ihr Unihippili!
Geben Sie ausschließlich Ihr Ziel in diesen »Weisheits-
computer« ein und überlassen Sie ihm den Rest.

Allerdings hat es sich als klug herausgestellt, die folgende
Formulierung an Ihren Auftragswunsch anzuhängen:
»Möge die Realisation meines Wunsches zum Wohle aller
Wesen geschehen.«

Im ersten Abschnitt dieses Buches haben Sie ja bereits
gesehen, wie sehr alles mit allem zusammenhängt. Jede
Ihrer Handlungen wird deshalb automatisch Auswirkungen auf andere Teile der Schöpfung haben. Damit diese
für Sie größtenteils verborgenen Wirkungen niemandem
Schaden zufügen, lohnt sich der Gebrauch dieser Formel.

Vor kurzem prägten einige Wissenschaftler den Begriff vom »Bauchgehirn«. Sie hatten herausgefunden, dass sich in unserem Oberbauch ein reichhaltiges Nervengeflecht befindet, welches ebenso viele wichtige Steuerungsfunktionen übernimmt wie unser »Kopfgehirn«. Leben wir nicht in einer aufregenden Zeit? Viele intuitiv erfasste Wahrheiten werden heute wissenschaftlich belegt. Nun findet auch der Ausspruch von »Kopf und Bauch« als Entscheidungseinheiten seine Anerkennung. Geben Sie Ihrem Bauch – Ihrem Unihippili – die Ehre und nehmen Sie seine Dienste in Dankbarkeit entgegen, um es sich leicht zu machen!

Immer wieder berichten uns Menschen in unseren Coaching-Sitzungen, dass sie sich in letzter Zeit plötzlich über bestimmte Aspekte ihres Lebens zum ersten Mal bewusst werden. Immer öfter hört man von Persönlichkeiten des öffentlichen Lebens, von Wirtschaftsmanagern, Medienvertretern, Politikern, Künstlern, dass sie altvertraute Aspekte ihres täglichen Lebens unter einem neuen Blickwinkel betrachten. Manch eine neue Entscheidung ist die Konsequenz hieraus. Das Scheinwerferlicht wurde eingeschaltet. Es erhellt die bisher unentdeckten Seiten in uns und um uns. Wir beginnen damit, unsere Lagerhallen zu erforschen.

Aber wer hat nun die Scheinwerfer eingeschaltet? Wenn wirklich alles mit allem zusammenhängt, gibt es nur eine Antwort auf diese Frage: Wir selbst – oder zumindest wesentliche Anteile unseres Selbst – haben das Licht herbeigerufen und entzündet. »Wie gefällt Ihnen die folgende Geschichte?«

▶ Jeder Mensch trägt seit Beginn aller Zeiten in seinem Herzen einen Kern aus reinster, göttlicher Weisheit. Dieser Kern besteht aus hellstem, fließendem, unverdichtetem Licht. Das Licht speichert in sich alle Weisheiten, Gesetze und Erinnerungen an die Schöpfung selbst. Auch die mitfühlende Liebe lebt als weibliche Qualität göttlicher Energie in diesem Lichtkern.

Die mitfühlende Liebe beobachtet schon seit Jahrtausenden geduldig das »Unternehmen Menschheit«. Schließlich scheint ihr der Punkt gekommen (und aus spiritueller sowie astronomischer Sicht war schon lange klar, dass er kommen würde!), die Menschen in eine freundlichere Zukunft zu geleiten. Sie weiß, dass dafür einige Arbeit zu tun sein wird. Aber die mitfühlende Liebe arbeitet gern und ohne Unterlass zu diesem Zweck. So schaltet sie die Scheinwerfer an. Genau genommen verströmt sie eigentlich nur mehr von sich selbst. Dadurch wird es sofort gleißend hell, denn helles Licht ist ihre ausschließliche Natur.

Die meisten Menschen erkennen jetzt schlagartig (manche sogar mit Entsetzen), dass sie noch viele unbetreute, verstaubte Teile in ihrer Lagerhalle aufbewahrt hatten. Manche würden die Scheinwerfer gerne sofort wieder ausschalten. Das aber gestattet ihre eigene liebende Seele nicht … die Seele weiß, dass dadurch nichts gewonnen wäre … Außerdem ist sie aufs Innigste vereint mit dem göttlichen Liebeslicht. Sie selbst ist dieses Licht! Und wie, bitte schön, sollte sie sich selbst abschalten?

Also machen sich die Menschen auf den Weg und an die Arbeit. Manche rasch und manche zögerlich. Lagerhallen durchräumen – so steht es auf dem Programm. Nach und nach entdecken immer mehr Menschen ein merkwürdiges Phänomen: Immer dann, wenn sie bereitwillig und ohne zu nörgeln an die Arbeit gehen, lösen sich die Aufgaben plötzlich wie von selbst. Immer dann, wenn sie die Arbeit liegen lassen, schwillt diese plötzlich in Windeseeile zu einem vielfachen Berg an. Manche nutzen diese Erkenntnis sofort aus. Überrascht stellen sie fest, dass sie sich von Tag zu Tag leichter und glücklicher fühlen.

Die liebende, lichte Weisheit im Kern dieser glücklichen Menschen weiß ganz genau, wie sehr alle Schöpfung in derselben Quelle wurzelt. Deshalb verströmt sie ihre neue glückliche Leichtigkeit freigiebig. Alle anderen Lichtströme geraten dadurch ebenfalls in Bewegung. Und so entsteht ganz sanft und leise plötzlich eine riesige Welle neuen Bewusstseins im Universum.

»Licht und leicht in allen Lebenslagen« heißt dieses Kapitel. Das in dieser Zeit kräftig hereinströmende Licht öffnet uns Tür und Tor für ein erfülltes Leben in Leichtigkeit. Möchten Sie sich diesem Entwicklungsprozess anvertrauen und mehr Lebensfreude für sich entdecken? In den vorangegangenen Kapiteln haben wir Ihnen eine Fülle praktischer Hinweise überreicht, mit deren Hilfe Sie dieses Ziel erreichen können. Viele Jahre haben wir gesammelt, gelauscht, Menschen begleitet, eigene Erfahrungen ausgewertet. Mit diesem Buch besitzen Sie nun den Extrakt unserer Sammlung. Wir freuen uns darüber, dass Sie sich Wertschätzung schenken und das jeweils für Sie am besten Passende daraus entnehmen:

leichte, lichtvolle Nahrung für Körper, Seele und Geist. Kraftfutter auf dem Weg in ein neues Bewusstsein!

ANHANG I: VERZEICHNIS DER ÜBUNGEN

ANHANG II: FRAGEBÖGEN

ANHANG III: REZEPTVERZEICHNIS

ANHANG IV: HILFREICHE ADRESSEN UND KONTAKTE

Die Autoren: www.alleelemente.de

www.drfahrnow.eu

www.thestartraveler.com

Günther Haffelder: www.hirnforschung.com

Heilkraft des Lachens: www.laughterremedy.com

Gefahren der Mikrowellenstrahlung: www.naturalscience.org

Informationen zu Impfen: www.impf-report.de

Informationen zu den Slim-Spurling-Tools über unsere
Website: www.alleelemente.de

Informationen zu den effektiven Mikroorganismen:
www.shop.mikroveda.com

Lebensmittel aus traditioneller
Drei-Felder-Wirtschaft
ohne Chemie, Mist und Gülle:
www.LebeGesund.de

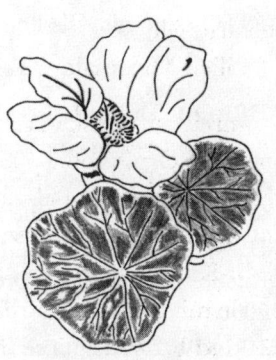

Infos zu genmanipulierter
Nahrung erhalten Sie auf
Anfrage unter:
mail@greenpeace.de
oder unter Tel.: 040/306180

ANHANG V: LITERATUR

ANSELMI, Reindjen: »Der Lichtkörper«; Assunta Verlag, Serocca d'Agno, 2002

BANDER, Ratziel: »Hsin Tao«; Lotus Verlag, München 2004

BATMANGHELIDJ, F.: »Wasser, die gesunde Lösung«; Verlag für Angewandte Kinesiologie, Freiburg, 1997

BESSER-SIEGMUND, Cora: »Magic Words«; Econ Verlag, Düsseldorf, 1994

BRADEN, Gregg: »The God Code; Das Geheimnis in unseren Zellen«, Koha Verlag, Burgrain, 2004

BRENNAN, Barbara: »Lichtheilung«; Arkana Goldmann Taschenbuch, München, 1994

CLARK, Hulda: »Heilung ist möglich«; Knaur Taschenbuch, München, 2000

CREME, Benjamin: »Maitreya – Christus und die Meister der Weisheit«; Edition Tetraeder, München, 1986

DRUNVALO, Melchizedek: »Die Blume des Lebens, Band 1 und 2«; Koha Verlag, Burgrain, 2004

DUBRO, Peggy: »Potenziale der inneren Kraft«; Koha Verlag, Burgrain, 2002

EMOTO, Masaru: »Die Botschaft des Wassers«; Koha Verlag, Burgrain, 2002

FAHRNOW, Dr. med. Ilse-Maria und Jürgen: »Fünf Elemente Ernährung«; Verlag Graefe und Unzer, München, 2004

FAHRNOW, Dr. med. Ilse-Maria: »Jin Shin Jyutsu«; Knaur Taschenbuch, Droemersche Verlagsanstalt, München, 2002

FAHRNOW, Dr. med. Ilse-Maria: »Die Heilkraft Ihrer Hände«; Knaur Taschenbuch, Droemersche Verlagsanstalt, München, 2006

FAHRNOW, Dr. med. Ilse-Maria: »Die Göttin des neuen Jahrtausends, Channelings«; Ch.-Falk-Verlag, Seeon, 2006

FAHRNOW, Dr. med. Ilse-Maria und Jürgen: »The Star Traveler«; Viamar Verlag, Raleigh NC, USA, 2006

FAHRNOW, Dr. med. Ilse-Maria und Jürgen: »Gespräche mit Sirius« Band 1 bis 3 mit Channelings; Verlag Ullstein Allegria, Berlin, 2007

FRANCKH, Pierre: »Erfolgreich wünschen«; Koha Verlag, Burgrain, 2005

GARRISON, Cal: »Ringe des Lebens«; Edition Tara, München, 2006

HEHENKAMP, Carolina: »Das Indigo-Phänomen«; Schirner Verlag, Darmstadt, 2004

HEHENKAMP, Carolina: »Der Indigo-Ratgeber«; Schirner Verlag, Darmstadt, 2002

HEHENKAMP, Carolina: »Indigos öffnen ihre Seele«; Schirner Verlag, Darmstadt, 2005

HENDEL, Dr. med. Barbara, et al.: »Wasser und Salz«; Ina Verlags GmbH, Herrsching, 2001

HERTZKA, Dr. Gottfried: »Küchengeheimnisse der Hildegard-Medizin«; Bauer Verlag, Freiburg im Breisgau, 1985

JASMUHEEN: »In Resonanz«; Koha Verlag, Burgrain, 2002

JASMUHEEN: »Lichtnahrung«; Koha Verlag, Burgrain, 2002

JASMUHEEN: »Sanfte Wege zur Lichtnahrung«; Koha Verlag, Burgrain, 2004

JOPP, Andreas: »Risikofaktor Vitaminmangel«; Haug Verlag, Stuttgart, 2002

KORNFIELD, Jack: »Das Tor des Erwachens«; Kösel Verlag, München, 2000

LIPTON, Bruce: »Intelligente Zellen«; Koha Verlag, Burgrain, 2006

LUTHER Bibel erklärt; Deutsche Bibelstiftung, Württembergische Bibelanstalt, Stuttgart, 1974

MAYER, Günther: »Erwarte ein Wunder«; PAZA Verlag, Bietigheim-Bissingen, 2003

MAY-ROPERS, Dr. med. Christiane: »Nie wieder sauer«; Herbig Verlag, München, 2005

McTAGGART, Lynne: »Das Nullpunkt-Feld«; Arkana Goldmann Verlag, München, 2002

NEUNER, Werner Johannes: »Der Matrixcode und die Bewusstseinsformeln«; Verlag Antasira, Graz, 2005

POGACNIK, Marco: »Schule der Geomantie«; Knaur Taschenbuch, Droemersche Verlagsanstalt, München, 2000

POLLMER, Udo, et al.: »Prost Mahlzeit! Krank durch gesunde Ernährung«; Verlag Kiepenheuer und Witsch, Köln, 1999

POPP, Prof. Dr. Fritz-Albert: »Die Botschaft der Nahrung«; Verlag Zweitausendeins, Frankfurt/Main, 2000

PROPHET, Elizabeth Clare: »Die Violette Flamme«; Silberschnur Verlag, Güllesheim, 2005

SHELDRAKE, Prof. Dr. Ruppert: »Sieben Experimente, die die Welt verändern könnten«; Goldmann Taschenbuch, München 1997

SHIOYA, Nubuo: »Der Jungbrunnen des Dr. Shioya«; Koha Verlag, Burgrain, 2001

SIMONSOHN, Barbara: »Gerstengrassaft«; Windpferd Verlag, Aitrang, 1999

STELZL, Dr. Diethard: »Über die Lichtkraft der Farben in unserer Nahrung«; Verlag Vianova, Petersberg, 2004

STELZL, Dr. Diethard: »Im Einklang mit der universalen Ordnung«; Verlag Vianova, Petersberg, 2005

TOLLE, Eckart: »Jetzt! Die Kraft der Gegenwart«; Kamphausen Verlag, Bielefeld, 2003

WALKER, Dr. Norman: »Frische Frucht- und Gemüsesäfte«; Mosaik Goldmann Taschenbuch, München, 1995

WORM, Nicolai: »Täglich Wein«; Hallwag Verlag, Bern und Stuttgart, 1996

ANHANG VI: VERZEICHNIS DER ABBILDUNGEN

Alle Zeichnungen von Jürgen Michel Fahrnow
www.drfahrnow.eu

Die Chakra-Reinigung nach der Doreen-Virtue-Methode

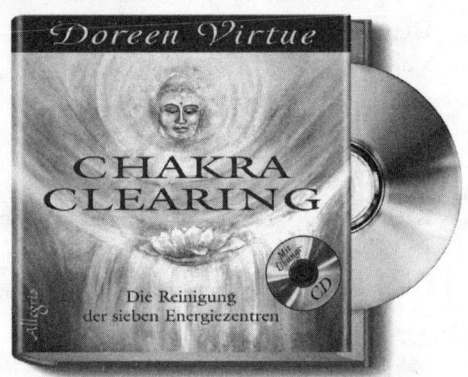

DOREEN VIRTUE
Chakra Clearing
Die Reinigung der sieben
Energiezentrum
144 Seiten
€ [D] 18,– / € [A] 18,50
sFr 31,60
ISBN 978-3-7934-2099-6

In diesem Buch und auf der beiliegenden CD werden die Funktionen der Hauptchakras erklärt und eine spirituelle Methode unterrichtet, mit deren Hilfe wir die Chakras von Angst reinigen können. Unser natürlicher Seinszustand zeichnet sich durch hohe Energie, Intuition und Kreativität aus. Es gibt nichts, was wir hinzufügen müssten, um diese Eigenschaften genießen zu können – sie sind bereits ein Teil unseres innersten Wesenskerns. So wie ein Bildhauer die Teile der Statue abschleifen muss, die nicht Aspekte der ihm vorschwebenden Kreation sind, müssen auch wir nur die Gedanken der Angst beseitigen, um unsere inneren Qualitäten freizulegen.